消化科护理技术与操作手册

XIAOHUAKE HULI JISHU YU CAOZUO SHOUCE

主　审　王　瑛　朱秀勤
主　编　邱晓珏　丁伟伟　郝　婧　王盈盈
副主编　李惠惠　李　冰　张真真　邓　芬
　　　　周　静　姜丹丹　王日丽
编　者　（以姓氏笔画为序）
　　　　丁伟伟　王　鑫　王日丽　王伟伟
　　　　王麦换　王芙怡　王明黎　王彦惠
　　　　王盈盈　王俊雅　邓　芬　邓丽琴
　　　　申晓敏　冯　鱼　刘晓冰　汤若男
　　　　阳柳柳　杜　健　杜同月　李　冰
　　　　李　娜　李美静　李惠惠　杨　婷
　　　　杨亚会　邱晓珏　闵思雨　张子旋
　　　　张宝晶　张真真　张雪儿　郑颖芳
　　　　孟晓云　郝　婧　侯淑娟　贾　琼
　　　　栾松华　黄西亚　崔思嘉　韩　优

河南科学技术出版社
·郑州·

内容提要

本书是以消化科各项诊疗护理技术为主线进行编写的一部专科护理操作指导手册。全书共分 4 章,分别对消化科相关基础护理操作技术,消化科专科护理操作技术,消化科内镜诊治护理配合技术,内镜安装、清洗相关护理技术进行了详细讲解,每项技术操作均包括护理操作目的、重要步骤、操作流程、注意事项、评判标准等,图文并茂,融会贯通,使之更具针对性和实用性,便于读者对知识的理解及掌握。本书是消化科护士工作必备参考书,也可供护理院校学生学习参考。

图书在版编目(CIP)数据

消化科护理技术与操作手册/邱晓珏等主编. —郑州:河南科学技术出版社,2024.1
ISBN 978 - 7 - 5725 - 1358 - 9

Ⅰ.①消… Ⅱ.①邱… Ⅲ.①消化系统疾病-护理-手册 Ⅳ.①R473.57 - 62

中国国家版本馆 CIP 数据核字(2023)第 232153 号

出版发行: 河南科学技术出版社
北京名医世纪文化传媒有限公司
地址:北京市丰台区万丰路 316 号万开基地 B 座 115 室　　邮编:100161
电话:010-63863186　010-63863168
策划编辑: 张利峰
责任编辑: 张利峰　杨永岐
责任校对: 龚利霞
封面设计: 龙　岩
版式设计: 崔刚工作室
责任印制: 程晋荣
印　　刷: 河南省环发印务有限公司
经　　销: 全国新华书店、医学书店、网店
开　　本: 787 mm×1092 mm　1/16　　**印张:** 17.75　　**字数:** 409 千字
版　　次: 2024 年 1 月第 1 版　　　2024 年 1 月第 1 次印刷
定　　价: 89.00 元

前　言

　　近年来,消化学科发展迅速,新技术、新业务日新月异,消化内镜诊疗技术已经进入超级微创技术阶段。创新的诊疗技术对与之相配合的临床护理工作提出了更高的要求,需要护理技术的不断创新与规范。为适应这一需求,我们组织编写了《消化科护理技术与操作手册》一书。本书对消化科相关基础护理操作技术,消化科专科护理操作技术,消化科内镜诊治护理配合技术,内镜安装、清洗相关护理技术4个章节,根据临床需求,系统规范地制定了精准的护理技术操作流程,以及操作前后的护理关注点,便于护士对知识的理解及掌握。以患者为中心的全程护理模式可提高工作效率,减少并发症,增进患者满意度,有效地指导消化科的临床护理工作,提升整体专业操作能力,适应迅猛发展的医疗技术水平。对于本书的不足之处,希望广大医护界同仁给予批评指正。

编　者

2023 年 5 月

目 录

第1章

消化科相关基础护理操作技术

第一节　恶心、呕吐的护理评估

恶心为上腹部不适,紧迫欲吐的感觉,可伴有迷走神经兴奋的症状,如皮肤苍白、出汗、流涎、血压降低及心动过缓等。呕吐是胃强烈收缩迫使胃或部分小肠内容物经食管、口腔排出体外。恶心发生时,胃蠕动减弱或消失、排空延缓,十二指肠及近端空肠紧张性增加,出现逆蠕动,导致十二指肠内容物反流至胃内。恶心常是呕吐的前奏,一般恶心后随之呕吐,但也可仅有恶心而无呕吐,或仅有呕吐而无恶心。

【常见原因及表现】

1. **疾病导致的反射性恶心表现**

(1)咽部受到刺激:如鼻咽部炎症或溢脓等。

(2)胃十二指肠疾病:急性胃肠炎、消化性溃疡、功能性消化不良、急性胃扩张、幽门梗阻等。

(3)肠道疾病:急性阑尾炎、肠梗阻、急性出血性坏死性肠炎、腹型过敏性紫癜等。

(4)肝胆胰疾病:急性肝炎、肝硬化、肝瘀血、急慢性胆囊炎或胰腺炎。

(5)其他疾病:肾输尿管结石、急性肾盂肾炎、急性盆腔炎、异位妊娠破裂等。急性心肌梗死早期、心力衰竭、青光眼、屈光不正等亦可出现。

2. **中枢性疾病导致的恶心表现**

(1)颅内感染:各种脑炎、脑膜炎、脑脓肿。

(2)脑血管疾病:脑出血、脑栓塞、脑血栓形成、高血压脑病及偏头痛等。

(3)颅脑损伤:脑挫裂伤、颅内血肿、蛛网膜下腔出血等。

(4)癫痫:癫痫发作时可引起恶心。

(5)全身性疾病:尿毒症、糖尿病酮症酸中毒、甲状腺危象、甲状旁腺危象、肾上腺皮质功能不全、低血糖、低钠血症均可引起呕吐。癔症、神经性厌食等精神因素可导致恶心的发生。

3. **前庭障碍导致的恶心表现**　这类患者除了有恶心、呕吐,还伴有听力障碍、眩晕等表现。常见疾病有内耳炎,这是化脓性中耳炎的常见并发症;还有梅尼埃病,常表现为突发性眩晕伴恶心呕吐;也可见于晕动病,一般乘飞机、乘船和乘车时发生。

4. **生理因素**　大部分妊娠会伴随恶心,甚至呕吐症状的出现,多为晨起后恶心、干呕及呕吐,一般在妊娠6周左右出现,大部分在妊娠14周左右自行消失。

5. **药物因素**　某些抗生素、抗癌药、洋地黄、吗啡等可因兴奋呕吐中枢而导致恶心、呕吐。

6. 环境因素　某些环境刺激,如异味、环境污染,长期噪声刺激可能导致恶心的发生。

【评估】

1. 评估患者呕吐发生的时间、频率、原因和诱因,呕吐的特点及呕吐物的颜色、性质、量、气味、伴随的症状等。

(1)急性胃肠炎:起病急骤,常在进餐后2~24h发病。恶心、呕吐、腹痛、腹泻,呕吐与腹泻常同时存在或单独出现。呕吐物多为胃内发酵食物或残渣。病前有进食生冷、腐败、刺激性食物、暴饮暴食史。

(2)慢性胃炎:恶心呕吐、嗳气、消化不良、上腹部饱胀、烧灼、钝痛、疼痛无节律性,无饥饿痛与进餐后缓解的特点。常因刺激性食物或过冷过热而加重。

(3)消化性溃疡:起病多缓慢,病程长达数年或数十年。恶心、呕吐、嗳气、反酸、流涎,上腹部疼痛,呈周期性发作,持续几天或几周,继而缓解,疼痛有与饮食有关的节律性,进食或内服碱性药物多可使疼痛缓解。

(4)胃下垂:平卧减轻,餐后久站、劳累后加重。多见于瘦高型女性。

(5)细菌性痢疾:起病急、畏寒、发热,体温39℃以上,恶心、呕吐、伴有全身不适、酸痛,同时或数小时后出现腹痛及腹泻,稀便继之脓血便,量少,里急后重。重者排血水便、脱水,甚至发生休克。

(6)阑尾炎:早期有脐周或中上腹痛、恶心、呕吐、食欲缺乏,数小时后疼痛转移并固定于右下腹,呈持续性,伴阵发性加剧,一般只有低热无寒战。

(7)慢性胰腺炎(急性发作):呕吐、发热,上腹痛,常于饱餐或饮酒后发病。多为持续性,少数呈束带状并向腰背部放射,仰卧时加重。

2. 评估患者生命体征、神志、营养情况、有无脱水表现,腹部体征。

3. 了解患者呕吐物、毒物分析或细菌培养等检查结果。

4. 呕吐量大者注意有无电解质紊乱、酸碱失衡。

【护理】

1. **防止误吸**　患者恶心、呕吐时应帮助患者将上半身抬高或侧卧位,头应偏向一侧,以防呕吐物误入呼吸道而发生窒息,防止呕吐物从鼻腔排出或堵塞在呼吸道内,使者呼吸受阻,同时须注意小儿呕吐患者,应及时观察呕吐后鼻腔是否有残余,以防止将其吸入气管,引起窒息。

2. **防止水、电解质失衡**　当患者具有严重呕吐症状时,须注意是否有尿少、口渴、皮肤黏膜干燥等脱水现象发生,护理时应及时补充因呕吐丢失的水分及电解质。以防止水、电解质失衡引起病情恶化加重。

3. **呕吐后护理**　呕吐停止后给患者漱口,清理被污染的衣物及环境,如呕吐不严重,可每次进少量易消化食物。如清水、软面条、米粥、面汤等,并嘱咐其注意休息。呕吐频繁者应暂禁食。

4. **对症治疗**　引起恶心的原因非常广泛,寻找病因对症治疗。

(1)吗丁啉:为促胃动力药,对胃排空时间延长引起的消化不良性恶心呕吐,感染性疾病引起的恶心,或放射治疗及服用治疗帕金森病药物引起的恶心均有效。饭前半小时服。

(2)胃复安:为中枢性镇吐药,适用于放、化疗药物引起的恶心。

(3)乘晕宁或眩晕停:用于因晕车、船引起的恶心,也可用于妊娠呕吐。每次1片,于乘车、船前半小时服。

（4）维生素 B_6：用于妊娠呕吐等。

参 考 文 献

[1] 杨雪兰.50例恶心、呕吐患者的消化内科护理措施及效果分析[J].世界最新医学信息文摘,2015,15(19):197.

[2] 阿布力孜·吐尔地.消化内科患者恶心呕吐原因的临床分析[J].大家健康(学术版),2013(9):112-113.

[3] 郭冬.消化内科患者恶心呕吐病症的临床分析[J].中国卫生产业,2014,11(6):150,152.

[4] 陆宇晗.癌症患者恶心呕吐的评估及护理[J].国际护理学杂志,2007,26(1):108-110.DOI:10.3760/cma.j.issn.1673-4351.2007.01.057.

[5] 刘佳惠,胡美华,邓诗佳,等.化疗相关性恶心呕吐风险评估的证据总结[J].中国护理管理,2023,23(3):399-404.DOI:10.3969/j.issn.1672-1756.2023.03.015.

第二节　腹痛护理评估

腹痛是临床常见的症状,也是促使患者就诊的原因。腹痛多由腹内组织或器官受到某种强烈刺激或损伤所致,也可由胸部疾病及全身性疾病所致。此外,腹痛又是一种主观感觉,腹痛的性质和强度,不仅受病变性质和刺激程度的影响,而且受神经和心理等因素的影响。即患者对疼痛刺激的敏感性存在差异,相同病变的刺激在不同的患者或同一患者的不同时期引起的腹痛在性质、强度及持续时间上有所不同。疼痛评估量表见图1-2-1。

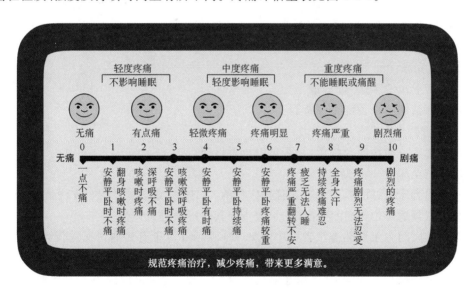

图 1-2-1　疼痛评估量表

【操作目的】

1. 评估患者腹痛的症状和特征　考察患者的疼痛发作情况,区分什么样的疼痛发作,以及患者所提到的其他细节,以指导临床护理和治疗。

2. 了解患者对药物的反应　评估患者对镇痛药物的反应,了解在治疗疼痛时患者的反应情况。

3. 更改护理工作流程　通过评估,可以了解不同护理遵循相同规则,或者改变护理流程,以满足患者的需求,以及改善患者的护理质量。

4. 分析提供给患者的护理方案　护士可以分析提供给患者的护理方案,推断出更合理和有效的护理方案,以延长有效疼痛护理的时间,缩短护理周期。

5. 改善疼痛治疗效果　疼痛评估可以帮助护士更好地了解患者的症状,包括疼痛的发作频率,严重程度,性质和持续时间,从而改善治疗和护理的效果。

【用物准备】

物品名称	数量	物品名称	数量
1. 中性笔	1 支	5. 生活垃圾桶	1 个
2. 疼痛评估量表	1 份	6. 护理记录单	1 份
3. 手消液	1 瓶	7. 疼痛评估表	1 份
4. 垫纸板	1 个		

【重要步骤】

患者取舒适体位,对可主诉的患者,采用视觉模拟评分法(VAS)、修订版面部表情疼痛量表或者口述分级评分法(VRS)评估疼痛。对不能主诉的患者,可选用非言语疼痛指征(checklist of nonverbal pain indicators,CNPI)评估患者疼痛。指导患者选择一种疼痛评估工具,并采用标准指导语教会患者使用该工具报告自己的疼痛水平。

【物品准备】

在治疗室完成。

1. 操作者七步洗手法,戴口罩。

2. 检查评估用具是否配带齐全。

【操作步骤】

1. 评估患者一般情况及病情,是否可以自诉疼痛。

2. 携用物至床旁。

3. 查对患者床号、姓名,向患者解释操作目的、方法、注意事项及配合方法,以取得合作。

4. 患者取舒适卧位,使用疼痛评估量表指导其对疼痛进行评分。

5. 在标准时间内定期巡查患者疼痛情况,每间隔 4h 对患者疼痛情况进行评估,对于疼痛严重的患者,须报告主治医师采取药物镇痛,0.5h 后继续评估。

6. 与患者保持良好的沟通,了解患者对疼痛的感受,避免主观意识上对疼痛产生过度关注而加重疼痛程度。

7. 帮助患者减轻疼痛,可使用音乐疗法、按摩、松弛疗法、用药指导等。

8. 在护理记录单、疼痛评估表上记录患者的疼痛评估结果、干预措施及其疗效。

【注意事项】

护士密切观察患者疼痛情况,及时评估,给予对症处理。

1. 采用 WHO 划分的疼痛程度,对患者进行治疗前后疼痛程度划分:0 度,不痛;Ⅰ度,轻度痛,为间歇痛,可不用药;Ⅱ度,中度痛,为持续痛,影响休息,须用镇痛药;Ⅲ度,重度痛,为持续痛,不用药不能缓解疼痛;Ⅳ度,严重痛,为持续剧痛伴血压、脉搏等变化。

2. 评估要准确,通过腹痛评估可有效、准确获取患者疼痛情况,同时配合详细记录、定期巡视,方便医师针对疼痛评估记录表采取有效的治疗措施或用药。

3. 密切关注患者腹痛情况,给予心理支持,在标准时间内巡视,护理人员细心认真的工作态度,能第一时间评估患者腹痛情况,给予有效护理干预和治疗,避免因未及时查看出现医疗事故,保障患者安全,提升康复速度。

4. 讲解疼痛相关知识,讲解缓解腹痛的方法,使患者了解疼痛标准,使疼痛测量更为准确;告知相关镇痛药物使用原则,引导患者正确认知药物不良反应。

5. 疼痛是一种主观的情绪体验,患者的主诉是疼痛评估的金标准。评估工具的选择与应用,在保证有效性前提下应当充分考虑到使用主体的偏好,减小评估差异。

腹痛护理评估技术考核评分表

单位＿＿＿＿＿＿　日期＿＿＿＿＿＿　监考人＿＿＿＿＿

考核内容	操作者				
着装①、仪表①、举止符合要求①					
物品准备齐全③、洗手②、戴口罩①、评估患者一般情况③					
检查评估量表⑧、中性笔⑤、手消液垫纸板⑤、生活垃圾桶③、护理记录单⑤、疼痛评估表⑤,将用物置于治疗车上②、携用物推车至床旁③					
查对腕带②、解释②、摆体位②					
协助患者使用疼痛评估量表进行评估腹痛程度⑳					
收回评估量表,计算疼痛评分⑱					
摆体位②、整理床单位①、告知患者注意事项②、治疗盘放于治疗车上②					
整理用物③、洗手②、记录②					
完成时间					
扣分					
总分					

注:1. 总分 100 分。

　　2. 重点项目评估量表评估疼痛未掌握扣 50 分。

　　3. 计时从查对开始至操作结束,完成时间为 15min。

参 考 文 献

[1]　郑洁,卢容.疼痛管理在胸外科患者术后的应用及疗效观察[J].护士进修杂志,2017,32(7):641-643.

[2]　郭俊宇,朱丽.疼痛评估及护理对胸外科术后疼痛患者护理的效果[J].现代临床护理学杂志,2021,20

(12):13-15.

[3] 李娜,唐志红,许静,等.ICU术后患者真实操作性疼痛体验与护士认知差异的调查研究[J].护士进修杂志,2021,36(24):2290-2293.

[4] 潘巧,李漓.基于指南的成人腹部手术患者术后疼痛评估与管理的循证实践[J].护理学杂志,2023,38(7):110-117.

第三节 排便评估

正常的直肠通常是空的,没有粪便在内。当肠道的蠕动将粪便推入直肠时,刺激了直肠壁内的感受器,冲动经盆神经和腹下神经传至脊髓腰骶段的初级排便中枢,同时上传到大脑皮质,引起便意和排便反射。这时,通过盆神经的传出冲动,使降结肠、乙状结肠、直肠收缩,肛门内括约肌舒张。与此同时,阴部神经的冲动减少,肛门外括约肌舒张,使粪便排出体外。此外,由于支配腹肌和膈肌的神经兴奋,腹肌和膈肌也发生收缩,腹内压力增加,促进粪便排出。正常人的肠道对粪便的压力刺激具有一定的阈值,当达到此阈值时可引起便意。

【常见原因及表现】

1. 食物残渣在大肠内停留的时间较长,一般在十余小时以上,在这一过程中,食物残渣中的一部分水分被大肠黏膜吸收。同时,经过大肠中细菌的发酵和腐败作用,形成了粪便。粪便中除食物残渣外,还包括脱落的肠上皮细胞和大量的细菌。此外,机体代谢后的废物,包括由肝排出的胆色素衍生物,以及由血液通过肠壁排至肠腔中的某些金属,如钙、镁、汞等的盐类,也随粪便排至体外。

2. 一般成人每天排便1~3次,婴儿的排便次数较多,一般3~5次。

3. 排便量,正常成人每天排便量100~300g。

4. 颜色,正常成人为成形黄褐色软便。婴儿出生后最初的胎便为绿黑色,随着母乳或牛奶喂养的方式不同,粪便为黄色凝固状或黄褐色糊状。

【评估】

影响排便的因素包括年龄、饮食、排便习惯、治疗因素、疾病因素等。

1. 排便量 与食物摄入量、种类、液体摄入量、排便频率、消化器官的功能状态有关。如果摄入食物量多,排便量较多。以进食细粮及肉食为主者,粪便细腻而量少;进食粗粮,尤其是大量蔬菜者,粪便量较多。当胃、肠、胰腺有炎症或功能紊乱时,由于分泌、消化、吸收不良,使粪便量增多。

2. 粪便的颜色 与摄入食物的种类有关,如摄入含叶绿素丰富的食物时,粪便可呈暗绿色;摄入血制品、肝类食品,粪便可呈酱色。

3. 异常形状 稀糊状或水样便常见于消化不良或急性肠炎;便秘时粪便坚硬、呈栗子样;肠道部分梗阻或直肠狭窄,粪便常呈扁条形或带状;消化道寄生虫感染则粪便中可见蛔虫、蛲虫等。

4. 异常颜色 柏油样便呈暗褐色或黑色,提示上消化道出血;暗红色血便提示下消化道出血;鲜血便常见于痔或肛裂,粪便表面粘有鲜红色血液;米泔样便呈大量白色淘米水样,内含黏液片块,见于霍乱、副霍乱患者;暗红色果酱样便常见于肠套叠、阿米巴痢疾;陶土色便提示胆道梗阻,见于阻塞性黄疸。粪便中伴有脓血常见于直肠癌、痢疾。

5. 气味　粪便气味是由于蛋白质经细菌分解发酵而产生,气味因摄入食物的种类而异。摄入蛋白质、肉类较多者粪便的臭味重,素食者臭味轻;严重腹泻患者因未消化的蛋白质与腐败菌作用,粪便呈碱性反应,气味恶臭;下消化道溃疡、恶性肿瘤患者粪便呈腐败臭;上消化道出血的柏油样粪便呈腥臭味;消化不良的患者粪便呈酸臭。

【护理】

1. 心理护理,提供排便环境,用屏风遮挡,安置适当的体位,坐位或蹲位,仰卧位患者可酌情抬高床头,帮助患者在腹部做离心的环状按摩,以刺激肠蠕动,耐心指导和解释,让患者安心排便。

2. 便秘患者可按医嘱口服缓泻药,不能缓解时,遵医嘱给予灌肠。

3. 腹泻患者需卧床休息,以减少体力消耗,嘱患者每次排便后用软纸擦、温水洗,并在肛周涂油膏保护皮肤。鼓励患者多饮水,进流质或半流质饮食。腹泻严重时禁食,或遵医嘱补液,防止水、电解质紊乱。观察排便情况,及时记录;疑为传染病时应按隔离原则处理。

参 考 文 献

[1] 苏岩.早期护理干预对长期卧床患者便秘效果观察[J].世界最新医学信息文摘,2016(44):225.

[2] 蒋有云,陈洁.腰椎间盘突出卧床期间便秘的舒适护理[J].中国中医药科技,2014,5(21):232-233.

[3] 袁玉枝.早期护理干预对长期卧床患者便秘效果的观察[J].世界最新医学信息文摘,2015(81):229.

[4] 刘思一.护理干预对老年卧床肺栓塞患者的临床效果观察[J].中国现代药物应用,2016(23):186-187.

第四节　灌肠护理操作

灌肠术是将一定量的液体由肛门经直肠灌入结肠,以帮助患者清洁肠道、促进排便、排气或由肠道供给药物,以达到确定诊断和治疗目的的技术。对于消化系统疾病如肠套叠、先天性巨结肠、肠道肿瘤、结肠炎的诊断治疗具有非常重要的意义。除此之外,对于便秘、肠炎、肠梗阻等患者的治疗也具有重要作用。

【操作目的】

1. 刺激肠蠕动,软化粪便,解除便秘,排出肠内积气,减轻腹胀。

2. 清洁肠道,为手术、检查、分娩的患者进行肠道准备,以减少污染。

3. 稀释和清除肠道内有害物质,减轻中毒。

4. 为高热患者降温。

【用物准备】

物品名称	数量	物品名称	数量
1. 托盘	1个	3. 弯盘	1个
2. 一次性灌肠筒	1套	4. 量杯(1000ml)	1个
内有:①肛管	1个	5. 水温计	1支
②手套	1副	6. 清洁纱布(可用纸巾代替)	数块
③凡士林	1包	7. 防水垫巾	1块

(续　表)

物品名称	数量	物品名称	数量
8. 输液架	1个	10. 卧床患者备便盆	1个
9. 常用溶液,0.1%～0.2%肥皂水或生理 盐水溶液,儿童200～500ml,成人800～ 1000ml,溶液温度为39～41℃	按需	11. 免洗手消毒液	1瓶
		12. 污物罐	1个
		13. 医疗垃圾桶、生活垃圾桶	各1个

【重要步骤】

1. 评估患者病情、年龄、身体状况。

2. 评估患者配合程度。

3. 评估患者有无习惯性便秘、子宫脱垂、腹水、妊娠、慢性咳嗽等情况。

4. 评估患者有无痔、肠道息肉、肠炎等可能导致肠道出血的疾病。

【物品准备】

灌肠护理操作用物见图1-4-1,在治疗室完成。

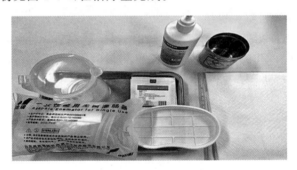

图1-4-1　灌肠护理操作用物

1. 操作者洗手,戴口罩。

2. 查对医嘱。

3. 将用物放托盘内,弯盘放右下角;一次性灌肠筒放左下角;量杯放左上角;卫生纸放量杯旁。

4. 托盘放在治疗车上,水温计放托盘右侧,尿垫放在水温计右侧。

5. 根据医嘱在量杯内配制溶液,用水温计测量灌肠液的温度(39～41℃),用无菌纱布擦干水温计后备用。

6. 经第二人查对后,携用物至患者床旁。

【操作步骤】

1. 操作者洗手、戴口罩。

2. 查对医嘱,打铅笔钩。

3. 检查一次性灌肠筒。

4. 遵医嘱配制溶液,常用溶液为0.1%～0.2%肥皂水或生理盐水,儿童200～500ml,成人800～1000ml;溶液温度为39～41℃,此温度为40℃;纱布擦干水温计备用。

5. 二人查对后,将托盘移至治疗车上。

6. 推车至患者床旁。

7. 洗手。

8. 查对患者床尾卡、腕带,向患者解释操作目的,以取得配合。

9. 评估者,口述:①评估患者病情、年龄、身体状况;②评估患者配合程度;③评估患者有无习惯性便秘、子宫脱垂、腹水、妊娠、慢性咳嗽等情况;④评估患者有无痔、肠道息肉、肠炎等可能导致肠道出血的疾病。

10. 关闭门窗,屏风遮挡患者。

11. 协助患者取左侧卧位

(1)将枕头稍移向操作者侧。

(2)解开患者裤带。

(3)将患者双上肢交叉于胸前(近侧在上)。

(4)再将靠近操作者侧患者下肢移至对侧肢体上。

(5)一手放在患者肩下,另一手放在患者臀下,将患者翻至侧卧位(或先翻肩,再翻臀部)。

(6)脱裤至膝部,双腿屈曲,臀部移至床沿,棉被盖患者胸、背及下肢,显露臀部。

12. 臀下垫以防水垫巾,弯盘置臀边,将纱布放在垫巾上。

13. 将输液架放在患者膝部床旁,调整输液架高度(口述,肛门至灌肠筒液面高度为40~60cm)。

14. 打开一次性灌肠筒,关闭调节夹,倒灌肠液至一次性灌肠筒内。

15. 将灌肠筒挂于输液架上,连接管前端放到弯盘内。

16. 操作者戴手套。

17. 润滑肛管前端15cm。

18. 将肛管与一次性灌肠筒导管连接,打开调节夹排气,关闭调节夹。

19. 左手取1块纱布分开臀部显露肛门,嘱患者张口深呼吸,右手将肛管轻轻插入直肠10~15cm。

20. 左手固定肛管,右手打开灌肠筒调节夹,使溶液缓慢流入。

21. 口述灌肠中注意观察病情

(1)如患者有便意,应将灌肠筒适当降低,并嘱患者做深呼吸以减轻腹压。

(2)如发现患者脉速、面色苍白、出冷汗、剧烈腹痛、心悸、气短,应立即停止灌肠,并报告医师。

22. 灌肠液缓慢流尽时,关闭调节夹,左手按住肛门,右手取1块纱布反折肛管,缓慢拔出。

23. 取下灌肠筒,取1块纱布擦净肛门。

24. 撤弯盘,撤垫巾(口述,如为卧床患者保留垫巾)。

25. 脱手套,洗手。

26. 整理衣裤,移回枕头。

27. 协助患者平卧,嘱患者保留灌肠液5~10min后再排便。

28. 整理床单位,取下灌肠筒移回输液架(口述,开窗通风,撤去屏风)。

29. 整理用物,洗手。

30. 签名、签时间并记录。

【注意事项】

护士密切观察患者生命体征,如患者有便意,应将灌肠筒适当降低,并嘱患者做深呼吸以减轻腹压。如发现患者脉速、面色苍白、出冷汗、剧烈腹痛、心慌、气短,应立即停止灌肠,报告医师。

1. 注意灌肠筒高度,压力太大易造成肠道痉挛,压力太小溶液不易流入。

2. 为年龄大、体弱、大便失禁的患者灌肠,可采取仰卧位,臀下放置便盆。

3. 插管前需排出肛管内空气,防止空气灌入肠道引起患者腹胀不适。

4. 若患者有痔,要选用管径小的肛管,插管时动作轻柔,以防损伤肛门。

5. 肛管插入长度,儿童 5～7.5cm,婴儿 2.5～3.5cm。

6. 降温灌肠用 28～32℃ 等张盐水,保留 30min 后再排便,排便后 20min 测量体温。中暑患者用 4℃ 生理盐水灌肠。

7. 肝性脑病患者禁用肥皂水灌肠,以减轻氨的产生和吸收。妊娠、急腹症、消化道出血患者不宜灌肠。

8. 颅脑疾病、心脏病患者,老年人及儿童等灌肠时压力要低,流速要缓慢。

9. 伤寒患者灌肠液面不得高于肛门 30cm,灌肠量不得超过 500ml,并选用等渗盐水。

灌肠护理操作技术考核评分表

单位＿＿＿＿＿＿　日期＿＿＿＿＿＿　监考人＿＿＿＿＿

考核内容	操作者				
着装①,仪表①,举止符合要求①					
洗手①,戴口罩①,查对医嘱打铅笔钩①,物品齐全且摆放正确②					
检查一次性灌肠筒②,配制溶液②,测量水温(39～41℃)②,二人核对②					
推车至床旁②,洗手①,查对患者②,解释①,评估④,关闭门窗遮挡患者②					
移枕①,解裤带①,摆体位③,显露臀部②					
放垫巾①,放弯盘①,放纱布①					
固定输液架并调节高度(40～60cm)③,打开一次性灌肠筒并关闭调节夹③,倒灌肠液②,挂灌肠筒②,连接管前端放弯盘内①					
戴手套②,润滑肛管前端15cm②,连接肛管②,排气后关闭调节夹②					
取1块纱布分开臀部②,肛管插入直肠10～15cm③,固定肛管②,打开调节夹②,灌肠中观察病情②					
灌肠液流尽,关闭调节夹②					
左手按住肛门②,右手取1块纱布反折肛管并缓慢拔出②					
取下灌肠筒②,取1块纱布擦净肛门②,撤弯盘①,撤垫巾①					

(续　表)

考核内容	操作者			
脱手套②,洗手①				
整理衣裤①,移枕①,协助平卧①,嘱患者保留灌肠液 5～10min②				
整理床单位①,移回输液架,开窗通风①				
整理用物②,洗手①				
签名、签时间、记录②				
提问⑤				
完成时间				
扣分				
总分				

注:1. 操作考核总分 100 分,90 分(含)以上为达标。

　　2. 操作完成时间为 8min,每超过 30 秒扣 1 分,计时自操作者请示开始起,至报告操作完毕结束。

参 考 文 献

[1] 阮玉华.大量保留灌肠肛管插入深度的探讨[J].今日健康,2014,13(4):261.

[2] 赵玲.肝性脑病患者保留灌肠肛管插入深度的研究[J].中国基层医药,2015,22(13):2049-2050.

[3] 李小寒,尚少梅.基础护理学[M].5 版.北京:人民卫生出版社,2013:321.

[4] 刁英怀.黏连性不全性肠梗阻保守治疗的疗效观察[J].中国继续医学教育,2015(8):62-63.

[5] 宋玉蓉.粘连性不全性肠梗阻患者俯卧位护理干预的临床应用[J].世界最新医学信息文摘,2019(85):18-19.

第五节　营养状况护理评估

食管狭窄、急性胰腺炎、贲门失弛缓症、炎症性肠病、消化道瘘、短肠综合征等消化科疾病经常会引起患者吞咽困难、厌食、胃食管反流等症状,从而易发生营养不良。晚期胃肠道恶性肿瘤可伴有厌食、炎症、水肿和多脏器衰竭等临床症状,大多数患者都处于营养不良状态,因此营养不良也是消化道肿瘤患者常见的营养相关状况,直接或间接影响患者的治疗效果和预后。也有证据显示,对消化系统恶性肿瘤患者提供营养支持可有效改善预后,缩短住院时间等。临床上经常用营养评定对患者营养状态进行全面的评估。通过营养评定,可以判定患者的营养状况,再进行下一步治疗。

【营养筛查】

对每个住院患者进行营养风险筛查,评估其是否存在营养风险,并根据筛查结果,采取相应措施,包括患者饮食习惯、血指标、既往史、现病史、人体测量、营养相关的测量及患者其他相关过往。

1. 常用筛查工具

(1)营养不良筛查工具(MST):是否存在营养不良风险。

(2)营养不良通用筛查工具(MUST):是否存在营养不良风险。

(3)微型营养评定简表(MNA-SF):是否存在营养不良风险。

(4)营养风险筛查2002(NRS2002):是否存在营养风险。

临床上常用营养风险筛查2002(NRS2002)来筛查患者是否存在营养风险。NRS2002包括四个方面的评估内容,即人体测量、近期体重变化、膳食摄入情况和疾病的严重程度。

2. NRS2002评分方法及判断 适用对象为18—90岁;住院1d以上;次日8时前不准备手术;神志清者。见图1-5-1。

营养风险筛查简表(NRS 2002)

姓名:	性别:	年龄:	身高:　　cm	现体重　　kg	BMI:
疾病诊断:				科室:	
住院日期:		手术日期:		测评日期:	

NRS营养风险筛查:　　　分

1. 疾病有关评分:　　　□0分　　□1分　　□2分　　□3分

评分1分	营养需要量轻度增加:髋骨折□　　慢性疾病有并发症□　　COPD□ 血液透析□　　肝硬化□　　一般恶性肿瘤患者□
评分2分	营养需要量中度增加:腹部大手术□　　脑卒中□ 重度肺炎□　　血液恶性肿瘤□
评分3分	营养需要量重度增加:颅脑损伤□　　骨髓移植□ 大于APACHE 10分的ICU患者□

2. 营养状态有关评分(下面3项取最高分):　　　□0分　　□1分　　□2分　　□3分

(1) 人体测量:　□0分　　□1分　　□2分　　□3分
　　　身　　　高 ＿＿＿＿＿＿ (m,精度到0.5cm)　(免鞋)
　　　实际体重 ＿＿＿＿＿＿ (kg,精度到0.5kg)　(空腹,病房衣服,免鞋)
　　　　BMI ＿＿＿＿＿＿ kg/m² (<18.5,3分)
　　　注:因严重胸、腹水、水肿等得不到准确的BMI值时用白蛋白来替代
　　　(ESPEN2006):白蛋白＿＿＿＿＿＿ g/L (<30g/L,3分)

(2) 近期(1~3个月)体重是否下降?(是□　　否□)
　　　若是体重下降＿＿＿＿＿＿ (kg)
　　　体重下降>5%,是在□3个月内(1分)　□2个月内(2分)　□1个月内(3分)

(3) 一周内进食量是否减少?(是□　　否□)
　　　如果是,较之前减少□25%~50%(1分)　□50%~70%(2分)　□75%~100%(3分)

3. 年龄评分：　□0分　□1分
>70岁为1分，否则为0分。

对于表中没有明确列出诊断的疾病参考以下标准，依照调查者的理解进行评分。

1分：慢性疾病患者因出现并发症而住院治疗。患者虚弱但不需卧床。蛋白质需要量略有增加，但可通过口服补充来弥补。

2分：患者需要卧床，如腹部大手术后。蛋白质需要量相应增加，但大多数人仍可以通过肠外或肠内营养支持得到恢复。

3分：患者在加强病房中靠机械通气支持。蛋白质需要量增加而且不能被肠外或肠内营养支持所弥补。但是通过肠外或肠内营养支持可使蛋白质分解和氮丢失明显减少。

图 1-5-1　NRS2002 评分方法

（1）NRS2002 总评分计算方法为 3 项评分相加，即疾病严重程度评分＋营养状态受损评分＋年龄评分。其中年龄评分超过 70 岁者总分加 1 分（即年龄调整后总分值）。

（2）结果判断，总分值≥3 分，患者有营养风险，可制定一般性营养支持。总分值<3 分，每周复查营养风险筛查。

【营养评定】

营养评定（nutritional assessment）又称"营养不良评定"或"营养不足评定"。对于存在营养风险的患者，应进一步进行营养评估。

1. 患者病史、膳食史（膳食摄入、食欲等）。

2. 评估指标，包括体重丢失量、体重指数（BMI）、体格检查、去脂肪体重指数（FFMI）、血生化指标（如清蛋白）等。

3. 常用的评估工具

（1）主观全面评估量表（SGA）：A 级营养良好；B 级轻/中度营养不良；C 级重度营养不良。

（2）患者参与主观整体评定（PG-SGA）：是肿瘤患者特异性的营养评估工具，可以快速识别营养不良的肿瘤患者，较为适用于胃癌患者的营养评估。A 级（0～1 分），营养良好；B 级（2～8 分），轻/中度营养不良；C 级（≥9），重度营养不良。

（3）简易营养评估（MNA）：主要用于老年人的营养评估，若 MNA≥24 分，表示营养状况良好；若 17 分≤MNA≤23.5 分，表示存在发生营养不良的风险；若 MNA≤17 分，表示有确定的营养不良。

【营养干预/监测】

营养不良的规范治疗应该遵循五阶梯治疗原则（图 1-5-2），根据患者实际情况制定营养治疗方案。第一阶梯：饮食＋营养教育；第二阶梯：口服营养补充（ONS）；第三阶梯：完全肠内营养（TEN）；第四阶梯：部分肠内营养＋部分肠外营养（PEN＋PPN）；第五阶梯：完全肠外营养（TPN）。首先选择营养教育，然后依次向上晋级选择 ONS、TEN、PEN＋PPN、TPN。当下一阶梯不能满足 60% 目标能量需求 3～5d 时，应该选择上一阶梯。

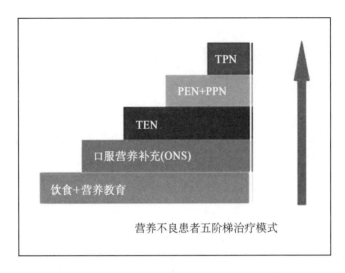

图 1-5-2　营养不良规范治疗五阶梯

注:TPN. 完全肠外营养;PEN. 部分肠内营养;PPN. 部分肠外营养;TEN. 完全肠内营养;ONS. 口服营养补充。

参 考 文 献

[1]　李子禹,闫超,李沈. 胃癌围手术期营养治疗中国专家共识(2019 版)[J]. 中国实用外科杂志,2020,40(02):145-151.

[2]　Vidra N, Kontogianni MD, Schina E, et al. Detailed dietary assessment in patients with inoperable tumors:potential deficits for nutrition care plans[J]. Nutr Cancer,2016,68(7):1131-1139.

[3]　Bauer J,Capra S,Ferguson M. Use of the scored Patient-Generated Subjective Global Assessment(PG-SGA)as a nutrition assessment tool in patients with cancer [J]. Eur J Clin Nutr,2002,56(8):779-785.

[4]　石汉平,李薇,齐玉梅,等. 营养筛查与评估[M].北京:人民卫生出版社,2014:6-53.

[5]　石汉平. 肿瘤营养疗法[J]. 中国肿瘤临床,2014,41(18):1141-1145.

第六节　营养泵使用护理操作

肠内营养泵是可供鼻饲用的营养型输液泵。可通过鼻饲管输入水、营养液和自制的一定浓度的饭乳。具有自动输液、输液完报警等功能。适用于缺乏食欲和不能很好地口服营养物质患者的长期肠内营养液的输送。

【操作目的】

用于输注较稠厚的肠内营养液,如高能量/高营养密度配方;用于十二指肠或空肠输注;改善患者的营养状况。

【用物准备】

物品名称	数量	物品名称	数量
肠内营养液	1000ml	温开水	500ml
肠内营养泵	1个	听诊器	1副
肠内营养泵管	1根	弯盘	1个
注射器	1副	治疗盘	1个

【重要步骤】

1. 喂养速度,1～400ml/h,增幅为 1ml/h。
2. 喂养总量(VTBD),1～3000ml,增幅为 1ml。
3. 每次冲洗剂量,10～500ml,增幅为 1ml。
4. 冲洗间隔(两次冲洗之间),1～24h,增幅为 1h。
5. 即刻冲洗功能,马上冲洗管路。
6. 评估者管饲通路情况、输注方式、有无误吸风险、意识、病情及配合程度。
7. 向患者及家属解释操作目的及方法,取得患者配合。

【物品准备】

营养泵使用护理操作用物见图 1-6-1,在治疗室完成。

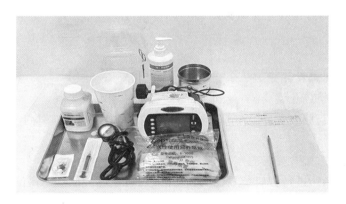

图 1-6-1　营养泵使用护理操作用物

1. 操作者洗手,准备清洁操作空间。
2. 检查营养泵及相关各种设备。
3. 检查物品是否在有效期内。
4. 检查肠内营养液的有效期、性质、量。

【操作步骤】

1. 核对医嘱及患者姓名,评估患者身体情况、意识状态、胃管管路情况。
2. 病室环境,温度适宜、光线充足、电插座位置合适。
3. 洗手,戴口罩。

4. 评估肠内营养泵是否正常工作。

5. 携用物至患者床旁。

6. 评估患者对健康知识的需求,告知患者使用肠内营养泵的目的、方法和配合要点,取得合作。

7. 安置患者体位,抬高床头 15°～30°。

8. 固定肠内营养泵,用肠内营养泵后面的固定旋紧架将肠内营养泵固定在输液架的适当高度,旋紧固定旋钮。

9. 接上外部电源,用本机专用的三芯电源线将肠内营养泵与 220V 交流电源连接,内部电源只在突然停电时使用。

10. 开机,打开电源开关键(on/off),肠内营养泵进行自检阶段,自检结束。

11. 安装泵管,将肠内营养泵专用泵管扎入肠内营养液内,打开肠内营养泵上盖,将泵管 U 型弯部分正确卡入盖内,关闭上盖。

12. 按排气键(fill set),嘀声后开始自动排气,等待 1min 自动排气结束。

13. 按调速按钮(ml/h),设置好泵入速度。

14. 检查鼻饲管是否在胃内。

15. 确认完毕后向鼻饲管内注入 20ml 温开水冲洗管路。

16. 去除肠内营养泵专用泵管末端保护帽,将泵管与鼻饲管连接牢固。

17. 按开始键(start/stop),泵即开始工作。

18. 进行相关健康指导。

19. 妥善安置患者,正确处理用物。

20. 洗手、记录。

21. 停止泵入

(1)核对医嘱,向患者解释。

(2)肠内营养泵按停止键(start/stop)。

(3)分离鼻饲管与肠内营养泵泵管,确认鼻饲管在胃内无误后向胃内注入适量温开水冲洗管路。

(4)夹闭鼻饲管末端并妥善固定。

(5)妥善安置患者,进行健康指导(鼻饲 30min 后可予患者取舒适体位)。

(6)整理用物,正确清洁、消毒肠内营养泵、电源线等,保持良好备用状态。

(7)洗手、记录。

【注意事项】

1. 检查胃管在胃内的方法。①将胃管末端放入盛水的碗中,无气体逸出。②快速注入 10ml 空气,同时用听诊器按压在胃部,听到气过水声。③用注射器抽吸,抽出胃液。

2. 长期鼻饲患者应每日进行口腔护理 2 次,并定期更换胃管(参照产品使用期限执行)。

3. 肠内营养泵每天用 75％乙醇棉球擦拭。长期使用肠内营养输注泵者,每 24 小时更换泵管一次。

4. 泵入过程中如果患者出现呛咳、呼吸困难、发绀等,应立即停止泵入并汇报给医师。

5. 新鲜果汁与奶液应分别注入,防止产生凝块;药片应研碎溶解后注入;一次注入量不多于 200ml。

6. 鼻饲前应要高床头 15°～30°,验证胃管在胃情况,用少量温水冲管后再进行喂食,鼻饲完毕后再次注入少量温开水,防止营养液凝结。

营养泵使用护理操作技术考核评分表

单位＿＿＿＿＿＿＿　日期＿＿＿＿＿＿＿　监考人＿＿＿＿＿＿

考核内容	操作者				
着装、仪表、举止符合要求②					
术前洗手、戴口罩②					
物品准备齐全,备用状态良好④					
查对医嘱,打铅笔钩②					
携用物至患者床旁,查对患者床尾卡、腕带,询问患者姓名③					
解释操作目的及配合要点②,安置患者体位,抬高床头 15°～30°④					
固定肠内营养泵在输液架的适当高度,将泵管 U 型弯部正确卡入盖内,连接外部电源⑩					
将营养袋置于输液架上②					
将营养泵管正确连接在营养泵上,排气⑤					
正确连接 2ml 空针及三通②					
确定胃管在胃内(共三种方法,口述)⑥					
20ml 温开水冲洗胃管③					
将泵管与鼻饲管连接牢固并打开袋鼠泵开关⑤					
正确调节喂养速度、喂养总量、冲洗速度、冲洗量⑩					
再次核对患者信息,取舒适体位,妥善固定导管④					
检查管路是否通畅及患者反应②					
向患者交代相关注意事项②					
整理用物①,洗手①,签名、签时间②,记录①					
停止泵入,核对医嘱,向患者解释②					
肠内营养泵按停止键(start/stop)①					
分离鼻饲管与肠内营养泵泵管②,确认鼻饲管在胃内无误后向胃内注入适量温开水冲洗管路⑤					
夹闭鼻饲管末端并妥善固定②					
妥善安置患者,进行健康指导②					
整理用物①,正确清洁、消毒肠内营养泵、电源线等,保持良好备用状态⑤					
提问⑤					

(续　表)

考核内容	操作者			
完成时间				
扣分				
总分				

注:1. 总分 100 分。

　　2. 重点项目:泵管安装错误扣 50 分。

　　3. 计时从查对开始至冲洗完毕止,完成时间为 10min。

参 考 文 献

[1] 郑天衡,吴霖浦,王少石.高龄吞咽困难卒中患者的肠内营养支持研究[J].中国卒中杂志,2020,2(3): 205-208.

[2] 刘悦赞.肠内营养泵的研究进展[J].当代护士(下旬刊),2012(7):16-18.

第七节　消化道结核菌素试验护理操作

消化系统结核病常见的有肠结核、肠系膜淋巴结核、结核性腹膜炎、肝结核、食管结核等。由于其临床表现不典型,明确诊断较为困难,易被误诊。

结核菌素试验又称 PPD 试验,是指通过皮内注射结核菌素,并根据注射部位的皮肤状况诊断结核杆菌感染所致Ⅳ型超敏反应的皮内试验。结核菌素是结核杆菌的菌体成分,包括纯蛋白衍生物(PPD)和结核菌素(OT)。该试验对诊断结核病和测定机体非特异性细胞免疫功能有参考意义。

【操作目的】

1. 检测体内有无结核菌感染,常用于筛查结核病。

2. 卡介苗接种 3 个月后,了解机体对卡介苗的细胞免疫反应。

3. 判断过敏体质(atopy)患儿的预后。

【用物准备】

物品名称	数量	物品名称	数量
1. 注射盘及用物	1 套	⑦盐酸肾上腺素(1∶1000)	1 支
内有:①无菌棉球	1 包	2. 污物罐	1 个
②无菌棉签	1 包	3. 锐器盒	1 个
③结核菌素药物	1 支	4. 免洗手消液	1 瓶
④砂锯	1 个	5. 标签	
⑤1ml 注射器	1 副	6. 医嘱单	
⑥2ml 注射器	1 副	7. 75%乙醇	1 瓶

【操作步骤】

1. 治疗室准备

(1)操作者洗手、戴口罩。

(2)查对医嘱,在医嘱单相应的位置打铅笔钩。

(3)检查药液有效期及质量,有无沉淀、浑浊、絮状物、变色等不可使用的情况。

(4)轻弹安瓿颈端,使药液流至体部。

(5)用砂锯划安瓿颈部。

(6)检查75%乙醇有效期,并注明开启日期、时间及失效日期、时间。

(7)检查无菌干棉签有效期,取1支干棉签蘸取乙醇消毒安瓿颈部。

(8)检查无菌棉球有效期,并注明开包日期。

(9)取无菌棉球垫于安瓿颈部并折断。

(10)查看药液内有无玻璃碎屑。

(11)取1ml注射器,检查注射器有效期及包装是否完好。

(12)打开包装,取下针帽,将针头斜面对准注射器刻度,并拧紧针座。

(13)以左手示指、中指夹住安瓿体部,右手持注射器,准确插入安瓿液面以下,左手拇指及环指固定注射器,右手抽动注射器活塞柄,抽吸药液液面0.5ml。

(14)抽毕药液,排尽注射器内空气,将针帽套于针头上,注射器放回原包装袋内。

(15)在注射器包装袋上注明床号、姓名、药名、剂量(根据医嘱)、用法、时间并放在注射盘内备用。

(16)二人查对后,弃去空安瓿。

2. 携用物至患者床旁。

3. 核对患者信息,向患者进行自我介绍,解释操作目的,以取得合作。

4. 询问"四史"(注射史、过敏史、家族史、乙醇过敏史)。

5. 选择注射部位,前臂掌面下1/3尺侧。

6. 以75%乙醇棉签消毒注射部位一遍,消毒范围直径5～6cm,消毒后待干。

7. 取已备药的注射器,第二次排气,将多余药液弃去,留至0.3ml。

8. 左手绷紧注射部位皮肤,右手持注射器,使针头斜面向上与皮肤呈5°～10°刺入表皮和真皮之间。

9. 待针头斜面完全刺入皮内后,放平注射器,左手拇指固定针座,右手拇指推活塞柄缓缓注入药液。

10. 注入药液0.1ml,表皮隆起,皮丘直径0.5cm左右,毛孔变大(图1-7-1)。

11. 注射完毕迅速拔出针头,记录时间,针头弃于锐器盒内,注射器弃于污物罐内,嘱患者拔针后勿按压针眼。用记号笔画圈标记注射部位。

12. 为患者整理衣物,告知注意事项,同

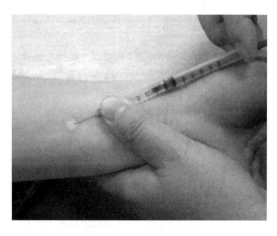

图1-7-1 皮试示意图

时密切观察患者反应。

13. 整理用物、洗手。

14. 回治疗室,在医嘱本上签名、签执行时间。

15. 注入药物后 48h、72h 分别记录反应结果。硬结平均直径＜5mm 为阴性(－),5～9mm 为弱阳性(＋),10～19mm 为阳性(＋＋),20mm 以上或局部有水疱、坏死、淋巴管炎均为强阳性(＋＋＋)(图 1-7-2)。

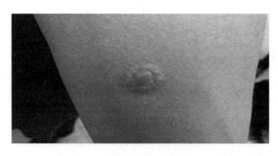

图 1-7-2　皮试强阳性(＋＋＋)

【注意事项】

1. 严格无菌操作技术及查对制度。

2. 注射前备好 1∶1000 盐酸肾上腺素、氧气等急救药物与器材。

3. 勿用碘酊或碘伏消毒。

4. 注射后嘱患者勿揉擦、抓挠、遮盖注射部位,注射部位禁止沾水,以免影响观察结果。

5. 注射后应观察患者无不良反应后,方可离去。如患者有恶心、呕吐、呼吸困难、红疹等现象,应立即告知医师处理。

6. 如 PPD 试验结果为强阳性,有可能是活动性结核的表现,建议患者去结核病防治所进行进一步的诊断和治疗。

消化道结核菌素试验护理操作技术考核评分表

单位＿＿＿＿＿＿　日期＿＿＿＿＿＿　监考人＿＿＿＿＿＿

考核内容	操作者				
着装①,仪表①,举止符合要求①					
操作前洗手①,戴口罩①,物品准备齐全①,持物正确①					
评估患者过敏史、注射史、家族史、乙醇过敏史(口述)①					
查对医嘱②,打铅笔钩②,检查药液、熟悉药物用法及作用,口述(无沉淀、浑浊、絮状物、变色等可以使用)②					
轻弹安瓿颈端①,锯安瓿颈端①,检查 75% 乙醇有效期并注明开瓶日期及时间②					
检查无菌干棉签②,取干棉签②,消毒安瓿②					

（续 表）

考核内容	操作者				
检查无菌棉球并注明开包时间②,取无菌棉球垫安瓿颈部折断②,查看碎屑②					
检查注射器并打开,对准针尖斜面,拧紧针座③,抽药③,排气(药液悬而不滴)②					
注射器放包装袋内②,打印(注明床号、姓名、药名、剂量、用法、时间)②,请二人查对②					
携用物至床旁①、环境安静整洁,屏风遮挡①,查对患者①,解释①					
再次询问过敏史③,注射史③,家族史③,乙醇过敏史③					
选注射部位②,消毒皮肤(直径5～6cm)②					
排出注射器内空气②,留0.3ml注射②					
皮内注射0.1ml药液⑤,皮丘直径0.5 cm⑩					
拔针(勿按压针眼),计时①,告知注意事项①,观察病情①,整理用物①,洗手①					
签名①,签执行时间①,48h、72h各观察结果1次,如阳性需测量直径范围①					
提问⑤					
完成时间					
扣分					
总分					

注:1. 操作考核总分100分,90分(含)以上为达标。

2. 操作时间为7min,超过30s扣1分,计时自操作者请示开始,至报告操作完毕结束。

3. 重点项目:注射剂量不准确、未询问过敏史,各扣5～10分。皮丘未达到要求扣50分。

参 考 文 献

［1］ 耿轩.PPD结果阳性,就是结核吗[J].大众健康,2019(9):61.

［2］ 张桂丽.结核菌素试验结合胸部DR在某高校学生肺结核筛查中的应用[J].中国卫生产业,2020,17(35):4-6.DOI:10.16659/j.cnki.1672-5654.2020.35.004.

［3］ 温晓萍.肺结核早期进行结核感染T细胞检验结合结核菌素试验在临床诊断中的作用[J].首都食品与医药,2022,29(7):77-79.DOI:10.3969/j.issn.1005-8257.2022.07.032.

［4］ 黄璐,何毅,陈羽,等.大批量结核菌素试验注射管理流程体会[J].遵义医学院学报,2010,33(5):464,467.DOI:10.3969/j.issn.1000-2715.2010.05.019.

［5］ 翁罗荣.消化系统结核34例诊治分析[J].中国交通医学杂志,2004,18(5):501-502.DOI:10.3969/j.issn.1006-2440.2004.05.011.

[6] 杨莉,王巧民.消化系统结核诊断方法现状和进展[J].胃肠病学,2012,17(11):692-695.DOI:10.3969/j.issn.1008-7125.2012.11.014.

第八节 中心静脉压测定护理操作

中心静脉压是指右心房及上、下腔静脉胸腔段的压力,是反映右心功能和血容量的常用指标。因此,连续测定中心静脉压的变化,可动态了解血容量的变化及判断心脏对补液的耐受能力,是调节输液治疗的一个重要参考指标:①血压低、中心静脉压<5cmH₂O,提示有效血容量不足,可快速补液或补血浆。②血压低、中心静脉压>10cmH₂O,应考虑有心功能不全的可能。③中心静脉压15~20cmH₂O提示有明显的心力衰竭,且有发生肺水肿可能,需采用快速利尿药与洋地黄制剂。④低中心静脉压也可见于败血症、高热所致的血管扩张。但评价中心静脉压高低的意义,应当从血容量、心功能及血管状态三方面考虑。当血容量不足且心功能不全时,中心静脉压可正常,故需结合临床综合判断。

【操作目的】

用于确定补液速度和补液量、评估有效循环血容量和心功能。

【用物准备】

物品名称	数量	物品名称	数量
1. 医嘱单	1份	9. 无菌生理盐水	1支
2. 治疗盘	1个	10. 手消液	1瓶
3. 输液器	1个	11. 锐器桶	1个
4. 碘伏消毒棉签	1包	12. 污物罐	1个
5. 三通开关	1个	13. 无菌棉球	1包
6. 压力连接管	1根	14. 砂轮	1个
7. 空白标签纸	1张	15. 铅笔	1支
8. 10ml注射器	1个		

【重要步骤】

1. 协助患者平卧位,当特殊患者使用呼吸机或不能平卧时,要求每次抬高床头的高度需保持一致。

2. 协助患者摆操作体位、铺垫巾、检查碘伏棉签并消毒连接中心静脉导管接口、取生理盐水检测管路是否通畅、连接压力管。

3. 将压力管三通的零点置于腋中线与第4肋间交界点水平处,测零点、调节三通开关、关闭压力管大气端、观察压力管数值。

【物品准备】

中心静脉压测定用物见图1-8-1,在治疗室完成。

1. 操作者洗手、戴口罩。

2. 检查所有物品均在有效期内。

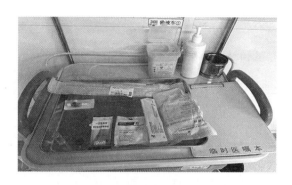

图 1-8-1 中心静脉压测定用物

3. 查对医嘱,在医嘱本上打铅笔钩。

4. 检查药液有效期及质量。

5. 取安瓿轻弹其颈端,使药液流至体部。

6. 用砂锯划安瓿颈部。

7. 检查碘伏棉签,取一根复合碘消毒棉签消毒安瓿颈部一圈。

8. 检查无菌棉球有效期,并注明开包日期。

9. 取无菌棉球垫于安瓿颈部并折断。

10. 检查药液内有无玻璃碎屑。

11. 取 10ml 注射器,检查注射器有效期及包装是否完好。

12. 打开包装袋取出注射器,取下针帽,将针尖斜面对准注射器刻度,并拧紧针座。

13. 以左手示指和中指夹住安瓿体部,右手持注射器,准确插入安瓿液面以下,左手拇指及环指固定注射器前端,右手抽动注射器活塞柄,抽吸药液 10ml。抽吸药液排尽注射器内空气(针尖处可见一悬而未滴的药液),将针帽套于针头上,针头朝外将针筒放于原注射器包装袋内。

14. 在空白标签上对照医嘱注明床号、姓名、药名、剂量(根据医嘱)、浓度、用法、时间,贴于一次性使用无菌注射器包装透明面,并放在注射盘内备用。

15. 查对后,弃去空安瓿。

【操作步骤】

1. 将注射盘放于输液车上,备齐用物,推车至患者床旁。

2. 操作者洗手,核对患者腕带信息,操作者进行自我介绍,解释操作目的,以取得合作。

3. 评估患者局部皮肤穿刺点情况。

4. 口述,协助患者平卧位;特殊患者使用呼吸机或不能平卧时,每次抬高床头的高度需保持一致。

5. 协助患者摆操作体位、铺垫巾、检查碘伏棉签并消毒连接中心静脉导管接口、取备用好生理盐水检测管路是否通畅、连接压力管。

6. 将压力管三通的零点置于腋中线与第 4 肋间交界点水平处,测零点、调节三通开关、关闭传感器大气端、观察压力管波形与数值。

7. 整理床单位、取舒适卧位、解释、整理用物、分类处置。

8. 洗手、签名签时间、记录。

【注意事项】

1. 测量时确保静脉内导管畅通无阻。

2. 每次测量完毕后，回流入测压管内的血液需冲洗干净，确保静脉内导管和测量管道系统内无凝血和空气，管道无扭曲等。

3. 须严格无菌操作。

4. 测压管的零点必须与右心房在同一水平面，体位变动时应注意调整。

5. 血管收缩药物可致假性静脉压升高，测压前暂停使用。

6. 若压力波形不能顺出时，可以变动导管的位置。

中心静脉压测定术考核评分表

单位＿＿＿＿＿＿　日期＿＿＿＿＿＿　监考人＿＿＿＿

考核内容	操作者			
着装①，仪表①，举止符合要求①				
物品准备齐全并均在有效期内②，洗手①，戴口罩①，核对医嘱本打钩①				
检查药液②，轻弹安瓿颈端②，锯安瓿颈端②				
检查复合碘棉签有效期并注明开包时间②，消毒安瓿②，检查无菌				
棉球并注明开包时间②，取无菌棉球垫安瓿颈部折断②，查看碎屑②，检查注射器并打开②，对准针尖斜面，拧紧针座③，抽药②，排出空气③，注射器放包装袋内②，打印（注明床号、姓名、药名、剂量、浓度、用法、时间）③，请二人查对③				
协用物至床旁②，查对患者②，解释操作目的②，协助患者摆操作体位（特殊患者使用呼吸机或不能平卧每次抬高床头的高度保持一致）⑤，铺垫巾②，评估患者局部皮肤穿刺点情况⑤，检查碘伏棉签并消毒连接中心静脉导管接口⑤，取备用好生理盐水检测管路是否通畅⑤，连接传感器⑤				
将压力传感器三通的零点置于腋中线与第4肋间交界点水平处，测零点⑤				
调节三通开关③，关闭传感器大气端③，观察压力管的压力波形与数值⑤				
整理床单位①，取舒适卧位①，解释①，整理用物①，分类处置①				

(续　表)

考核内容	操作者				
洗手①,签名签时间②,记录①					
完成时间					
扣分					
总分					

注:1. 总分 100 分。

　　2. 重点项目:测压时间及注意事项未掌握扣 10 分。

　　3. 计时从查对开始至操作结束,完成时间为 10min。

参 考 文 献

[1]　廖黎黎,莫新少,刘倩,等.改良简易中心静脉压测量仪的研究与应用[J].教育教学论坛,2020(11): 100-102.

[2]　黄彩艳,陆莉金.新型中心静脉压测量装置的设计与应用研究[J].微创医学,2020,15(3):311-314.

[3]　覃慧娟,吕玉洁,覃秀玉.两种简易输液装置测定中心静脉压的效果比较[J].护士进修杂志,2018,33 (2):167-168.

[4]　吴有志.中心静脉压的监测与护理管理新进展[J].家庭医药,2019(1):288.

第2章

消化科专科护理操作技术

第一节　胃泌酸功能试验技术

胃液分析包括空腹与给刺激剂后的胃液,其中胃酸分泌的检查占重要位置。胃泌酸功能试验是一种评估胃泌酸功能的方法,常用于消化系统疾病的诊断和试验,下面将以抽取患者空腹胃液和用五肽促胃液素刺激后的胃液为例,通过测定胃液酸度和胃液量,了解胃黏膜分泌功能的试验。

【操作目的】

适用于辅助诊断促胃液素瘤、消化性溃疡、慢性萎缩性胃炎、胃癌。对于胃大部切除术和迷走神经切除术患者,也可估计手术的预期效果及术后疗效观察,或者用于制酸药、抗胃液素等药物的疗效评价。

【用物准备】

物品名称	数量	物品名称	数量
1. 治疗盘	1套	12. 检查手套	2副
2. 鼻饲包	1套	13. 量杯	1个
3. 灭菌注射用水(500ml)	1瓶	14. 干棉签	1包
4. 胃管	1个	15. 手电筒	1个
5. 胶布	2条	16. 无菌持物钳	大小各1个
6. 医嘱本	1个	17. 纱布	数块
7. 铅笔	1个	18. 手消液	1瓶
8. 碘伏棉签	1包	19. 试管架	1个
9. 试管(分别用数字0—4标记)	5个	20. 污物罐	2个
10. 五肽促胃液素	1支	21. 垫巾	1个
11. 启瓶器	1个	22. 10ml注射器	2个

【重要步骤】

1. 试验前48h停服制酸药、抑酸药、抗胆碱能药和其他可影响胃酸分泌的药物,患者禁食12h,次日晨空腹插管。

2. 插管前评估鼻腔通气情况,有无鼻中隔弯曲或鼻出血。

3. 石蜡油润滑管道前端 14～16cm,弃去润滑棉球。

4. 检查置管是否在胃内,将吸引腔放入水中,查看有无气泡产生,抽吸胃液,吸出胃内容物,表示管端已入胃内。

5. 使胃管前端达胃的最底部位,以能顺利抽取最大量胃液为佳。

【物品准备】

1. 在治疗室完成

(1)操作者洗手,戴口罩。

(2)查对医嘱,在医嘱本相应位置打铅笔钩。

(3)检查鼻饲包。

(4)打开鼻饲包取出内包放于治疗盘,扇形折叠打开内包。

(5)取大持物钳移治疗碗、液状石蜡及纱布。

(6)检查 10ml 注射器并打开放于治疗碗右侧。

(7)检查五肽促胃液素及试管。

2. 检查胃管并打开放于弯盘里。

3. 检查灭菌注射用水及碘棉签,消毒后打开瓶盖,用小持物钳打开橡胶塞,冲洗瓶口倒入治疗碗适量液体,标明开启日期,盖盘放于治疗车上。

4. 检查干棉签、手套及胶布并放于治疗车抽屉内,将医嘱单放于治疗车上。

【操作步骤】

1. 评估患者病史、主要症状及治疗手段,有无禁忌证等。

2. 携用物至床旁。

3. 查对患者床号、姓名,向病人解释操作目的、方法、注意事项及如何配合,以取得合作。

4. 协助患者取坐位或半卧位。

5. 置管盘放床头桌上,打开,铺垫巾。评估鼻腔通气情况,有无鼻中隔弯曲或鼻出血,取干棉签蘸水,清洁鼻腔。

6. 戴手套,用液状石蜡润滑管道前端 14～16cm,弃去润滑棉球。

7. 将弯盘放于患者颌下,测量置管长度(测量方法:由鼻尖经耳垂至胸骨剑突下或前额发际至胸骨剑突位置)一般为 45～55cm。

8. 左手取纱布托住胃管,从一侧鼻孔缓慢插入,插入 14～16cm(咽部)时,嘱患者做吞咽动作,操作者轻轻将胃管推进至所需长度。

9. 检查置管是否在胃内,将吸引腔放入水中,查看有无气泡产生,抽吸胃液,吸出胃内容物,表示管端已入胃内。

10. 封闭胃管末端。

11. 将胃管固定于鼻尖及耳部,标明时间。

12. 用注射器将空腹胃液全部抽出,留取 10ml 注入"0"号试管,以测定胃酸浓度。

13. 继续抽吸 1h 胃液,用量杯测量胃液量,以便计算基础胃酸排泌量。

14. 给予五肽促胃液素肌注,然后每隔 15min 抽尽胃液 1 次,共 4 次,分别测量胃液分泌量并留 10ml 按序注入"1～4"号试管内,以测定最大胃酸排泌量和高峰胃酸排泌量。

15. 揭胶布,拔胃管。

16. 取下弯盘及垫巾,脱手套。

17. 协助患者取平卧位,整理床单位,向患者交代注意事项。

18. 整理用物洗手。

19. 在医嘱本上签名、签时间。

20. 指标记录,标本送检。

【注意事项】

1. 患者的精神因素、生理节律、神经反射、烟酒嗜好、体液因素、药物、便秘,以及采集标本的方法等均影响胃酸分泌。胃管的顶端必须置于胃的最低部位。若插管或抽胃液有困难,可在 X 线透视下定位以纠正胃管位置。抽胃液遇到阻力时,可用清洁注射器注入适量空气,冲去堵塞物,切不可猛力抽取,以免损伤胃黏膜。

2. 嘱患者抽取过程当中有痰或唾液时应吐在容器内,切勿咽下,以免影响胃液成分。

3. 可先在患者咽部喷少量麻醉药以减少刺激,避免引起恶心、呕吐,以免使十二指肠液反流入胃。

4. 禁忌证:食管肿瘤、狭窄或中度静脉曲张者;2 周内曾有上消化道出血者;心肺功能不全、支气管哮喘发作者;鼻咽部有急性感染者。

胃泌酸功能试验技术考核评分表

单位＿＿＿＿＿＿　　日期＿＿＿＿＿＿　　监考人＿＿＿＿＿＿

考核内容	操作者				
着装①,仪表①,举止符合要求①					
物品准备齐全③,洗手①,戴口罩①,医嘱本打钩①					
检查并打开鼻饲包③,移弯盘、治疗碗、无菌垫巾、持物钳④,检查并打开 10ml 注射器放于置管盘中①,检查胃管包装并打开②,检查灭菌注射用水并分别倒于治疗碗中②,戴手套①,检查五肽促胃液素及试管②,覆盖置管盘①,检查一次性手套①,检查棉签①,将干棉签、丁腈手套及胶布放于治疗车上①,携用物推车至床旁①					
查对腕带②,解释②,摆体位①,检查鼻腔是否通畅①,清洁鼻腔①,置管盘放于床头桌上并打开②,戴手套①,铺垫巾①,润滑胃管 14～16cm③					
测量置管长度两种方法,口述前额发际至胸骨剑突③,鼻尖经耳垂至剑突③,长度 45～55 cm②					
插胃管长 14～15cm 嘱吞咽③,观察患者有无呛咳、呼吸困难、紫绀等问题③,判断胃管位置③,固定标识并标明时间①,用注射器将空腹胃液抽出③,留取 10ml 注入"0"号试管②,继续抽吸 1h 胃液,用量杯测量胃液量②,给予五肽促胃液素肌内注射⑨,每隔 15min 抽尽胃液 1 次,共 4 次④,分别测量胃液分泌量并留 10ml 按序注入"1～4"号试管内③,拔除胃管②,摆体位①,整理床单位①,覆盖治疗盘放于治疗车上①					

(续　表)

考核内容	操作者				
整理用物②,洗手①,签名签时间①,记录②					
完成时间					
扣分					
总分					

注:总分 100 分。

参 考 文 献

[1]　朱杰.五肽促胃液素检测方法及临床应用[J].世界最新医学信息文摘,2016,16(21):123-124.

[2]　皇甫照,郑家驹,王毓明,等.胃泌酸功能测定及在胃肠道疾病中的应用[J].中国医师杂志,2002,5(24):4-5.

[3]　袁华魏,王朝晖.胃蛋白酶原与促胃液素联合检测诊断慢性萎缩性胃炎[J].中国中西医结合消化杂志,2014,22(1):33-35.

第二节　食管测压护理操作

食管测压检查是适用于原发性食管运动紊乱(贲门失弛缓、弥漫性食管痉挛、胡桃夹食管等)、继发性食管运动功能紊乱(硬皮病、糖尿病)、反流性食管炎、非胸源性胸痛等。

【操作目的】

食管测压是检测食管运动功能的直接方法。结合胃镜/钡剂等对诊断考虑食管动力障碍性疾病、抗反流术前及术后评价、手术及药物治疗疗效判断、24h pH 监测前 LES 定位、研究食管动力障碍性疾病病理生理机制等食管功能进行全面评估。

【用物准备】

物品名称	数量	物品名称	数量
1. 测压电极	1 套	3. 水溶性润滑硅油	1 个
2. 测压主机	1 台	4. 检查手套	1 副

【操作前准备】

1. 物品准备,食管测压用物见图 2-2-1。

2. 术前了解病史、检查目的、特殊要求及其他检查情况,如有无高分辨率食管测压检查禁忌,有无药物过敏史及急性、慢性传染病等。检查前需患者签订书面知情同意书。

3. 向患者讲清检查目的、必要性及配合检查需注意的事项。

4. 进行食管测压检查的检查者需提前禁食 6~8h,以防插管时呕吐、误吸。

5. 如有需要,检查前需停服影响食管运动功能的药物。这些药物包括促动力药、咖啡因、钙离子拮抗药、硝酸酯类、阿托品类制剂、β肾上腺能抑制药和血管活性药物。当检查者不能

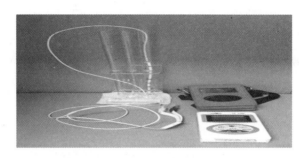

图 2-2-1 食管测压用物

停药或需要观察药物对食管运动影响时则无须停药。

【操作步骤】

1. 高分辨率食管测压电极导管头端涂少许水溶性润滑油,禁用其他油脂性润滑剂。必要时,鼻腔局部使用利多卡因凝胶或喷雾麻醉。

2. 患者取坐位,身体略前倾,双腿自然下垂。取下患者活动假牙、眼镜。询问患者选择通气好的一侧鼻孔待插管,用棉签蘸温水清洁患者鼻腔,于导管前端 2cm 处涂润滑油。

3. 操作者面向患者,右手持测压电极导管,左手在距导管头端 40cm 处持管。将校正好的电极导管,自一侧鼻孔缓慢插入,插至 15cm 左右时,嘱患者头部略低并做吞咽动作,顺势轻柔地插入食管,切忌暴力硬插。随吞咽、观察显示器上彩图显示的电极插入位置,确定电极已插入患者下食管括约肌后记录电极插入深度,固定导管,嘱患者深吸气以确定电极导管位置正确。随后嘱患者平卧位,并稍作休息后操作者准备开始采集数据。

4. 固定导管后,点击开始记录数据,输入电极插入位置,叮嘱患者不要做吞咽、清嗓、说话等干扰食管括约肌的动作,开始采集静息压力。静息压力采集完成,开始采集患者吞咽数据,每次给患者口腔注入 5ml 温开水,并叮嘱患者在每次采集吞咽数据时只允许进行一次吞咽动作并坚持 30s,共采集卧位及坐位各 10 次吞咽数据。全部检测内容完成后,停止数据采集,电极快速拔出,置空中 1min 后停止数据采集,并保存数据。

5. 分析整理数据合成报告,最后打印报告。

【注意事项】

1. 术前向患者讲解检查目的、必要性及注意事项。

2. 插管时动作轻柔,切忌暴力。

3. 检查后患者有轻微的不适,数小时后即可缓解。

4. 电极导管进行清洗、消毒处理。

食管测压护理操作技术考核评分表

单位_____ 日期_____ 监考人_____

考核内容	操作者				
着装①,仪表①,举止符合要求①,洗手①,戴口罩①					
术前患者是否明确注意事项⑤,物品准备齐全⑤					

(续 表)

考核内容	操作者			
检查食管测压电极导管是否完好⑤,高分辨率食管测压电极导管头端涂少许水溶性润滑油⑤,患者取坐位,身体略前倾,双腿自然下垂③,取下患者活动假牙、眼镜③,询问患者选择通气好的一侧鼻孔待插管,用棉签蘸温水清洁患者鼻腔,于导管前端2cm处涂润滑油⑧				
操作者面向患者,右手持测压电极导管,左手在距导管头端40cm处持管⑤,将校正好的电极导管,自一侧鼻孔缓慢插入,插至15cm左右时,嘱患者头部略低并做吞咽动作,顺势轻柔地插入食管,切忌暴力硬插⑧,确定电极已插入患者下食管括约肌后记录电极插入深度,固定导管,嘱患者深吸气以确定电极导管位置正确⑩,嘱患者平卧位,并稍作休息后操作者准备开始采集数据②				
固定导管后,点击开始记录数据,输入电极插入位置⑤,叮嘱检查者不要吞咽、清嗓、说话等一切干扰食管括约肌的动作后,开始采集静息压力⑤,静息压力采集完成,开始采集患者吞咽数据,每次给患者口腔注入5ml温开水⑤,并叮嘱患者在每次采集吞咽数据时只允许进行一次吞咽动作并坚持30s,共采集卧位及坐位各10次吞咽数据⑤				
全部检测内容完成后,停止数据采集,电极快速拔出⑤,置空中1min后停止数据采集,并保存采集数据⑤				
整理用物②,洗手①				
完成时间				
扣分				
总分				

注:1. 总分100分。

2. 重点项目:禁用其他油脂性润滑剂,插管时切忌暴力。

第三节 食管 pH 监测(24h)护理操作

食管 pH 监测是定量、动态测量食管内酸度的方法。该检测一般持续 24h,故又称为食管 24h pH 监测,一般正常食管 pH5.5～7.0。是胃食管反流性疾病最好的检查方法,该方法分析快捷、操作方便。

【操作目的】

食管 24h pH 监测是用于反流性食管炎的诊断和鉴别诊断的方法,在胃食管反流及有关疾病的研究中起着重要的作用。适用于非心源性胸痛、胃食管反流病的诊断及治疗前后评价、用于 POEM、抗反流手术(胃底折叠术)术前及术后检查、疗效评价等。

【用物准备】

物品名称	数量	物品名称	数量
1. pH 电极	1 套	3. 清洁棉签	1 包
2. pH 记录仪	1 台	4. 检查手套	1 副

【操作前准备】

1. 仪器调试,仪器为食道阻抗-pH 联合监测系统数据记录仪,pH-Z 监测导管为食道阻抗-pH 联合监测系统电极导管。取出记录仪,安装电池,连接电极,校正时间,之后将电极先后在 pH4.0 和 pH7.0 的缓冲液中校准,校正后,将电极置于蒸馏水中备用。

2. 术前了解病史、检查目的、特殊要求及其他检查情况,如有无胃肠动态 pH-Z 监测禁忌、药物过敏史、急性和慢性传染病等。检查前患者须签订书面知情同意书。

3. 向患者讲解检查目的、必要性及注意事项。

4. 进行胃肠动态 pH-Z 监测患者需提前禁食 6～8h,以防插管时呕吐、误吸。

5. 服药方面,除评价药物效果外,一般应停用抑酸药,PPI 类至少停用 7d,H_2 受体阻滞药至少停用 3d,抗酸药至少停用 6～12h。若监测在治疗期间进行,应告知患者监测期间需服药,按照临床需求进行。

【操作步骤】

1. 患者取坐位,身体略前倾,取下患者活动假牙、眼镜。

2. 询问患者选择通气好的一侧鼻孔待插管,用棉签蘸温水清洁患者鼻腔。

3. 操作者面向患者,将校正好的电极导管,自一侧鼻孔缓慢插入,插至 15cm 左右时,嘱患者头部略低并做吞咽动作,顺势轻柔地插入食管,切忌暴力硬插。随吞咽、观察 pH-Z 记录仪上的 pH-Z 数字变化,将电极插至胃内,并确保电极没有在食管中打折、盘绕。确定电极进入胃内后,pH-Z 的数值应在"4"以下,此时应缓慢以 0.5cm 的距离向外拔出电极,待记录仪上的 pH-Z 数字变为"5"时,按照电极上的刻度,将电极拔出至下食管括约肌上 5cm 处(经高分辨率食管测压后确定);固定电极导管于鼻翼及一侧面颊,调节记录仪至"开始监测",仪器即开始自动记录 pH-Z 状况。

4. 记录仪自动记录 24h 胃食管反流的次数和时间,检查者需记录体位变化(该项检查规定卧位为平卧位,其余体位都视为立位)、进食的起止时间和相关症状等发生的起止时间。

【注意事项】

1. 嘱患者当日正常活动,禁食碳酸饮料及酸性食物,禁烟,禁酒,按时记录日志,带管 24h 后需返回诊室拔除电极导管。期间如有不适,及时与诊室联系。

2. 电极导管的处理,检查结束时将导管与记录仪分开,拔出电极,将一次性电极导管置入医疗垃圾桶内。

3. 数据处理,将 24h 记录内容连接计算机并上传分析,整理好后发出并打印报告。

食管测压护理操作技术考核评分表

单位_____　日期_____　监考人_____

考核内容	操作者				
着装①,仪表①,举止符合要求①					
物品准备齐全⑤,患者是否了解术前注意事项⑩,洗手①,戴口罩①					
仪器校准调试⑤,患者签署知情同意书⑤,向患者讲清操作目的及配合注意事项⑤					
患者取坐位,身体略前倾,取下患者活动假牙、眼镜⑤,选择患者通气好的一侧鼻孔待插管,用棉签蘸温水清洁患者鼻腔⑤					
插管时动作轻柔,插至 15cm 左右时,嘱患者头部略低并做吞咽动作⑩,随吞咽、观察 pH-Z 记录仪上的 pH-Z 数字变化,将电极插至胃内,并确保电极没有在食管中打折、盘绕⑩,确定电极进入胃内后,pH-Z 的数值应在"4"以下,此时应缓慢以 0.5cm 的距离向外拔出电极⑤,待记录仪上的 pH-Z 数字变为"5"时,按照电极上的刻度将电极拔出至经高分辨率食管测压后确定的下食管括约肌上 5cm 处⑤,固定电极导管于鼻翼及一侧面颊⑤,调节记录仪至"开始监测",仪器即开始自动记录 pH-Z 状况⑩					
操作结束后对患者进行术后健康宣教和注意事项⑤					
整理用物③,洗手②					
完成时间					
扣分					
总分					

注:1. 总分 100 分。

　　2. 重点项目:术前宣教、插管时切忌暴力、术后宣教和注意事项。

第四节　^{13}C 呼气试验护理操作

　　幽门螺杆菌感染是一种疾病状态,是慢性胃炎、消化性溃疡、MALT 淋巴瘤和胃癌等疾病的主要致病因素。^{13}C 呼气试验是最常用的检测方法,具有准确、特异、快捷的特点,其诊断准确率达 95% 以上。幽门螺杆菌产生内源性和特异性的尿素酶,尿素酶可将尿素分解为氨气和二氧化碳,后者在胃肠道吸收后进入血液循环,经肺脏呼出。

　　【操作目的】

　　^{13}C 呼气试验是为了明确是否有幽门螺杆菌感染,适用于所有需要检测幽门螺杆菌且没有相关禁忌证的患者。

【用物准备】

物品名称	数量	物品名称	数量
1. 申请单	1张	3. 集气袋	1个
2. ^{13}C 呼气试验诊断试剂	1个	4. 检测仪	1个

【操作前准备】

1. 检查申请单,准备用物见图 2-4-1。
2. 检查集气袋和试剂有无破损,是否在有效期内。
3. 检测前要求空腹(至少禁食 6h),检测过程中不宜进行剧烈活动。
4. 告知患者吹气流程和注意事项,以免造成药品误用或未能采集到合格样本。

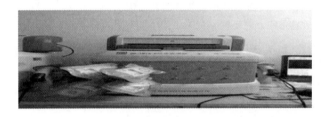

图 2-4-1　^{13}C 呼气试验用物

【操作步骤】

1. 收集第 1 次气体　使用集气袋收集气体时,被检测者维持正常呼吸,屏住呼吸 10s 以上,然后呼出前半段气体,弃去,再把肺部的末段气体吹进集气袋内,直至气袋充满后,立即盖紧集气袋。使用收集管收集气体时,被检测者正常呼吸,勿深呼吸,呼气时吸管应插入收集管底部,平缓呼气吹入收集管,持续 4～5s(呼气不可中断),呼气的同时缓缓拔出吸管,吸管离开管口后,迅速拧紧收集管盖子。收集好后做好标记,此时收集的为样本气体(底气)。

2. 吞服尿素^{13}C 试剂　收集第 1 次气体后,马上服用尿素^{13}C 试剂。若服用的尿素^{13}C 试剂为颗粒剂或散剂,建议被检测者第 1 次呼气操作前后清洁口腔(清水漱口);服用胶囊者不必清洁口腔。服药后应保持静坐、禁食、禁烟、等待 30min,避免剧烈活动。

3. 收集第 2 次气体　服药等待 30min 后,操作步骤同第 1 次气体收集,将气体吹进集气袋或收集管内,此时收集的为服用尿素^{13}C 试剂后 30min 的呼气样本(样气)。切忌从吸管吸出已呼入收集管中的气体,若怀疑样本采集不规范,可按照上述方法重新采集。

4. 检测样本　将 2 袋(管)气体交给医护人员,在各厂家配套的仪器上进行检测,仪器自动显示检测结果。没有及时检测的样本应放置于阴凉、干燥、避光的环境下保存,可保存 5～7d。

5. 打印检测报告

【注意事项】

1. 检测前停用各类抗生素至少 4 周,停用 PPI、铋剂、H_2 受体拮抗药等 2 周,停用抑菌作用的中药 2 周。

2. 检查后即可正常饮食。

¹³C 呼气试验护理操作技术考核评分表

单位＿＿＿＿＿　日期＿＿＿＿＿　监考人＿＿＿＿

考核内容	操作者				
着装①,仪表①,举止符合要求①					
物品准备齐全②,洗手①,戴口罩①					
检查集气袋和试剂有效期、是否有破损⑤,检查申请单⑤,是否告知患者吹气流程和注意事项⑩,收集第 1 次气体,被检测者维持正常呼吸,屏住呼吸 10 s 以上,然后呼出前半段气体,弃去⑩,再把肺部的末段气体吹进集气袋内,直至气袋充满后,立即盖紧集气袋⑩					
吞服尿素¹³C 试剂,收集第 1 次气体后,马上服用尿素¹³C 试剂⑩,服药后应保持静坐,禁食,禁烟,等待 30 min,避免剧烈活动⑤					
收集第 2 次气体,服药等待 30 min 后,操作步骤同第 1 次气体收集,将气体吹进集气袋⑩,切忌从吸管吸出已呼入收集管中的气体,若怀疑样本采集不规范,可按照上述方法重新采集⑩					
将 2 袋(管)气体交给医护人员,在各厂家配套的仪器上进行检测,仪器自动显示检测结果⑤,没有及时检测的样本应放置于阴凉、干燥、避光的环境下保存⑤,打印检测报告⑤					
整理用物②,洗手①					
完成时间					
扣分					
总分					

注:1. 总分 100 分。

2. 重点项目:被检测者集气是否正确。

第五节　胃肠减压留置胃管护理操作

胃肠减压是将胃管从鼻腔插入,连接一次性胃肠减压器,在负压和虹吸原理的作用下使胃内容物引出体外的一种方法。此方法可将胃肠道内的气体或液体吸出来,降低胃肠道内压力,减少胃肠膨胀程度,改善胃肠壁血液循环,促进胃部伤口的愈合和功能的恢复。

【操作目的】

1. 解除或者缓解肠梗阻所致的症状。

2. 进行胃肠道手术的术前准备,以减少胃肠胀气。

3. 术后吸出胃肠内气体和胃内容物,减轻腹胀,减少缝合口张力和伤口疼痛,促进伤口愈合,改善胃肠壁血液循环,促进消化功能的恢复。

4. 通过对胃肠减压吸出物的判断,观察病情变化和协助诊断。

【用物准备】

物品名称	数量	物品名称	数量
1. 治疗盘	1 套	11. 胃管标识	1 个
2. 鼻饲包	1 套	12. 橡皮筋	1 个
3. 纱布	1 包	13. 胶布	1 卷
4. 10ml 注射器	1 个	14. 听诊器	1 个
5. 胃管	1 根	15. 医嘱单	1 个
6. 三通	1 个	16. 铅笔	1 支
7. 50ml 注射器	1 个	17. 水杯(内盛温开水)	1 个
8. 清洁手套	1 双	18. 大持物(罐)钳	1 份
9. 垫巾	1 张	19. 手消毒液	1 瓶
10. 干棉签	1 包	20. 污物罐	1 个

【重要步骤】

1. 评估患者病情、年龄、身体状况。

2. 评估患者配合程度。

3. 评估患者有无食管静脉曲张,鼻中隔有无偏曲、息肉及破溃等情况。

4. 评估患者有无义齿,是否佩戴眼镜。

【物品准备】

在治疗室完成。

1. 洗手、戴口罩。

2. 核对医嘱,打铅笔钩。

3. 检查鼻饲包(检查名称、灭菌日期、失效期、密闭性、有无潮湿、破损)。打开鼻饲包取出内包置于治疗盘,扇形折叠打开内包。

4. 取大持物钳移治疗碗、小药杯、液状石蜡、持物钳。

5. 检查 10ml 注射器并打开,放于治疗碗右侧。

6. 检查三通并打开,放于鼻饲盘内。

7. 检查胃管并打开,放于鼻饲盘内弯盘内。如需服药者,将药物研碎置于小药杯内,倒入20ml 温开水溶解。

8. 覆盖鼻饲盘。

【操作步骤】

1. 携用物至床旁,核对患者信息,操作者进行自我介绍,解释操作目的,以取得合作。

2. 协助患者取坐位或半坐卧位。

3. 放垫巾、检查鼻腔情况(图 2-5-1)。

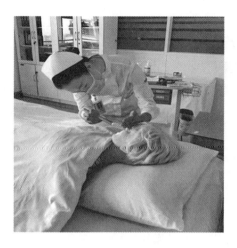

图 2-5-1　检查鼻腔

4. 打开鼻饲盘,取 2 根棉签蘸清水分别清洁双侧鼻腔。

5. 戴清洁手套,用液状石蜡润滑胃管前段(14～16cm)。

6. 将弯盘及胃管置于患者颌下垫巾上。

7. 测量插入胃管的长度,45～55cm。

8. 插胃管(图 2-5-2),左手取纱布托住,右手持胃管前端沿一侧鼻孔缓缓插入,插至鼻咽部 14～16cm 处,嘱患者吞咽。为昏迷患者插管时(图 2-5-3),先将其头向后仰,插至咽喉 15cm 处用一手托起头部,头向胸部前倾 30°～45°,再将胃管插至所需长度。

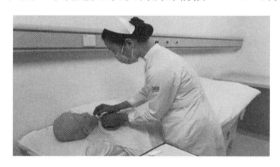

图 2-5-2　插胃管

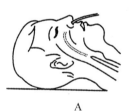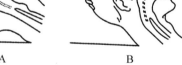

A　　　　　　　　B

图 2-5-3　为昏迷患者插胃管

9. 判断胃管是否在胃内,有以下三种方法。

(1)抽吸胃液。

(2)观察胃管末端有无气泡溢出,无气泡证明在胃内。

(3)将听诊器放在剑突下,用注射器向胃内注射 10ml 空气,听到气过水声,证明在胃内(图 2-5-4)。

10. 封闭胃管末端。

11. 将胃管固定于鼻尖、耳部,注明置管日期。

12. 胃肠减压

(1)打开负压引流瓶包装,与胃管相连接,挤压负压引流瓶使之呈负压状态。

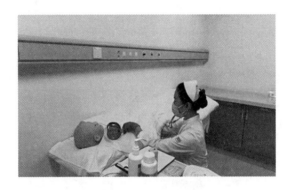

图 2-5-4　听气过水声

(2)整理用物,脱手套,粘贴负压引流瓶标识。

(3)检查管路有无弯曲、打折,妥善安放负压引流瓶。观察并记录胃液的颜色、性状及量。

(4)覆盖胃肠减压鼻饲盘,放于床头柜上。

(5)协助患者取舒适卧位,告知注意事项。

(6)洗手,记录留置胃管时间、长度及胃液的颜色、性状、量。

13. 拔胃管

(1)携用物至床旁,核对患者信息,操作者进行自我介绍,解释操作目的,以取得合作。

(2)洗手、戴口罩。

(3)铺垫巾、放弯盘。

(4)戴手套、揭胶布、分离胃管与负压引流瓶,拔胃管。

(5)脱手套、整理用物。

(6)协助患者取舒适卧位,整理床单位,告知注意事项。

(7)洗手,记录拔除胃管的时间。

【注意事项】

1. 插管动作应轻柔,避免损伤食管黏膜。

2. 插胃管过程中如患者发生呛咳、呼吸困难、发绀,表示误入气管内,应立即拔出,休息片刻后再重新插入。

3. 给予持续胃肠减压患者应注意观察负压引流瓶是否处于负压状态。

4. 注意观察胃液的引流情况,准确记录颜色、性状及量。

5. 定时更换负压引流瓶,如引流液为血性液体应每日更换。

胃肠减压留置胃管护理操作技术考核评分表

单位_____　日期_____　监考人_____

考核内容	操作者			
着装①,仪表①,举止符合要求①				
物品准备齐全②,洗手①,戴口罩①,医嘱本打钩①				
检查鼻饲包②,打开鼻饲包②,移动包内物品持物正确③,摆放 10ml 注射器①				

（续　表）

考核内容	操作者				
检查胃管②，检查一次性负压引流瓶②，检查棉签①					
检查一次性手套①，覆盖鼻饲盘②，携用物推车至床旁①					
查对腕带②，解释②，取体位②，放垫巾②，查看及清洁鼻腔②					
戴手套②，放弯盘及胃管于颌下②					
测量插胃管长度：前额发际至胸骨剑突③，鼻尖经耳垂至剑突③					
长度 45～55cm②，润滑胃管 14～16cm③					
取纱布，插胃管长度 14～15cm⑤，嘱吞咽②，判断胃管位置，口述任何一种方法③					
观察患者有无呛咳、呼吸困难、发绀等问题②，检查口腔内有无胃管盘曲②					
固定胃管鼻尖②，固定胃管耳垂②，连接胃管与负压引流瓶②，给予负压②					
脱手套①，粘贴标识，注明时间②					
再次检查胃管有无弯曲、打折①，安置负压瓶，告知患者胃管注意事项①					
观察胃液的颜色、性状及量②，整理用物②，洗手、记录②					
评估拔管指征、解释②，戴口罩手套①					
分离负压引流瓶与胃管②，拔除胃管②，整理床单位及洗手①，记录②					
提问⑤					
完成时间					
扣分					
总分					

注：1. 操作考核总分 100 分，90 分（含）以上为达标。

　　2. 操作时间为 10min，超时每 30 秒扣 1 分，计时自操作者请示开始起，至报告操作完毕结束。

参 考 文 献

［1］　张岩,孙春梅,张剑.胃肠减压的护理[J].长春中医药大学学报,2010,26(1):111.

［2］　陆红晨,周小芹,李玉红,等.胃肠减压的护理[J].现代医药卫生,2013,29(16):2503-2504.DOI:10.3969/j.issn.1009-5519.2013.16.059.

［3］　关小敏.胃肠减压的护理体会[J].内蒙古中医药,2015,34(12):114-115.DOI:10.3969/j.issn.1006-0979.2015.12.124.

第六节　鼻空肠营养管护理操作

在临床,鼻空肠营养管经常用于急性胰腺炎、胃食管切除术后、吻合口狭窄、食管气管瘘等患者的胃肠减压及肠内营养支持。

【操作目的】

内镜下鼻空肠营养管置入术是通过内镜将空肠营养管经鼻放入空肠进行短期治疗,以达到减压、喂食和抽吸作用的一种置管方法。鼻空肠营养管分为单腔和三腔营养管。根据管型的大小,可以进行引流或灌洗。

【用物准备】

物品名称	数量	物品名称	数量
1. 一次性垫巾	1个	6. 温水	适量
2. 无菌方纱	1包	7. 水温计	1个
3. 一次性三通	1个	8. 肠内营养液	1袋
4. 一次性注射器20ml	1个	9. 营养泵管	1个
5. 营养泵	1台		

【重要步骤】

1. 妥善固定营养管,标注营养管的置管时间、置入刻度,并分别标明"胃管""空肠管"。

2. 静滴肠内营养液前需确认营养管的通畅度及长度。

3. 喂养时,营养液的温度不宜过高,应在38～40℃,并抬高床头30°～45°。

4. 喂养结束后冲洗营养管,温开水30～50ml为宜,抽吸和脉冲式推注,并再次检查管路是否有弯曲或打折。

【物品准备】

在治疗室完成。

1. 操作者洗手,戴口罩。

2. 查对医嘱。

3. 检查治疗盘的物品准备。

4. 检查无菌方纱及20ml注射器的失效期,包装是否完好。

5. 检查营养泵是否可以正常使用。

6. 检查肠内营养液外包装是否完好,是否在有效期内。

【操作步骤】

1. 向患者解释操作目的,交代注意事项。

2. 妥善固定营养管,标注营养管的置管时间、置入刻度,并分别标明"胃管""空肠管"。

3. 准备用物,洗手,查对医嘱,打印医嘱标签,在医嘱相应的位置上打铅笔钩,检查葡萄糖氯化钠注射液的有效期及质量。

4. 二人查对。

5. 携用物到患者床旁。查对患者信息,向患者解释操作目的,静滴肠内营养液前确认营养管的通畅度、长度等。

6. 垫垫巾,测量水温。

7. 查对患者姓名,将肠内营养液连接营养泵管安装在营养泵上,打开营养泵开关,排气并调节滴速后连接于空肠接口处给予持续泵入。(或者接于输液器上,利用重力作用给予持续静滴。)

8. 泵入完毕后,取 30～50ml 温水冲洗空肠管端。

9. 检查管路是否弯曲或打折。

10. 取一块无菌方纱包裹接头,妥善放置管路。

11. 向患者交代注意事项。

12. 洗手,整理用物。

【注意事项】

1. 密切观察患者的生命体征,班班床旁交接鼻空肠营养管,记录刻度,及时发现营养管是否有脱出。

2. 及时更换鼻翼处胶布。如患者油性皮肤不易粘贴,可用绳子交义固定后挂在两耳郭处。

3. 如需胃肠减压,可遵医嘱予以胃管处连接负压引流瓶。

4. 营养液温度适宜。如营养液温度过高,易损伤肠黏膜;温度过低,患者易腹泻。

5. 喂养时抬高床头 30°～45°,喂养结束后保持半卧位 30～60min。

6. 输注营养液时速度不宜太快,匀速输注。

7. 每 8 小时温水 20ml 冲管 1 次,防止营养液微粒沉积堵管。

8. 每次输注前后应用温开水 30～50ml 冲洗营养管,抽吸和脉冲式推注。给药时必须充分碾碎(特殊药物按特定稀释要求),天然膳食用无菌纱布过滤后,用输液泵匀速输注。

9. 管道堵塞时,应先查明原因,排除管道本身原因后用注射器试行向外抽取内容物,若抽不出液体,可用较热的开水(70℃左右)10～20ml 用力正压冲管,管通后再用温开水 50ml 冲洗管道,若不成功可用 5％碳酸氢钠反复低压冲管。

10. 可参考《肠内营养耐受性评分表》来判断是否继续喂养(0～2 分,继续肠内营养,维持原速度,对症治疗;3～4 分,继续肠内营养,减慢速度,2h 后重新评估;≥5 分,暂停肠内营养,重新评估或更换输入途径)。

肠内营养耐受性评分表

项目	评分			
	0 分	1 分	2 分	5 分
腹痛/腹胀	无	轻度	感觉明显,会自行缓解或腹内压 15～20mmHg	严重腹胀/腹痛感,无法自行缓解或腹内压＞20mmHg
恶心/呕吐	无	有轻微恶心,无呕吐	恶心呕吐,但不需要胃肠减压或胃残余量＞250ml	呕吐,需要胃肠减压或胃残余量＞500ml
腹泻	无	稀便 3～5/d,量＜500ml	稀便＞5/d,且量 500～1500ml	稀便 5/d,量＞1500ml

鼻空肠营养管护理术考核评分表

单位＿＿＿＿＿＿　日期＿＿＿＿＿＿　监考人＿＿＿＿＿

考核内容	操作者			
着装②,仪表②,举止符合要求②				
查看固定鼻空肠营养管⑥,标注鼻空肠营养管的置管时间、置入刻度,并分别标明"胃管""空肠管"⑥				
洗手②,准备用物②,查对医嘱②,检查肠内营养液、注射器④,二人查对医嘱②				
携用物至患者床旁②,查对②,解释操作目的④				
确认营养管的通畅度④、长度④				
垫垫巾②,测量水温②,将营养液及温水倒入营养袋中④				
查对姓名②				
连接营养泵管及一次性三通⑤,排气并调节液速⑤				
输液完毕冲洗管路④				
再次检查管路有无弯曲、打折⑤				
纱布包裹泵头④,妥善固定管路④				
告知患者注意事项④				
整理床单位及洗手④,记录④				
提问⑤				
完成时间				
扣分				
总分				

注:操作考核总分100分,90分(含)以上为达标。

参 考 文 献

[1] 王晓鹃.经空肠造口肠内营养并发症的护理干预[J].江苏医药,2004(2):160.
[2] 应佩秀.胃癌术后实施早期肠内营养支持的护理[J].护士进修杂志,2013,28(07):669-670.

第七节　鼻饲护理操作

鼻饲法是将导管经鼻腔插入胃内,从管内注入流质食物、水分和药物的方法。

【操作目的】

对不能经口进食的患者,从胃管灌入流质食物,保证摄入足够的营养、水分和药物以利于患者早日康复。

【用物准备】

物品名称	数量	物品名称	数量
1. 鼻饲盘	1 套	5. 棉签	1 包
内有:(1)弯盘	1 个	6. 温度计	1 支
(2)治疗碗	1 个	7. 垫巾	1 块
(3)持物钳	2 把	8. 橡皮筋	数个
(4)小药杯	1 个	9. 听诊器	1 副
(5)纱布	3 块	10. 手套	1 副
(6)液状石蜡	1 瓶	11. 胶布	1 卷
2. 胃管	1 根	12. 温开水(38~40℃)	适量
3. 10ml 注射器	1 副	13. 鼻饲液(38~40℃)	200ml
4. 50ml 注射器	1 副	14. 免洗手消毒液	1 瓶

【重要步骤】

1. 评估患者病情、年龄、身体状况。

2. 评估患者配合程度。

3. 评估患者有无食管静脉曲张,鼻中隔有无偏曲、息肉及破溃等情况。

4. 评估患者有无义齿,是否佩戴眼镜。

【物品准备】

在治疗室完成。

1. 操作者洗手,戴口罩。

2. 查对医嘱,在医嘱本相应位置打铅笔钩。

3. 鼻饲盘的准备

(1)检查鼻饲包的有效使用期,打开鼻饲包外层包布,取出内包放托盘上。

(2)左右展开内包治疗巾,再向下展开双层治疗巾。

(3)双手分别捏住上层治疗中两个角的外面,向上做扇形折叠 2~3 层,开口边缘朝外,暴露包内物品。

(4)将弯盘及其内物品移至鼻饲盘左侧竖放。

(5)将治疗碗翻至弯盘右侧。

(6)将持物钳放于鼻饲盘的右侧。

(7)将小药杯及液状石蜡瓶放于治疗碗的上方。

(8)取 10ml 注射器,检查有效使用期,打开放在治疗碗的右侧。

(9)检查、打开胃管包装袋,取出胃管放弯盘内。

(10)倒温开水 100ml 于治疗碗内。

(11)需服药者,将药物碾碎置于小药杯内,并倒入 20ml 温水溶解混匀。

(12)覆盖鼻饲盘。

4. 携用物至患者床旁。

【操作步骤】

1. 操作者进行手卫生。

2. 查对患者姓名、ID 号,向患者解释操作目的,以取得合作。

3. 评估

(1)评估患者病情、身体状况。

(2)评估患者配合程度。

(3)评估患者鼻腔是否通畅(以右手示指分别按压两侧鼻翼查看鼻腔是否通畅)。

4. 根据患者情况给予翻身、叩背、吸痰,协助患者取坐位、半坐位或平卧头后仰位。

5. 取垫巾放患者胸前,弯盘放颌下垫巾上(坐位时由患者或他人协助持盘)。

6. 取棉签蘸水,清洁双鼻腔。

7. 插胃管

(1)戴清洁手套。

(2)测量插入胃管长度(图2-7-1),由前额发际线经鼻尖至胸骨剑突处或鼻尖经耳垂至胸骨剑突处,长度为45~55cm。

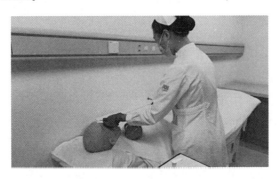

图 2-7-1 测量胃管长度

(3)取棉签蘸液状石蜡润滑胃管前端。

(4)左手取纱布托住胃管,右手用纱布裹胃管前端5~6cm处,从一侧鼻孔缓慢插入,当胃管插入10~16cm(到达咽部)时,嘱患者做吞咽动作(如为昏迷患者插管,应先将患者头部后仰,胃管插至15cm时将其头部紧贴胸骨柄),操作者轻轻将胃管推进至所需长度。

(5)判断胃管是否在胃内(方法参考前文)。

(6)脱手套。

8. 固定胃管

(1)取5cm长胶布1条,将胶布一端从中间剪开3cm交叉固定于胃管上,另一端固定于鼻尖部。

(2)取2cm长胶布1条,贴于鼻尖胶布上,再取2条5cm长胶布固定于耳背及贴于耳垂上。

9. 鼻饲

(1)抬高床头30°~40°,取50ml注射器抽吸20~30ml温开水,连接胃管注入,注入后以持物钳夹闭胃管外口。

(2)再抽取定量的鼻饲饮食或药物缓慢注入,注入后以持物钳夹闭胃管外口(当注射器从胃管取下时,均须夹闭胃管外口,以防空气进入胃内)。

(3)鼻饲完毕,抽吸温开水20~30ml注入胃管冲洗管腔(图2-7-2)。

10. 将胃管尾端反折,用纱布包裹,以橡皮筋系紧,置于患者枕旁或衣袋内。

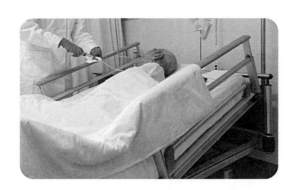

图 2-7-2　冲洗管腔

11. 取下弯盘及垫巾。

12. 向患者交代注意事项,协助患者取舒适卧位。

13. 清洗鼻饲用物置于盘内覆盖待用。

14. 整理用物,做手卫生。

15. 在医嘱本上签名及记录执行时间。

16. 根据病情需要记录饮食量、注入水量及药物。

【注意事项】

1. 插管动作应轻柔,避免损伤食管黏膜。

2. 食管静脉曲张的患者不宜插胃管。

3. 插管过程中如患者发生呛咳、呼吸困难、发绀等表示已插入气管内,应立即将胃管拔出,待患者休息片刻后再重新插入。

4. 鼻饲盘内用物每餐用后清洗,每日消毒。如使用一次性胃管护理包用后即丢弃。

5. 长期鼻饲的患者,硅胶胃管每个月更换 1 次,聚氨酯材质鼻胃管每 42 天更换 1 次,一般情况下,胃管留置的时间根据患者病情及胃管材质而定。长期鼻饲患者胃管留置时间过长,易造成老化断裂或可导致鼻、咽、食管黏膜糜烂、出血,应缩短更换胃管的时间。

6. 鼻饲前,判断胃管确实在胃内方可注食。鼻饲后注入 20～30ml 温开水,防止管内残留食物。

7. 留置胃管患者,鼻饲前应抽吸胃内容物,观察食物消化情况及有无胃潴留,胃内容物超过 150ml 时,应通知医师减量或暂停鼻饲。

8. 鼻饲时、鼻饲后 30min 内避免进行叩背、吸痰、翻身等操作,以免患者因胃机械性刺激引起反流,导致误吸。

鼻饲护理操作技术考核评分表

单位_____　日期_____　监考人_____

考核内容	操作者				
着装②,仪表②,举止符合要求②					
操作前洗手⑥,戴口罩⑥,用物准备齐全②					
查有效期②,打开鼻饲包②,铺鼻饲盘、移弯盘、移钳④					

（续　表）

考核内容	操作者			
检查注射器有效期,打开放盘内②,检查胃管有效期,打开放盘内②				
倒温开水于治疗碗内④,覆盖鼻饲盘④,二人查对医嘱②				
携用物至床旁②,查对患者④,解释操作目的④				
摆体位,放垫巾,弯盘②				
检查鼻腔④,清洁鼻腔④				
测量插管长度并润滑胃管,插胃管④				
检查胃管是否在胃中,固定胃管④				
鼻饲:注入温开水④,注入食物④				
冲管腔,包裹管尾端④				
取下弯盘、垫巾④				
整理床单位及用物,洗手④,记录④				
提问⑤				
完成时间				
扣分				
总分				

　　注:1. 总分值为 100 分,90 分达标。

　　　　2. 插胃管后未检查是否在胃中扣 5～10 分。

　　　　3. 操作时间从打开包起至整理完用物止,完成时间为 10min。

参 考 文 献

[1]　王建荣,皮红英,张雅君.基本护理技术操作规程与图解[M].3 版.北京:科学出版社,2016.

[2]　曾美群.基础护理学鼻饲法的说课设计[J].广东职业技术教育与研究,2018(3):123-125.

[3]　詹勇慧.不同鼻饲法在 ICU 患者临床护理中的应用价值分析[J].安徽卫生职业技术学院学报,2018,17(6):72-73.

第八节　食管性吞咽困难喂养护理操作

　　吞咽困难是指食物从口腔至胃、贲门运送过程中受阻而产生咽部、胸骨后或食管部位的梗阻停滞感觉。

　　食管性吞咽困难饮食护理保证患者在不同阶段摄入恰当饮食,摄食细节护理为一种新型的护理服务模式,由王云、吴玉琴等专家提出,系统评估患者吞咽功能后,有针对性地对患者进食各环节进行管理,旨在对吞咽困难患者吞咽功能的差异合理调整进食方式,向患者宣教正确的吞咽方法,改善营养状况。摄食细节护理过程中专业人员与患者及家属的交谈有助于了解患者的实际吞咽困难情况,有利于早期评估制订适宜的食谱并与护理后的吞咽功能情况进行比较,同时在满足科学系统性的前提下对食物质地进行选择、对进食姿势进行调整等有助于渐进性地提高患者口腔对食物的敏感度,帮助患者恢复吞咽功能,增加机体营养,对吞咽障碍患者行食物形态调整的摄食训练,有助于减少误吸、肺部感染等并发症的发生。

【适应证及禁忌证】

1. 适应证　食管癌、消化道狭窄、嗜酸性粒细胞性食管炎、表层脱落性食管炎、贲门失弛缓症,以及术后并发症,如吻合口狭窄、弥漫性食管痉挛而引起的吞咽困难。食管贲门癌是临床上常见的消化道恶性肿瘤,我国是食管贲门癌发病率和死亡率较高的国家之一。其中,食管贲门癌在癌症发病率中位居第五位,在我国癌症死亡率中位居第四位。延髓麻痹、重症肌无力、有机磷杀虫药中毒、多发性肌炎、皮肌炎、环咽失弛缓症等。狂犬病、破伤风、肉毒中毒、缺铁性吞咽困难(Plummer-Vinson 综合征)等。

2. 禁忌证

(1)急性消化道穿孔。

(2)严重心、肺、肾、脑功能不全及多脏器功能障碍综合征者。

(3)精神病及意识明显障碍不能合作者。

【操作前准备】

1. 用物准备　治疗盘、手套、温水、弯盘、破壁机以及适当黏性、密度均一的食物。

2. 患者准备

(1)清醒并保持安静,进餐过程中要保持精力集中,尽量不要说话,也不要观看电视,以免影响吞咽。

(2)不能起床的患者需躯干与地面呈 45°,可自主活动患者采取坐位进食。

【操作后护理】

1. 重度吞咽困难患者的饮食护理　提倡早期营养支持,一方面静脉输注高营养液,如补充氨基酸、微量元素、脂溶性及水溶性维生素、10％氯化钾注射液等;另一方面采用胃管改良鼻饲模式管饲,利用袋鼠泵按照一定量、速度泵入肠内营养混悬液,早期鼻饲要注意患者的胃排空情况,如有胃潴留现象,应延长间隔时间,防止胃反流引起窒息,同时要注意观察有无呛咳、恶心、胃出血、大便异常等。

2. 中度吞咽困难患者的饮食护理　患者常表现为吃流食时易呛,吃普食时易噎。患者食物应以半流食为主,如菜泥、较稠的粥、蛋羹、牛奶泡面包等糊状食物,要精心制作,色、香、味俱全,提高食品质量,让患者形成良好的进餐感觉。

3. 轻度吞咽困难患者的饮食护理　虽然患者能经口进食,但也应该注意饮食结构,保证营养的供给。护理人员要尽量使进餐环境整洁,温度适宜,空气清新,室内物品要整洁,无呕吐物和排泄物,无便器和治疗车等。要注意小口、细嚼、慢吞,要取合适的进食体位。

【健康教育】

因不能进食使得患者产生焦虑、烦躁等负面情绪,将影响疾病的治疗与恢复。医护人员应及时解答患者及家属的问题,稳定患者情绪,对治疗充满信心有利于症状缓解。

参 考 文 献

[1] 谢岭.摄食细节护理应用于口腔癌术后吞咽困难患者对吞咽功能的影响[J].医学理论与实践,2022,35(4):698-700.DOI:10.19381/j.issn.1001-7585.2022.04.071.

[2] 曾红梅,陈万青.中国癌症流行病学与防治研究现状[J].化学进展,2013,25(9):1415-1420.

第九节　肠道清洁度评估

【操作目的】

开阔检查视野,提高肠镜诊疗成功率,提高息肉检出率,减轻患者术中不适,减少术后并发症。

【评价标准】

目前肠道准备的效果评价多采用国际上公认的波士顿肠道准备评分量表(BBPS)或渥太华肠道准备评分量表(OBPS)。波士顿评分按最差至清洁分为4级(0～3分),渥太华评分按清洁至最差分为5级(0～4分)。

1. 波士顿肠道准备评分量表

级别	肠道状况	疗效评定	评分
4级	结肠内残留大量粪便,需要追加肠道清洁措施	差	0
3级	结肠内残留较多粪便和液体,使结肠镜检查不能得出完全可靠的结果	一般	1
2级	结肠内残留少量粪便和液体,但不干扰结肠镜检查	良好	2
1级	结肠内基本无粪便或仅有少量清亮液体	优异	3

说明:波士顿肠道准备评分量表,将结肠分为3段(直肠-乙状结肠、横结肠和降结肠、升结肠和盲肠)进行评分。波士顿评分按照差、一般、良好、优异4级(0～3分),总分(0～9分);>6分为合格。

2. 渥太华量表结肠各段清洁度评分标准

评分	描述
0	极好:黏膜细节清晰可见;如有液体残留,则为澄清液体;几乎无粪便残留
1	良好:有一些浑浊液体或粪便残留,但仍可见黏膜细节;无须冲洗及抽吸
2	一般:浑浊液体或残留粪便掩盖黏膜细节,但抽吸后仍可见黏膜细节;无须冲洗
3	较差:粪便掩盖黏膜细节和轮廓,但冲洗抽吸后,尚能获得清楚视野
4	极差:固体粪便掩盖黏膜细节和轮廓,尽力冲洗和抽吸后,仍无法获得清楚视野

说明:渥太华评分按照极好、良好、一般、较差、极差分为5级(0～4分);并加入全结肠液体量评分(少量、中量、大量分为0,1,2,分),总分0～14分,总分≤7分为合格。

第十节　腹泻患者肛周皮肤护理技术

腹泻是患者发生肛周损伤且引发失禁相关性皮炎的主要原因,失禁性皮炎是由于尿液或粪便所造成的皮肤损伤,是一种发生在大小便失禁患者身上的接触性刺激性皮炎,任何年龄段都可以发生,其影响范围不限于肛周及会阴部。同时也会造成其他并发症的发生,如疼痛、感染和压疮。腹泻患者肛周皮肤护理技术是指针对因腹泻引起肛周皮肤损伤的一种操作技术和管理方法。

【操作目的】

维持患者肛周皮肤清洁,避免发红、溃烂、感染、压疮的发生。

【用物准备】

物品名称	数量	物品名称	数量
1. 氧气管	1 根	9. 一次性尿垫	1 张
2. 氧气水	1 瓶	10. 检查手套	1 副
3. 一次性换药包(A 包)	1 个	11. 无菌手套	1 副
4. 0.9％氯化钠注射液(500ml)	1 瓶	12. 手消液	1 瓶
5. 液体敷料	1 瓶	13. 锐器桶	1 个
6. 碘伏	1 瓶	14. 启瓶器	1 个
7. 纱球	2 包	15. 污物罐	1 个
8. 棉球	2 包	16. 氧气流量表	1 个

【重要步骤】

1. 戴检查手套,协助患者取侧卧位,垫一次性尿垫,评估肛周皮肤情况,检查有无破溃、出血。

2. 检查并打开 0.9％氯化钠注射液,倒 100ml 于 A 包左侧盘内格,倒适量碘伏于 A 包右侧盘内格,并注明开启、失效日期。

3. 戴无菌手套,将无菌纱球倒入无菌换药盘左侧盘格内,将无菌棉球倒入无菌换药盘右侧盘格内,充分浸润。用生理盐水纱球清洁肛周皮肤 2～3 次,至创面清洁。用含碘伏棉球消毒肛周皮肤 2 次,消毒面积至少大于创面 3cm。

4. 使用氧气装置吹干肛周皮肤。

5. 可酌情使用液体敷料,喷嘴应与皮肤保持 10～15cm 的距离,然后均匀喷洒,如使用部位皮肤有褶皱,喷洒后待保护膜干燥后再恢复皮肤自然位置,保持清洁干燥。

【物品准备】

肛周护理用物见图 2-10-1,在治疗室完成。

1. 操作者七步洗手法,戴口罩。

2. 检查治疗盘的物品准备。

3. 检查 0.9％氯化钠注射液 500ml 的有效期,包装是否完好。

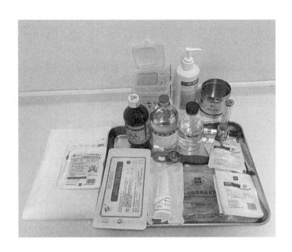

图 2-10-1　肛周护理用物

4. 检查无菌换药包、棉球、纱球、碘伏的有效期。

【操作步骤】

1. 评估患者病情。

2. 携用物至床旁。

3. 查对患者床号、姓名,向患者解释操作目的、方法、注意事项及如何配合,以取得合作。

4. 协助患者取侧卧位,垫一次性无菌尿垫,评估肛周皮肤情况(图 2-10-2),检查有无破溃、出血、淹红、溃疡等。

5. 戴无菌手套,将无菌纱球倒入无菌换药盘左侧盘格内,将无菌棉球倒入无菌换药盘右侧盘格内,充分浸润。用生理盐水纱球清洁肛周皮肤 2～3 次,至创面清洁。用含碘伏棉球消毒肛周皮肤 2 次,消毒面积至少大于创面 3cm。

6. 使用氧气装置(图 2-10-3),吹干肛周皮肤。

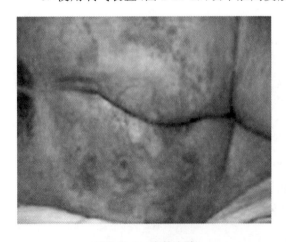

图 2-10-2　失禁皮肤

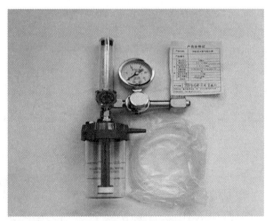

图 2-10-3　氧气装置

7. 酌情使用液体敷料,喷嘴应与皮肤保持 10～15cm 的距离,然后均匀喷洒,如使用部位皮肤有褶皱,喷洒后待保护膜干燥后再恢复皮肤自然位置,保持清洁干燥。

8. 协助患者取平卧位,整理床单位,向患者交代注意事项。

9. 垃圾分类,洗手。

【注意事项】

1. 护士密切观察肛周皮肤情况,有无破溃、水疱、出血,是否保持清洁干燥。

2. 采用低流量氧气吹干创面,但不可过度干燥保持局部皮肤的湿润,叮酌情喷液体敷料皮肤保护剂,保持和增加皮肤的含水量,减少经表皮失水率。

3. 密切注意肛门、阴道等黏膜组织薄弱部位的无菌护理。

4. 减少相关性摩擦:为患者翻身或移动患者的过程中,需要保持动作轻柔,不可强拉硬拽,尽量降低摩擦力和剪切力的影响,最大限度降低对患者皮肤的二次损伤。

5. 每 2 小时为患者翻身 1 次,臀部适当腾空,保持局部干燥,避免受压。

6. 每班评估者情绪变化,掌握患者心理状态,进行有效护患沟通,及时解决患者合理需求,保持患者情绪稳定,积极配合治疗。

7. 并发症护理

(1)指导患者床上主动活动,如踝泵运动、股四头肌等长收缩等训练。

(2)关注患者各项检查检验指标动态变化,发现异常及时报告医师。

腹泻患者肛周皮肤护理技术考核评分表

单位＿＿＿＿＿　　日期＿＿＿＿＿　　监考人＿＿＿＿

考核内容	操作者			
着装①,仪表①,举止符合要求①				
物品准备齐全③,洗手①,戴口罩①				
检查 A 包有效期③,棉球、纱球有效期⑤,0.9%氯化钠注有效期②,检查碘伏有效期②,检查手套①,检查氧气装置⑩,检查 3M 液体敷料④,携用物推车至床旁①				
查对腕带②,解释②,摆体位⑤,戴检查手套①,检查肛周皮肤情况②,铺尿垫⑤,戴无菌手套①,打开 A 包⑤,左侧格盘倒入纱球②,右侧格盘倒入棉球②,生理盐水清洁第一遍⑤,碘伏棉球清洁第二遍⑤				
使用氧气装置吹干肛周皮肤⑤,酌情使用 3M 液体敷料,喷嘴应与皮肤保持 10～15cm 的距离,均匀喷洒⑤				
皮肤有褶皱,喷洒后待保护膜干燥后再恢复皮肤自然位置,保持清洁干燥⑤				
协助患者取平卧位⑤				
整理床单位,向患者交代注意事项⑦				

（续　表）

考核内容	操作者			
整理用物④,洗手①				
完成时间				
扣分				
总分				

注:1. 总分100分。

　　2. 重点项目:消毒范围不正确及注意事项未掌握扣10分。

　　3. 计时从查对开始至操作结束,完成时间为10min。

参 考 文 献

[1] 徐元元,史广玲,张燕红.预防 ICU 患者大便失禁性皮炎的循证实践[J].中华护理杂志,2021,56(6):811-817.

[2] 陈云霞,郭亚茹,魏玲娟,等.根因分析法在失禁性皮炎患者中的应用效果[J].天津护理,2020,28(6):712-715.

[3] 陈丽娟,孙林利,刘丽红,等.2019 版《压疮/压力性损伤的预防和治疗:临床实践指南》解读[J].护理学杂志,2020,35(13):41-43,51.

[4] 孙玉,徐姝娟,赵娟娟.造口护理辅助用品在大便失禁患者中的应用[J].中国继续医学教育,2020,12(5):190-192.

[5] 王会明.患者失禁性皮炎的护理体会[J].现代养生,2020,20(7):40-41.

第十一节　TACE 术后压迫止血护理配合

TACE 是指将导管选择性或超选择性插入到肿瘤供血靶动脉后,以适当的速度注入适量的栓塞剂,使靶动脉闭塞,引起肿瘤组织的缺血坏死。使用抗癌药物或药物联合微粒、微球进行栓塞可起到化疗性栓塞的作用。TACE 术后腹股沟导管穿刺处需加压止血,以防止因拔除导管后穿刺处渗血、渗液、血肿的发生。TACE 术后压迫止血技术是指应用盐袋或者压迫止血器进行压迫,从而达到确切止血的方法。

【适应证及禁忌证】

1. 适应证

(1)不能耐受手术或不愿手术的肝癌。

(2)不宜手术切除的中、晚期肝癌。

(3)术前后的辅助治疗。

(4)术后复发不宜再次手术切除。

(5)无明确影像学证据,但 AFP 诊断明确。

2. 禁忌证

(1)相对禁忌证(适当控制药物用量)

①肿瘤过大(>70%)。

②弥漫性肝癌,肝功能较差。

③门静脉主干癌栓。

④造影剂过敏。

(2)绝对禁忌证

①肝功能 Child-Pugh 为 C 级。

②白细胞、血小板低下。

③严重肾功能不全。

④合并有严重心肺病患者。

⑤肝内外胆管阻塞。

⑥严重门脉高压。

【操作流程】

1. 术前准备

(1)患者准备:检查患者知情同意书签署情况,需要让患者及家属充分了解操作过程、手术受益及可能出现的并发症。需要术前 4～6h 禁食水。去除所有饰品,包括胸腹部金属物。术前备皮范围为脐下至大腿上 1/3 处。练习屏气动作及用床上便器练习床上大小便。贴身换好干净的病号服,不穿内衣裤。

(2)医护准备:治疗时携带完整病历,核对患者病历,包括姓名、申请单、化验单等。术中协助患者取平卧位,指导患者正确地配合方法。建立静脉通路。术中观察生命体征及监测血氧饱和度,随时准备负压吸引呕吐物。给予吸氧,保持呼吸道通畅,防止意外发生。

(3)物品准备

①常规物品准备:圆柱形绷带卷、弹力绷带、碘棉签、无菌敷贴、盐袋、白色毛巾(图 2-11-1)。

②特殊物品准备:约束具(图 2-11-2)。

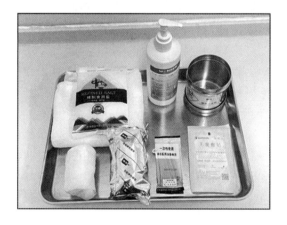

图 2-11-1　压迫止血物品

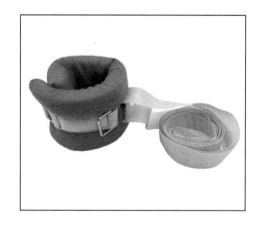

图 2-11-2　约束具

2. 术中配合

(1)患者配合

①协助患者取平卧位,穿刺侧下肢伸直。

②穿刺侧肢体制动 6h（凝血功能不好，可适当延长制动时间），如患者不能配合者，可酌情给予约束具约束肢体，保持伸直状态，不可弯曲。

（2）医护配合

①密切观察患者的面色、精神状况、生命体征、血氧饱和度、疼痛情况，若患者出现胸闷、心率减慢、血压下降、剧烈疼痛等不适，暂停操作，遵医嘱对症处理。

②操作者用手按压股动脉穿刺点 20min，并观察穿刺点有无出血和血肿发生。

③确认穿刺点无出血时，足背动脉搏动正常后，穿刺点覆盖圆柱形绷带卷加压。

④使用弹力绷带沿腹股沟方向"8"字形加压包扎，穿刺处给予 0.5kg 盐袋压迫（图 2-11-3）。

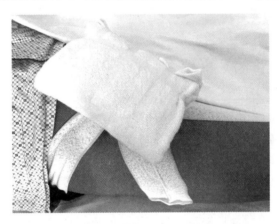

图 2-11-3 "8"字形加压包扎

3. 术后护理

（1）一般护理

①穿刺点护理：卧床休息，保持穿刺侧肢体伸直，协助取舒适体位；观察股动脉穿刺点情况，制动下肢的血液循环，皮肤颜色、温度及足背动脉搏动；如果发现异常情况，及时报告医师给予处理。

②休息指导：术后患者应严格卧床休息，4h 后解除盐袋压迫，6h 后撤除绷带、圆柱形绷带卷，注意撤除绷带时，应与皮肤表面平行用力，避免损伤皮肤，穿刺处给予碘棉签消毒后，予无菌敷贴覆盖，患者可下床活动，24h 后给予撤除无菌敷贴。

③饮食指导：术后禁食水 6h，之后予以易消化、清淡、营养均衡的饮食，如粥、米汤，禁忌吃酸辣等刺激饮食及豆制品等产气的饮食。每日保证 2500ml 白开水，促进术中用药通过排尿排泄出来，并降低发热反应。部分术后患者可能会出现恶心、呕吐、上腹部胀痛、食欲减退等症状。因此，要做好饮食护理，详细评估患者的营养状况和饮食需要，制订合理的膳食计划，鼓励患者进食。

（2）常见并发症的护理

①发热的护理：体温<38.5℃，多饮温开水，卧床休息，注意病房的通风，减少家属探视；体温>38.5℃及以上患者，可给予药物降温；必要时抽血培养，治疗上可能需要加用抗生素对症处理。

②疼痛的护理：了解疼痛出现的部位、性质、程度；轻度疼痛转移注意力，如看电视、听音乐等；中度以上疼痛者，可首先给予镇痛药控制疼痛。

③胃肠道的护理：给予易消化食物、清淡饮食；呕吐时将头偏向一侧，以免误吸引起呛咳和窒息；观察呕吐物的颜色、性状和量，并要做好护理记录；必要时药物处理。

④其他护理：防止肝衰竭及肝性脑病，密切观察患者病情，如出现肝功能异常，皮肤、巩膜黄染，尿少、食欲缺乏等，应加强看护，必要时告知医师对症处理；做好心理护理，讲解术后发生并发症的原因，消除焦虑，避免增加心理负担。

【健康教育】

1. 术后必须绝对卧床休息 6h，穿刺侧肢体不能用力、弯曲，拆除绷带后可以活动，床不能摇高垫高等。注意检查盐袋压迫情况，绷带松动时请医护人员及时处理。

2. 观察足背动脉搏动情况、术肢的温度、颜色与对侧比较，发现穿刺肢体麻木、感觉迟钝请及时告知医务人员。

3. 由于术中用药关系，术后患者可能会出现发热、恶心呕吐、肝区疼痛、呃逆等现象，均属于术后正常反应，如果反应剧烈，可以请医护人员对症处理。

参 考 文 献

[1] 孙俊凯.外周血管介入并发症的原因分析及处理体会[J].中国继续医学教育,2016,8(18):132-133.

[2] 夏玉萍,黄勇,郭伟勇,等.经股动脉穿刺入路的介入患者穿刺点不同止血法的疗效观察比较及术后护理[J].医学信息,2015,28(10):57-58.

[3] 张锐,尤国美.肝动脉化疗栓塞术后穿刺点压迫止血方法研究进展[J].护理与康复,2018,17(8):1671-9875.

[4] 李敏,李佳睿,范钰晨,等.肝动脉化疗栓塞术股动脉穿刺部位加压止血研究进展[J].长春中医药大学学报,2017,33(5):2095-6258.

第十二节　肠梗阻患者肛管排气技术

各种原因所引起的肠腔内容物通过障碍，称之为肠梗阻。常见临床表现有恶心、消化不良、腹痛、腹胀，肛门停止排气排便等，会导致患者水电解质和酸碱平衡失调，甚至出现其他并发症的发生，严重影响患者生命健康。肛管排气可以帮助减轻患者腹胀，降低肠腔内压力，改善肠壁、胃部血液循环，是治疗肠梗阻患者肠内积气的常用内科治疗方法之一。肛管排气技术适用于排出肠腔积气，减轻腹胀，为肠梗阻患者缓解焦虑情绪。

【操作目的】

用于因肠梗阻所致腹胀患者排出肠腔积气，减轻腹胀症状。

【用物准备】

物品名称	数量	物品名称	数量
1. 医嘱单	1 份	5. 橡胶管	1 根
2. 肛管(24-26 号)	1 根	6. 玻璃管	1 个
3. 盛水瓶(500ml)	1 个	7. 别针	1 个
4. 玻璃接头	1 个	8. 手套	1 副

（续　表）

物品名称	数量	物品名称	数量
9. 胶布	1个	12. 手消液	1瓶
10. 护理垫	1个	13. 润滑剂（按不同材质要求定）	适量
11. 纱布	4块	14. 弯盘	1个

【重要步骤】

1. 评估患者意识状态、生命体征及有无直肠肛门相关病史。

2. 关闭门窗,遮挡患者,协助患者取左侧卧位。

3. 将盛水瓶系于床沿,橡胶管一端连接玻璃接头和肛管,另一端插入盛水瓶中水面以下。

4. 用纱布涂以润滑剂,润滑肛管前端,左手取1块纱布分开臀部显露肛门,嘱患者张口深呼吸,右手将肛管轻轻自肛门插入15～20cm,胶布固定于一侧肛门旁,别针固定橡胶管于大单上。

5. 观察排气情况。如排气不畅,可在患者腹部按结肠的解剖位置做离心按摩或帮助病人转换体位,以助气体排出。

6. 肛管保留20min,左手按住肛门,右手取纱布包住肛管并使其屈曲,然后缓缓拔出。

【排气物品】

肛管排气用物见图2-12-1,在治疗室完成。

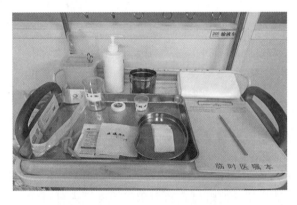

图 2-12-1　肛管排气用物

1. 操作者七步洗手法,戴口罩。

2. 查对医嘱,在医嘱本相应位置打铅笔钩。

3. 检查肛管排气盘的物品准备。

4. 携用物至患者床旁。

【操作步骤】

1. 评估患者意识状态、生命体征及有无直肠肛门相关病史。

2. 查对患者床号、姓名,向患者解释操作目的、方法、注意事项及如何配合,以取得合作。

3. 关闭门窗,遮挡患者,协助患者取左侧卧位。

(1)将枕头稍移向操作者侧。

(2)解开患者裤带。

(3)将患者双上肢交叉放于胸前(右上肢在上)。

(4)再将靠近操作者侧患者下肢移至对侧肢体上。

(5)一手放在患者肩下,另一手放在患者臀下,将患者翻至侧卧位(或先翻肩,再翻臀部)。

(6)脱裤至膝部,双膝屈曲,臀部移至床沿,棉被覆盖患者胸、背及下肢,显露臀部。

4. 臀下垫以垫巾,弯盘置臀边,备4块纱布放在护理垫上。

5. 将盛水瓶系于床沿,橡胶管一端连接玻璃接头和肛管,另一端插入盛水瓶中水面以下。

6. 操作者戴手套。

7. 用纱布纸涂以液状石蜡,润滑肛管前端15cm,左手取1块纱布分开臀部显露肛门,嘱患者张口深呼吸,右手将肛管轻轻自肛门插入15~20cm,胶布固定于一侧肛门旁,别针固定橡胶管于大单上。

8. 观察排气情况。如排气不畅,可在患者腹部按结肠的解剖位置做离心按摩或帮助患者转换体位,以助气体排出。

9. 肛管保留20min,左手按住肛门,右手取纱布包住肛管并使其屈曲,然后缓缓拔出。

10. 将肛管放置弯盘内,取纱布擦净肛门。

11. 取下弯盘及护理垫。

12. 脱去手套。

13. 整理衣裤,移回枕头,协助患者取舒适体位,向患者交代注意事项。

14. 整理床单位,拿走弯盘,开窗通风。

15. 整理用物,垃圾分类处理,洗手,回治疗室在医嘱本上签名、签时间。

【注意事项】

1. 操作者在操作过程中要注意保护患者的隐私,注意保暖,避免着凉。

2. 排气过程中随时询问患者感受,观察腹胀症状有无减轻,发生病情变化立即通知医师。

3. 成人肛管插入深度为15~20cm,新生儿肛管插入深度为5~7cm。

4. 注意肛门及臀部皮肤护理。

肠梗阻肛管排气技术考核评分表

单位_____ 日期_____ 监考人_____

考核内容	操作者				
着装①,仪表①,举止符合要求①					
洗手①,戴口罩①,查对医嘱本打铅笔钩①,物品齐全且摆放正确②					
核对腕带及床头卡信息①,患者主动核对①					
评估病人意识②,有无直肠肛门相关病史②					
解释操作目的②					
评估环境,安静整洁①,环境私密,保护患者隐私①,环境是否安全①					

（续　表）

考核内容	操作者				
检查用物,符合使用要求①,备齐用物①,放置合理①					
携物至患者床旁,再次核对患者信息⑥					
移枕①,解裤带①,协助患者取左侧卧位⑥,屏风遮挡②,充分显露臀部②					
使用护理垫①,放弯盘①,放纱布①					
将盛水瓶系于床沿③,橡胶管一端连接玻璃接头和肛管③,另一端插入盛水瓶中水面以下③					
戴手套①,润滑肛管前端15cm②,取1块纱布分开臀部②,肛管插入15～20cm④,固定肛管①,固定橡胶管②,观察排气情况③					
左手按住肛门②,右手取1块纱布反折肛管②,缓缓拔出②					
将肛管放置弯盘内①,取1块纱布擦净肛门②,撤弯盘及护理垫②					
脱手套②,洗手①					
整理衣裤①,移枕①,协助取舒适卧位①,整理床单位①,交代注意事项③					
开窗通风①,整理用物①,洗手①					
签名、签时间、记录③					
提问④					
完成时间					
扣分					
总分					

注:1. 总分100分。

2. 重点项目:肛管插入深度、是否保护患者隐私、排气过程中有无观察病情及注意事项未掌握扣10分。

3. 计时从查对开始至操作结束,完成时间为8min。

参 考 文 献

[1] 李英艳,卢丽,杨士民,等.中西结合康复护理治疗老年肠梗阻的临床观察[J].中国中西医结合杂志,2019,25(2):190-192.

[2] 潘梨.骨科患者并发肠梗阻的观察及护理体会[J].中国肛肠病杂志,2019,39(1):51-53.

第十三节　肠造口换药护理技术

全球癌症流行病学数据库(GLOBOCAN)2020 统计分析显示,我国新增结直肠癌确诊例数超过 55 万,占新增癌症确诊例数的 12.2%。低位性直肠癌发病率占结直肠癌总数的 60%～75%,其最有效的治疗方式是切除病变肠段并行肠造口术。肠造口 ARC 换药流程落实体现护理规范性、标准化及个性化特征,可有效减少并发症,保证皮肤安全。

【操作目的】

用于收集排泄物,观察其性状、颜色及量。清洁造口周围皮肤,减轻异味,以增加患者舒适度。保持造口周围皮肤的完整性。

【用物准备】

物品名称	数量	物品名称	数量
1. 温水(35～37℃)	适量	8. 造口袋	1 个
2. 护理垫	1 个	9. 造口弯剪	1 把
3. 清洁手套	2 副	10. 防漏贴环	备选
4. 记号笔	1 支	11. 造口粉	备选
5. 换药包	1 个	12. 皮肤保护膜	备选
6. 造口尺	1 把	13. 干棉签	备选
7. 棉球	适量		

【重要步骤】

1. 备换药盘　铺护理垫,手消毒,打开换药盘,将棉球倒入治疗盘内,温水浸湿,打开垃圾袋。

2. 揭除底盘　戴手套,取下底盘造口袋,自上而下轻柔移除,一手按压皮肤,一手轻柔缓慢移除,同时宣教,评估底盘浸渍情况。

3. 清洁造口及周围皮肤　夹取棉球蘸温水擦拭造口及周围皮肤,然后取干纱布擦干;评估造口的位置、类型、功能状况及有无并发症,选择合适的造口用品。

4. 测量造口　使用造口尺测量造口的大小、高度,观察造口黏膜的颜色、周围皮肤情况。如果造口形状不规则,则需要用造口尺多角度测量。

5. 手卫生　脱去污染手套弃至医疗垃圾桶内,手消毒。

6. 标注底盘　用记号笔按照造口尺测量的刻度在底盘上标注。

7. 裁剪底盘　按照标注的刻度裁剪底盘,底盘剪裁比实际测量大 1～2mm,指腹磨平毛刺,以减少肠黏膜的刺激和磨损。

8. 合理应用附件产品　如出现造口周围皮炎等并发症情况,应给予涂撒造口粉和皮肤保护膜等。使用方法:①首先在造口周围均匀涂造口粉,根据患者情况尽可能延长造口粉在皮肤停留的时间;②用干棉签将多余的造口粉弹除;③轻轻涂抹或喷洒皮肤保护膜,10s 待干后,即形成一层无色透明的保护膜;④对于出现造口凹凸不平的情况,可以给予应用防漏膏或者防漏贴环,将其填平。

9. 佩戴造口袋 再次行手消毒,重新戴清洁手套,除去底盘背胶,将底盘紧密贴合在皮肤上,用手从下往上按紧粘胶。造口袋内充气并夹好造口袋下端出口。

【物品准备】

肠造口换药用物见图 2-13-1,在治疗室完成。

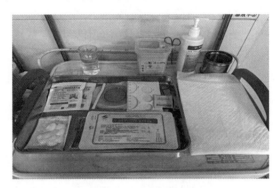

图 2-13-1 肠造口换药用物

1. 操作者七步洗手法,戴口罩。
2. 查对医嘱,在医嘱本相应位置打铅笔钩。
3. 检查物品是否准备齐全。
4. 检查换药包的失效期,包装是否完好。
5. 检查棉球的失效期,包装是否完好。
6. 检查造口袋是否完好。

【操作步骤】

1. 将用物备至换药车上,推车至患者床旁,核对腕带及床头卡信息。
2. 评估患者的意识状态、自理及配合程度。
3. 向患者解释操作目的、方法、注意事项及如何配合,以取得合作。
4. 关闭门窗,必要时屏风或隔帘遮挡,摆体位,显露造口部位。
5. 备换药盘、铺护理垫,手消毒,打开换药盘,将棉球倒入治疗盘内,温水浸湿,打开垃圾袋。
6. 揭除底盘,戴手套,取下底盘造口袋,自上而下轻柔移除,一手按压皮肤,一手轻柔缓慢移除,同时宣教,评估底盘浸渍情况。
7. 清洁造口及周围皮肤,夹取棉球蘸温水擦拭造口及周围皮肤,然后取干纱布擦干;评估造口的位置、类型、功能状况及有无并发症,选择合适的造口用品。
8. 测量造口,使用造口尺测量造口的大小、高度,观察造口黏膜的颜色、周围皮肤情况。如果造口形状不规则,则需要用造口尺多角度测量。
9. 手卫生,脱去污染手套弃至医疗垃圾桶内,手消毒。
10. 标注底盘,用记号笔按照造口尺测量的刻度在底盘上标注(图 2-13-2)。
11. 裁剪底盘,按照标注的刻度裁剪底盘,底盘剪裁比实际测量大 1~2mm,指腹磨平毛刺,以减少肠黏膜的刺激和磨损(图 2-13-2)。

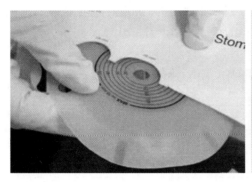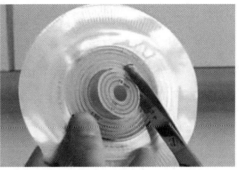

图 2-13-2　标注、裁剪底盘

12. 合理应用附件产品,如出现造口周围皮炎等并发症情况,应给予涂撒造口粉和皮肤保护膜等。使用方法:①首先在造口周围均匀涂造口粉,根据患者情况尽可能延长造口粉在皮肤停留的时间;②用十棉签将多余的造口粉弹除;③轻轻涂抹或喷洒皮肤保护膜,10s 待干后,即形成一层无色透明的保护膜;④对于出现造口凹凸不平的情况,可以给予应用防漏膏或者防漏贴环,将其填平。

13. 佩戴造口袋,再次行手消毒,重新戴清洁手套,除去底盘背胶,将底盘紧密贴合在皮肤上,用手从下往上按紧粘胶。造口袋内充气并夹好造口袋下端出口。

14. 再次确认造口袋粘贴牢固,脱手套弃至医疗垃圾桶内,手消毒。

15. 向患者及家属宣教相关注意事项。

16. 整理患者衣物及床单位,协助取舒适卧位。

17. 整理用物,洗手记录。

18. 在医嘱本上签名、签时间。

【注意事项】

1. 严格执行查对制度。

2. 依据 ARC 护理原则

(1)正确佩戴。

(2)移除底盘方法正确,避免刺激。

(3)移除后检查底盘情况,确定下次更换时间。

3. 注意观察造口黏膜及周围皮肤情况,如黏膜颜色改变及时就诊,皮肤异常者则根据情况改变护理方法,选择合适的造口附件产品;观察造口分泌物的性状、颜色及量,注意有无腹泻及便秘等情况;如出现造口并发症及时就诊。

4. 清洗造口周围皮肤,避免使用皮肤消毒剂及刺激性洗涤剂。

5. 造口周围皮肤清洗彻底,一定待干后粘贴底盘,粘贴后按压底盘以保证粘贴效果。更换完毕后可用手按压 10～20min,利用手的温度提高粘贴效果,避免过早改变体位,以免影响粘贴效果。

6. 佩戴方向以患者常采用的体位为准,佩戴之前袋内充少量气体,以避免损伤肠黏膜。

7. 在口袋内分泌物到达 1/2 应及时倾倒,避免重量太大使造口袋粘贴时间缩短。

8. 选择在空腹时间段更换造口袋,根据浸渍情况确定更换时间。当底盘浸渍在总面积的

1/3~1/2,可维持现有更换频率;当底盘浸渍小于总面积 1/3 时,更换时间可推迟 24h;当底盘浸渍大于总面积的 1/2 时,建议更换时间提前 24h。一般不宜超过 7d。

肠造口换药护理技术考核评分表

单位＿＿＿＿＿＿　日期＿＿＿＿＿＿　监考人＿＿＿＿＿＿

考核内容	操作者				
着装①,仪表①,举止符合要求①					
查对医嘱①,打铅笔钩①					
核对腕带及床头卡信息①,患者主动核对①					
评估病人②,合作及自理能力②					
解释操作目的②					
评估环境,安静整洁①,环境私密,保护患者隐私①,环境是否安全①					
洗手①,戴口罩①					
检查用物,符合使用要求①,备齐用物①,放置合理①					
携物至患者床旁,再次核对患者信息⑥					
协助患者取舒适卧位①,屏风遮挡②,充分显露造口部位,使用护理垫,手消毒③,打开换药包,浸湿棉球,打开垃圾袋②					
戴手套,一手固定皮肤,另一手自上而下揭除造口底盘⑤,观察内容物性状及底盘浸渍情况⑥					
温水清洁造口及周围皮肤⑤,观察造口黏膜及周围皮肤情况⑤,脱手套,手消毒②					
正确评估造口并记录⑩					
在新的造口袋底盘上绘线并做记号,沿绘线剪裁造口袋底盘③					
造口袋内充气,选择粘贴方向,嘱患者鼓肚子,由下而上粘贴并夹好下端出口⑤,轻拉造口袋,检验是否牢固,脱手套,手消毒③					
操作过程中向患者或家属介绍技术要点④					
给予患者取舒适体位①					
洗手④					
按控感规定处理用物③,垃圾分类处理⑤,整理治疗车②					
记录造口评估记录单,包括造口位置、大小、黏膜情况及周围皮肤状况等信息③					

（续　表）

考核内容	操作者			
提问⑤				
完成时间				
总分				

注：1. 操作考核总分 100 分，90 分（含）以上为达标。

　　2. 操作完成时间为 15min，每超时 30s 扣 1 分，计时自操作者请示开始起，至报告操作完毕结束。

参 考 文 献

[1]　曹毛毛，陈万青.GLOBOCAN2020 全球癌症统计数据解读[J].中国医学前沿杂志（电子版），2021，13（3）：63-69.

[2]　王露尧，张鹭鹭.中国结直肠癌发病和死亡情况及防控策略[J].解放军医院管理杂志，2021，28（12）：1195-1197.

第十四节　失水征象的护理评估

失水是指体液丢失造成体液容量不足，临床上分为高渗性失水、等渗性失水、低渗性失水。

【常见原因及表现】

1. **高渗性失水**　水丢失比例多于电解质丢失，血浆渗透压＞310mmol/L。

（1）轻度失水：失水量占体重 2%～4%，表现为口渴、尿少。

（2）中度失水：失水量占体重 4%～6%，表现为口渴重、口干、皮肤干燥、声音嘶哑、乏力、心率加快、尿量明显减少。

（3）重度失水：失水量占体重 6% 以上，表现为精神及神经系统异常，如狂躁、谵妄、幻觉、定向力异常，神志不清等，可出现体温升高及循环衰竭症状，如心率明显增快、血压下降。

2. **水摄入不足**

（1）昏迷、创伤、拒食、吞咽困难，以及沙漠迷路、海难、地震等致淡水供应断绝。

（2）脑外伤、脑卒中等导致渴感中枢迟钝或渗透压感受器不敏感。

3. **水丢失过多**

（1）经肾丢失：中枢性尿崩症、肾性尿崩症、非溶质性利尿药；糖尿病酮症酸中毒、非酮症性高渗性昏迷、高钙血症等致大量水分从尿中排出；长期鼻饲高蛋白流食等所致的溶质性利尿。

（2）肾外丢失：环境高温、剧烈运动、高热等大量出汗；烧伤开放性治疗丢失大量低渗液；哮喘持续状态、过度换气、气管切开等使肺呼出的水分明显增多。

（3）水向细胞内转移：剧烈运动或惊厥等使细胞内小分子物质增多，渗透压增高，水转入细胞内。

4. **等渗性失水**　水和电解质以血浆中正常比例丢失，血浆渗透压在正常范围，主要表现为口渴及循环衰竭症状。

(1)消化道丢失:呕吐、腹泻、胃肠引流或肠梗阻等致消化液丢失。

(2)皮肤丢失:大面积烧伤、剥脱性皮炎等渗出性皮肤病变。

(3)组织间液贮积:胸、腹腔炎性渗出液的引流,反复大量放胸、腹水等。

5. 低渗性失水   电解质丢失比例多于水丢失,血浆渗透压<280mmol/L。

(1)轻度失水:每千克体重失钠8.5mmol/L,表现为食欲缺乏、头晕头痛、疲乏淡漠。

(2)中度失水:每千克体重失钠8.5~12.8mmol/L,表现为恶心呕吐、手足麻木、静脉塌陷、体位性低血压。

(3)重度失水:每千克体重失钠12.8mmol/L以上,表现为神志障碍及休克症状,如血压低、四肢凉、脉细数、严重者出现昏迷。

6. 补充水分过多   高渗性或等渗性失水时,补充过多水分。

7. 肾丢失   过量使用噻嗪类、依他尼酸、呋塞米等排钠性利尿药;肾小管中存在大量不被吸收的溶质,抑制钠和水的重吸收;失盐性肾炎、急性肾衰竭多尿期、肾小管性酸中毒、糖尿病酮症酸中毒、肾上腺皮质功能减退症。

【评估】

1. 口干舌燥   当身体缺水时首先出现口干舌燥的症状,一般是身体缺水时的第一反应。

2. 皮肤   身体缺水时皮肤会出现干燥、皮肤弹性下降、皮肤暗淡没有光泽等反应。

3. 尿液   身体缺水时肾会浓缩尿液,尿的颜色逐渐加深,从透明渐渐变为黄色、深黄色,甚至琥珀色,尿量也会减少。

4. 便秘   身体缺水时,食物残渣在肠道内会被二次吸收,粪便会干结,容易引起便秘发生。

【护理】

1. 当有低血容量休克时,开始输液时应首先同时给予胶体和等渗电解质溶液,开始输液速度要快,第1小时通常给予1000~2000ml。

2. 脱水不仅是水的丢失,也包括电解质,主要是氯化钠的丢失,因此纠正脱水和纠正电解质紊乱应同时进行。

3. 不论哪种类型的失水,都可能因为失水而尿少,甚至并发肾功能不全,因此输液初期不宜使用含钾溶液,除非合并严重低钾血症,当排除肾功能不全后或尿量增加至40ml/h后,应适当补钾。

不同类型的失水宜选用不同的溶液,如低渗性失水应多用等渗氯化钠溶液或高渗氯化钠溶液;等渗性失水应在补充生理盐水的同时补充5%或10%葡萄糖溶液;高渗性失水,如严重高钠血症只能输入5%葡萄糖溶液,如不是严重高钠血症,应同时补充一定比例的电解质溶液。

4. 补液总量应包括继续丢失量和生理需要量。生理需要量一般不低于1500ml,以水或葡萄糖溶液为主。

5. 补液原则为先快后慢,补液同时需要密切观察周围循环情况,如血压、脉搏、尿量等。

6. 胃肠道补液是最安全有效的治疗方法,能口服者尽量口服,不能口服者,应尽早给予胃管鼻饲。

参 考 文 献

[1]　申振亚,周发春,杨洁.围手术期水电解质紊乱临床诊治[J].中国实用外科杂志,2014,34(2):145-149.

第十五节　消化道出血征象的护理评估

呕血指患者呕吐血液,是上消化道从食管到十二指肠屈氏韧带之间(食管、胃、十二指肠,以及胃空肠吻合术后的空肠、胰腺、胆道)急性出血所致。

黑粪指大便颜色发黑,黑粪的形成原因可以分为生理现象及病理表现两大类型。生理性黑粪多与过量食用富含黑色素类型的食物有关,如黑米、黑芝麻、黑豆等,因为人体消化道系统对绝大多数色素物质无法分解、吸收,只能通过排泄物的形式从体内排出,从而造成类似情况发生。上消化道疾病是引起病理性黑粪产生的常见病因,渗出的血液在肠胃蠕动作用下,会进入下消化道系统,并与排泄物发生混合氧化产生,从而造成大便发黑的表现。

下消化道出血指发生在屈氏韧带以下肠道的出血,包括空肠、回肠、结肠和直肠。

【常见原因及表现】

1. 上消化道出血原因

(1)贲门失弛缓症:呕血是该病罕见的表现,可引起反流和进行性、无痛性吞咽困难。未消化的食物反流可引起声音嘶哑、咳嗽、误吸和反复的肺部感染。

(2)凝血系统疾病:患者凝血系统疾病如血小板减少或血友病者可出现消化道出血,表现为中到重度呕血。

(3)食管癌:食管癌的晚期表现为呕血和持续性胸痛,可放射到背部,伴有胸骨后饱胀感、严重的吞咽困难、恶心,呕吐和夜间反流和误吸、血痰、发热、呃逆、咽痛、黑粪等。

(4)食管损伤:呕血严重程度取决于破裂的原因。当器械损伤食管时,呕血通常是轻微的。威胁生命的疾病也可导致胸骨后、上腹部、颈部及肩胛部疼痛,伴有胸部和颈部水肿。检查可以发现胸壁皮下、锁骨上窝和颈部气肿,患者可表现为呼吸窘迫,比如呼吸困难和发绀。

(5)食管静脉曲张破裂:呕吐物呈咖啡渣样或大量鲜红色血样。因出血量大出现心动过速和低血压等休克表现。伴有腹胀、黑粪或无痛性便血。

(6)胃癌:该病晚期可有呕吐,呕吐物呈鲜红或暗红色。该病往往以上腹部不适起病,然后出现厌食、轻度恶心、慢性消化不良,服用抗酸药物后减轻,进食后加重。晚期可有乏力、体重降低、饱胀感、黑粪、排便习惯改变、营养不良。

(7)急性胃炎:最常见的表现为呕血和黑粪。典型的患者有酗酒史、应用阿司匹林或其他非甾体类药物史。胃炎也可以因幽门螺杆菌感染引起。

(8)贲门黏膜撕裂:该病特征是胃和食管连接部黏膜撕裂,导致呕血和黑粪。通常因严重的呕吐、干呕或咳嗽加重,尤其在酗酒者或幽门梗阻的患者中易出现。严重的出现之后可有休克表现。

(9)消化性溃疡:当消化性溃疡穿透动脉、静脉或富含血管的组织,可引起呕血。当动脉被穿透时可引起威胁生命的大出血。伴有黑粪、便血、寒战、发热和休克、脱水的表现。多数患者有恶心、呕吐、上腹部疼痛等病史,进食或服用抗酸药物后缓解。部分患者饮用咖啡、酗酒或应用非甾体类药物史。

(10)疟疾和黄热病:疟疾可引起呕血和其他消化系统表现,但典型的表现为寒战、发热、头痛、肌痛、脾大。黄热病也可引起呕血和突然发热、心动过缓,黄疸及虚脱。

(11)其他病因:留置鼻管或气管插管可引起与吞咽血液有关的呕血。鼻和咽部手术也可引起相同表现。

2.下消化道出血原因

(1)肠道恶性肿瘤:包括结直肠癌、小肠癌,或其他器官恶性肿瘤浸润、转移至肠道,肠道恶性淋巴瘤和肉瘤,以及肠道类癌等。

(2)肠道息肉:包括结直肠、小肠腺瘤,炎性息肉,家族性腺瘤性息肉病,Gardner 综合征、Turcot 综合征、幼年性息肉病和 Peutz-Jeghers 综合征等。

(3)肠道炎症性疾病:包括溃疡性结肠炎、克罗恩病、肠结核、肠阿米巴病、急性坏死性小肠炎、放射性肠炎、缺血性肠炎和药物性肠炎等。

(4)憩室:包括梅克尔憩室、小肠憩室、结肠憩室及结肠憩室病等。

【出血量的评估】

一般每日出血量在 5ml 以上,大便颜色不变,但隐血试验可以为阳性,50～100ml 以上出现黑粪。如果出血量比较大的话,一般根据血容量减少导致周围循环的改变,做出判断。

1.一般状况变化 失血量少,在 400ml 以下,血容量轻度减少,可由组织液及脾贮血所代偿,循环血量在 1h 内即得以改善,故可无自觉症状。当出现头晕、心悸、冷汗、乏力、口干等症状时,表示急性失血在 400ml 以上;如果有晕厥、四肢冰凉、尿少、烦躁不安时,表示出血量大,失血在 1200ml 以上;若出血仍然继续,除晕厥外,尚有气短、无尿,此时急性失血已达 2000ml以上。

2.脉搏变化 脉搏的改变是失血程度的重要指标。急性消化道出血时血容量锐减,最初的机体代偿功能是心率加快。小血管反射性痉挛,使肝、脾、皮肤血窦内的储血进入循环,增加回心血量,调整体内有效循环量,以保证心、肾、脑等重要器官的供血。一旦由于失血量过大,机体代偿功能不足以维持有效血容量时,就可能进入休克状态。所以,当大量出血时,脉搏快而弱(或脉细弱),脉搏每分钟增至 100～120 次及以上,失血估计为 800～1600ml;脉搏细微,甚至扪不清时,失血已达 1600ml 以上。

有些患者出血后,在平卧时脉搏、血压都可接近正常,但让患者坐或半卧位时,脉搏会马上增快,出现头晕、冷汗,表示失血量大。如果经改变体位无上述变化,测中心静脉压又正常,则可以排除有过大出血。

3.血压变化 血压的变化同脉搏一样,是估计失血量的可靠指标。当急性失血 800ml 以上时(占总血量的 20%),收缩压可正常或稍升高,脉压缩小。尽管此时血压尚正常,但已进入休克早期,应密切观察血压的动态改变。急性失血 800～1600ml 时(占总血量的 20%～40%),收缩压可降至 9.33～10.67kPa(70～80mmHg),脉压小。急性失血 1600ml 以上时(占总血量的 40%),收缩压可降至 6.67～9.33kPa(50～70mmHg),更严重的出血,血压可降至零。

休克指数用来估计失血量,休克指数=脉率/收缩压。正常值为 0.58,表示血容量正常,指数=1,失血 800～1200ml(占总血量 20%～30%);指数>1,失血 1200～2000ml(占总血量 30%～50%)。有时,一些有严重消化道出血的患者,胃肠道内的血液尚未排出体外,仅表现为休克,此时应注意排除心源性休克(急性心肌梗死)、感染性或过敏性休克,以及非消化道的内出血(异位妊娠或主动脉瘤破裂)。若发现肠鸣音活跃,肛检有血粪,则提示为消化道出血。

4.血常规变化　血红蛋白测定、红细胞计数、血细胞比容可以帮助估计失血的程度。但在急性失血的初期,由于血浓缩及血液重新分布等代偿机制,上述数值可以暂时无变化。一般需组织液渗入血管内补充血容量,即 3～4h 后才会出现血红蛋白下降,平均在出血后 32h,血红蛋白可被稀释到最大程度。如果患者出血前无贫血,血红蛋白在短时间内下降至 70g/L 以下,表示出血量大,在 1200ml 以上。大出血后 2～5h,白细胞计数可增高,但通常不超过 15×10^9/L。然而在肝硬化、脾功能亢进时,白细胞计数可以不增加。

出血程度	失血量	血压、脉搏	血红蛋白	临床表现
轻度	占总血量的 10%～15%,成人失血量<500ml	基本正常	正常	无变化,一般无全身症状或仅有头晕、乏力
中度	约占总血量的 20%,成人失血量 500～1000ml	收缩压下降,脉搏约 100/min	下降	眩晕、口渴、心悸、烦躁、尿少,面色苍白
重度	占总血量的 30%以上,成人失血量>1500ml	收缩压 80mmHg 以下,脉搏>120/min,细弱	明显下降	神志恍惚、四肢厥冷、少尿或无尿

5.尿素氮变化　上消化道大出血后数小时,血尿素氮增高,1～2d 达高峰,3～4d 内降至正常。如再次出血,尿素氮可再次增高。尿素氮增高是由于大量血液进入小肠,含氮产物被吸收。而血容量减少导致肾血流量及肾小球滤过率下降,则不仅尿素氮增高,肌酐亦可同时增高。如果肌酐在 133μmol/L(1.5mg%)以下,而尿素氮>14.28mmol/L(40mg%),则提示上消化道出血在 1000ml 以上。

【护理】

1.体位与保持呼吸道通畅　大出血时患者取平卧位并将下肢略抬高,以保证脑部供血。呕吐时头偏一侧,防止窒息及误吸;必要时用负压吸引器清除气道内的分泌物、血液或呕吐物,保持呼吸道通畅。

2.治疗护理　立即建立多条静脉通道,配合医师迅速、准确地实施输血、输液、各种止血治疗及用药等抢救措施,并观察治疗效果及不良反应。输液开始宜快,必要时测定中心静脉压作为调整输液量和速度的依据。避免因输液、输血过多、过快而引起的急性肺水肿,对老年患者和心肺功能不全者尤应注意。肝病患者忌用吗啡、巴比妥类药物;宜输新鲜血,因库存血含氨量高,易诱发肝性脑病。

3.病情监测

(1)监测指标

①生命体征:有无心率加快、心律失常、脉搏细弱、血压降低、脉压变小、呼吸困难、体温不升或发热,必要时进行心电监护。

②精神和意识状态:有无精神疲倦、烦躁不安、嗜睡、表情淡漠、意识不清甚至昏迷。

③皮肤和甲床色泽,肢体温暖或是湿冷,周围静脉特别是颈静脉充盈情况。

④准确记录出入量,疑有休克时留置导尿管,测每小时尿量,应保持尿量>30ml/h。

⑤观察呕吐物和粪便的颜色、性状及量。

⑥定期复查红细胞计数、血细胞比容,血红蛋白、网织红细胞计数、血尿素氮、大便隐血,以了解贫血程度、出血是否停止。

⑦监测血清电解质和血气分析的变化;急性大出血时,经由胃管抽吸呕吐物和腹泻,可丢失大量水分和电解质,应注意维持水电解质、酸碱平衡。

(2)周围循环状况的观察:周围循环衰竭的临床表现对估计出血量有重要价值,动态观察患者的心率、血压。

(3)饮食护理:活动出血时应禁食,止血停止1~2d渐进高热量、高维生素流食,限制钠和蛋白质摄入,避免粗糙、坚硬、刺激性食物,细嚼慢咽,防止损伤曲张静脉而再次出血。

(4)安全护理:轻症患者可起身稍事活动,可上厕所大小便,但应注意有活动性出血时,患者常因有便意而频繁上厕所,在排便时或起身时晕厥,应让患者在床上排泄,并加双侧床档给予保护。

(5)心理护理:出血时患者往往有紧张、恐慌情绪,护士应严密观察患者的心理反应,向患者耐心解释安静休息有利于止血,关心、安慰患者。抢救工作应迅速而不忙乱,以减轻患者的紧张情绪。经常巡视,大出血时陪伴患者,使其有安全感。

参 考 文 献

[1] 冯静云.肝硬化上消化道出血临床特征、出血危险因素及其预后因素研究[D].苏州大学,2018.

[2] 张金敏,葛存锦,仝巧云,等.住院患者消化道出血的病因分布与临床分析[J].胃肠病学和肝病学杂志,2014,23(8):961-963.

第十六节　腹水护理评估

当腹腔内有液体聚集,也叫腹腔积液,病理性积聚超过300ml就称为腹水。

【常见病因及临床表现】

腹水的病因多样,肝硬化门脉高压是腹水形成的最主要病因,占所有腹水成因的75%,其余为恶性肿瘤(10%)、心力衰竭(3%)、胰腺炎(1%)、结核(2%)或其他少见原因。约5%患者具有混合性因素。

症状有不同程度的腹胀,食欲缺乏,少尿,严重者可有腹肌疼痛、呼吸困难、活动受限等。体征包括直立体位下腹部饱满;仰卧时腹部饱满、隆起或两腰膨隆,呈蛙腹状;脐至剑突下距离明显增大,脐至耻骨联合距离缩短;腹壁白纹、紫纹;腹壁、下肢或全身凹陷性水肿。叩诊移动性浊音阳性或有波动感提示腹水已达1500ml以上。腹水可并发脐疝、腹股沟疝、股疝、切口疝、膈疝,亦可并发胸腔积液和自发性腹膜炎。

腹水的病因分类如下。

1. 肝源性腹水　硬化性肝病(乙、丙型肝炎后肝硬化、自身免疫性肝炎)、非硬化性肝病(酒精性肝炎、非酒精性脂肪肝炎、肝细胞性肝癌、布-加综合征、暴发性肝衰竭、门静脉血栓形成)。

2. 心源性腹水　充血性心力衰竭、缩窄性心包炎、原发性限制型心肌病、黏液水肿肾源性腹水肾病综合征、尿毒症、胆及胰源性腹水、重症胰腺炎、胆道或上消化道穿孔感染性腹水、结核、胃肠道穿孔、自发性细菌性腹膜炎。

3. 肿瘤性腹水　腹腔转移性肿瘤(胃、结肠、胰腺)、原发性肝癌、卵巢肿瘤、腹膜间皮瘤、恶性淋巴瘤等结缔组织病、系统性红斑狼疮营养不良,各种原因引起严重营养障碍、混合性腹膜结核＋肝硬化,酒精性肝病＋酒精性心肌病。

【护理评估】

1. 评估体重变化　体重增加明显,或伴有双下肢水肿。

2. 评估腹部膨隆情况　超声可显示腹腔积液,叩诊腹部有浊音。

3. 评估营养状况　患者往往伴有消瘦、营养不良,清蛋白指标＞35g/L,晚期腹水患者出现恶病质。

【护理】

1. 患者规律作息　按时休息,作息规律,保证睡眠,不熬夜,戒烟酒,不服用损伤肝脏的药物,尤其中药、偏方等。

2. 饮食及营养状况　给予饮食调整,进食高热量、高蛋白、高维生素、低脂肪、易消化食物,不要吃辛辣、刺激或者过于坚硬、粗糙的食物。肝功能损害严重者和合并肝性脑病患者,需限制蛋白质的摄入,避免诱发肝性脑病。尿量减少和腹水者,要给予限盐和无盐饮食,低盐每日摄入＜3g。

3. 注意腹水的监测　监测腹围(图 2-16-1)、体重和尿量,体重变化每日保持±1000g,准确记录尿量,根据尿量调整利尿药物量,每周监测肝肾功能及电解质指标,口服利尿药时多进食含钾高的食物,定期叩诊和超声来评估腹水量。

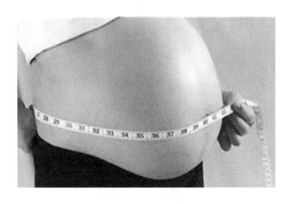

图 2-16-1　测量腹围

4. 积极治疗　注意药物可能的不良反应,定期监测肝功能、腹部超声、甲胎蛋白等指标。

5. 心理护理　肝硬化大量腹水的患者由于受到病情反复且复杂、生活不能自理等原因的干扰,往往会产生一些心理情绪上的问题,这些不良的心理和情绪上的问题十分不利于患者疾病的治疗与康复,需要引起护理工作人员的极大重视。在日常的护理工作中,护理工作人员就要注意观察患者的情绪,多与患者沟通,多安慰开导患者,耐心回答患者的问题,帮助患者树立战胜疾病的信心,当发现患者存在较为严重的心理情绪上的问题时,要及时采取相应的心理疗法来消除或缓解患者的不良心理情绪,并对这些患者进行密切的监视。与此同时,护理工作者有必要采取一些小措施来提升患者的精神活力,使他们保持一个良好的精神状态和积极乐观的心态。

参 考 文 献

[1] 陈灏珠.实用内科学[M].北京:人民卫生出版社,2009:1955-1957.

[2] 雷春丽.优质护理在肝硬化合并腹水患者中的应用效果分析[J].中国卫生标准管理,2021(16):137-138.

[3] 徐春艳.肝硬化大量腹水的整体护理研究[J].中国医药指南,2017,15(1):238-239.

第十七节　自体腹水浓缩回输护理配合技术

腹水为肝硬化失代偿期最常见的临床表现之一。自体腹水浓缩回输是一种对顽固性腹水进行超滤,将其中的水分滤出,把蛋白质及其他有用的成分回输体内的方法。

【适应证及禁忌证】

1. 适应证

(1)肝硬化顽固性腹水:使患者症状改善明显,住院时间明显缩短。腹水超滤浓缩回输腹腔后,大部分患者因大量腹水所致的呼吸困难、腹胀难忍等症状有明显改观,体重、腹围均有下降,24h尿量均有增加。

(2)肝肾综合征:能改善肾功能,增加利尿作用,对预防肝肾综合征有一定作用。通过对治疗前后血浆肾素活性、醛固酮浓度及肾功能变化进行对比研究,可发现腹水回输后患者肾素-血管紧张素-醛固酮系统受到显著抑制,从而使肾小球的滤过率得到明显的改善。治疗后血浆肌酐和尿素氮降低,尿量增加。

(3)其他:如心源性腹水、肾病综合征等。

2. 禁忌证

(1)癌性、感染性、内源性内毒素性腹水。

(2)肝性脑病。

(3)食管、胃底静脉曲张破裂出血、凝血功能障碍。

(4)重要脏器功能障碍。

3. 腹腔穿刺后的腹水标本送实验室检查,白细胞<30/ml方可进行回输。

4. 进行腹腔穿刺和腹水浓缩过程中应严格执行无菌操作。

5. 浓缩后的腹水不宜放置过久,以防污染和细菌生长繁殖;浓缩后的腹水应为浅黄色,如发现腹水颜色发黑,有絮状物、沉淀物时,应考虑被污染禁止再回输。

6. 患者进行浓缩腹水静脉回输时注意控制滴速,要严密观察病情,注意患者主诉,如有寒战、发热应立即停止腹水回输,按输液反应处理。

7. 在腹水浓缩过程中,腹水浓缩机下端引流瓶中的滤出液应及时清理。

【操作流程】

1. 术前准备

(1)物品准备:基础治疗盘一套(碘伏、棉签、污物盒)、腹腔穿刺包、无菌手套2副、无菌纱布 1 包、胶带 1 卷、腹水浓缩器 1 副、动静脉血液管 1 根、无菌排气针头 2 个、5ml 注射器 2 个、一次性大静脉营养袋(3000ml)1 或 2 个、腹带及输血滤网 2 个、电极片 5 个、腹水浓缩机 1 台(WLFHY-500 型腹水超滤浓缩回输系统)、心电监护仪 1 台。

(2)患者准备

①做好患者的心理护理,采取有效的护患沟通,对患者进行疾病相关治疗和预后的健康教育及缓解患者术前紧张不安的情绪,建立良好的护患关系。

②完成实验室检查,常规行心、肺透视,心电图检查;术前要行血浆总蛋白、清蛋白、球蛋白及清蛋白/球蛋白的比值、出血时间、凝血时间、凝血酶原时间、电解质、腹水蛋白定量检查,同时要行内毒素测定,而且要求腹水培养连续 3 次阴性。

③检查患者腹部皮肤有无破溃及溃疡,做好脐部清洁,测定患者腹围、体重、24h 尿量。

④嘱患者治疗前 1 天进食清淡饮食,治疗前排空膀胱。

2. 术中护理配合

(1)卫生手消毒,戴口罩及帽子;安装腹水浓缩机,采用腹水超滤浓缩回输系统,安装各超滤管套件、各软管接头。

(2)预冲管路:配制肝素生理盐水 1000～1500ml(配制方法为 12 000U 肝素 1/4 支加入生理盐水 500ml 中),与各管路连接,接通仪器的电源开关,设置参数,启动仪器导入管路排空气。

(3)核对患者信息,查对是否签署患者知情同意书。

(4)协助患者测腹围、量体重、连接心电监护仪,测量患者生命体征。

(5)协助患者取平卧位,床头抬高 15°～30°,暴露腹部。

(6)协助操作医师完成腹腔穿刺

①常规消毒左下腹和右中上腹皮肤,铺双洞巾,用 2% 利多卡因在穿刺点处进行局部浸润性麻醉。

②取出水端双孔留置针置于左下腹,避开血管刺入腹腔,穿刺针先在皮下推进 0.5cm 再刺入腹腔,防止漏液。

(7)穿刺成功后,与正压泵软管连接;回输端穿刺针取右中腹,与负压泵软管连接。

(8)设定泵流量:正压泵控制流速 80～120ml/s;负压泵;腹水经滤过器流速为 60～90ml/s,浓缩后的腹水自回输端输入腹腔。

(9)术中床旁心电监护。

(10)每次滤出液体为 4000～6000ml,治疗时间为 1.5～4h,治疗结束后常规补充清蛋白 10g,术后用多头腹带加压包扎腹部 24h。

3. 术后护理

(1)做好患者解释沟通工作,减少患者焦虑、紧张情绪,取得患者配合。

(2)治疗过程应严格遵守无菌操作原则,严密观察患者生命体征的变化。

(3)治疗中保持管路连接紧密,防止管道松脱、折叠,观察腹水引流是否通畅,如有不畅,可挤捏管道,无效的可先关泵,并适当调整穿刺针方向或患者体位,必要时可重新做腹穿或更换超滤器,防止蛋白质凝块堵塞透析器。

(4)腹水回输中如出现寒战等症状,可加注地塞米松,若反应症状加重应暂停腹水回输。

(5)监测生命体征并观察有无休克症状和腹痛之主诉,以发现有无感染腹膜炎及有无出血倾向;监测腹围、尿量、体重变化,以评价治疗效果。

(6)术后拔除穿刺针,以无菌敷料敷于穿刺点,并给予腹带加压包扎,保持敷料清洁干燥,做好口腔、皮肤护理,24h内绝对卧床休息。

(7)常见不良反应

①腹痛:腹痛与腹内压下降及肠蠕动有关,个别患者抽吸腹水过程会引起腹痛,此时可转动抽吸腹水的留置针,减慢抽吸速度或改变患者体位。

②畏寒、发热:一般于回输后当日或次日发生,多为低热,经饮水、休息后自行缓解,可能与腹水中蛋白分解产物、内毒素血症及细菌感染等有关,可遵医嘱给予抗生素治疗。

③穿刺反应:穿刺中患者可能因紧张而出现头晕、心悸、出汗、面色苍白等反应,应事先安抚患者,消除患者的紧张心理。

【常见并发症护理】

1. 低血压

(1)需注意在治疗过程中实行心电监护,监测生命体征变化。

(2)浓缩过程应注意速度不宜过快,造成有效循环血量不足,引起低血压。

(3)治疗过程中每30分钟测量体温、脉搏、呼吸、血压各1次,密切观察患者的病情,注意患者神志面色及有无头晕、恶心、出冷汗、四肢冰冷等症状,尤其是对老年患者,更应注意其反应。若患者出现异常应立即减慢或停止引流,并束紧腹带,必要时遵医嘱静脉给予补液、氧气吸入,并立即通知医师及时处理。

2. 出血

(1)护理上要观察患者有无消化道出血、齿衄、鼻衄、血压下降、脉搏细速等出血症状,以便及时处理。

(2)浓缩过程中为防止蛋白质凝固及回路阻塞,常规使用肝素,治疗后可引起患者出血,治疗过程中注意掌握肝素剂量。

(3)治疗后可用等量的鱼精蛋白拮抗防止出血。

(4)如有纤维蛋白凝块阻塞,可用20ml无菌注射器抽吸排除,以避免大剂量使用肝素。

3. 发热

(1)治疗过程中应严格无菌操作,以免发生感染,腹水回输后引起感染一般于腹水回输后当日或次日发生,以低热(<37.5℃)多见,经休息、多饮水后可自行缓解,较少数患者出现高热(>38℃),需要给予抗生素治疗。

(2)回输入血前,使用糖皮质激素,避免引起发热。

(3)腹水形成时间较长的患者应慎用腹水回输。

4. 肝性脑病

(1)每次治疗放水量不宜过多,速度不宜过快。

(2)治疗后密切观察患者意识及行为变化,警惕肝性脑病的发生。

(3)回输后可口服乳果糖减少氨及其他毒性物质的吸收,以防止肝性脑病的发生。

(4)腹水回输治疗后48h内适当控制入水量和饮食,给适量高蛋白质、高热量、高维生素、低脂肪、低盐等半流质饮食,少量多餐,避免坚硬、粗糙、油腻、生冷、辛辣煎炸等食物,戒烟、酒、咖啡。密切观察患者有无消化道出血症状,多摄入绿色蔬菜,保持大便通畅,遵医嘱及时用药。

【健康教育】

1. 指导患者保持穿刺处皮肤清洁、干燥,避免潮湿和污染,避免剧烈运动。一旦发现穿刺部位潮湿或渗液、渗血、穿刺部位不适等及时报告医护人员,以便及时处理。

2. 指导患者合理饮食,能量来源以糖类为主,给予高热量、高蛋白、低脂、低盐或无盐饮食,适当控制水分摄入,保持体液平衡。

参 考 文 献

[1]　陈辉素.分析综合性护理干预在大量腹水浓缩自体回输术中的临床效果[J].中国社区医师,2019,35(30):133,136.

[2]　李冰,杨淑玲.浓缩自体腹水回输治疗肝硬化顽固性腹水的疗效观察和护理体会[J].护理实践与研究,2016,13(17):73-75.

第十八节　腹围测量护理操作

腹围为经髂嵴点的腹部水平周长。腹围和人体测量学好多概念有关,如腰围为经脐部中心的水平周长或肋最低点与髂嵴上缘两水平线间的中点线的周长,用软尺测量,在呼气之末,吸气未开始时测量。最小腰围在肋弓与髂嵴之间腰部最细处的水平周长,在呼气之末,吸气未开始时测量,用软尺测量。腰节围经左、右腰节点的腰部水平周长,用软尺测量。

【操作目的】

腹围是衡量人体营养状况和肥胖程度的重要指标;观察患者腹胀的程度,为腹部肿瘤、腹水等疾病治疗提供参考;作为营养不良患儿进行营养治疗的依据;腹围测量是孕期每次产检必做项目之一。

【用物准备】

卷尺、笔、记录单。

【重要步骤】

患者准备

(1)向患者讲解测量腹围的方式及意义及配合测量的注意事项。

(2)体位

①普通人群为站立,取腹部最突出的部位。

②孕妇采取卧位,把腹部完全暴露出来。

测定结果因人而异,由于每个人高矮胖瘦不同,腹围的测定结果与标准数值多数都有差异。

【操作步骤】

1. 协助患者取立位,上肢在体侧自然下垂,放松腹部,以肚脐为准,水平绕腹一周,测得数值即为腹围。

2. 孕妇采取仰卧位测量腹围,以肚脐为标准,可以在腹部周围水平测量腹围的大小,为期1周。根据宫高和腹围的值,可以大致判断胎儿的生长发育是否正常。

3. 肝硬化腹水,患者在入院后将其腹围记录下来,开始治疗后定期让患者排尿后进行腹围测量。统一测量腹围方法为每天早上8点,指导患者取平卧位,在呼气末,测量患者经髂嵴点的腹部水平周长,必要的情况下对其进行腹部超声检查,对其腹水减少情况进行观察。

4. 告知患者测量结果,记录测量值、时间和方式。

【注意事项】

1. 检查腹围前,应排尿,在放松状态下测量。
2. 卧床患者测量时,动作要轻柔,避免牵拉。
3. 避免皮尺弯曲、折叠,以影响测量结果。

腹围测量护理操作考核评分表

单位_____ 日期_____ 考核人_____

考核内容	操作者			
着装①,仪表①,举止符合要求①				
洗手①,戴口罩①				
准备工作:环境整洁明亮①,检查用卷尺①,纸①,记录单①,按需准备好用物②,医嘱本打钩①,携用物推车至床旁①				
评估:1. 患者的病情③,自理能力③,心理状况③;2. 患者的心理反应和理解程度③,讲解本次操作的目的③;3. 询问患者之前测量的腹围值③,是否每天采取同一卧位③,部位③,姿势③,是否每天同一时间③				
操作:查对腕带②,解释②,摆体位②,指导患者缓慢呼吸③,将患者衣服拉起②,注意保暖②,保护隐私②,将皮尺沿脐部绕一周,松紧适宜⑤,记录患者呼吸末的腹围数值⑤,观察测得的数值与上次数值相差值是否相符③,观察操作过程中患者的病情变化,并与之交流③,口述:根据病情选择合适测量方法⑤				
将病人衣服整理好②,告知患者相关事项③,再次核对患者②,如果数值相差太大或是太小及时汇报医师②				
摆体位①,整理床单位①,告知注意事项③,覆盖治疗盘放于治疗车上①				
整理用物②,洗手①,签名签时间①,记录②				
完成时间				
扣分				
总分				

注:1. 总分100分。

2. 重点项目:是否采取同一姿势、部位;是否注意保暖、保护隐私;观察操作过程中患者的病情变化与交流;简洁流畅;根据病情选择合适测量方法未掌握扣20分。

3. 计时从查对开始至操作结束,完成时间为10min。

参 考 文 献

[1] 施洁芸,朱新宇.测体质量与测腹围护理对肝硬化失代偿期腹水减少的影响[J].中国卫生标准管理, 2019,10(8):121-123.

第十九节　三腔二囊管置管护理操作

门静脉高压症是指由各种原因导致的门静脉系统压力升高所引起的一组临床综合征,各种原因所致的肝硬化是门静脉高压症最常见的原因之一。临床表现为门-体静脉间各交通支开放、脾大、脾功能亢进、腹水、肝性脑病、食管胃静脉曲张及破裂出血。

食管胃静脉曲张破裂出血是常见的消化系统急症之一,具有起病急、病死率高等特点,是肝硬化严重的并发症,死亡率高达 15%~20%。

【操作目的】

三腔二囊管(图 2-19-1)用于因门脉高压症所致食管、胃底静脉曲张破裂大出血患者紧急压迫止血,同时通过持续胃肠减压、评估是否有活动性出血,紧急救治患者生命,提高抢救成功率,减少因大量失血造成更多并发症的发生。

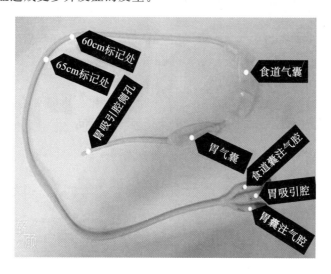

图 2-19-1　三腔二囊管

【用物准备】

物品名称	数量	物品名称	数量
1. 医嘱单	1 份	5. 蝶形胶布(长 20cm,宽 2.5cm)	1 条
2. 三腔二囊管置管包	1 个	6. 牵引绳(2~2.2m 长)	1 根
3. 灭菌注射用水(500ml)	1 瓶	7. 凹槽滑轮固定架	1 个
4. 三腔二囊管	1 个	8. 0.5kg 重物	1 个

（续　表）

物品名称	数量	物品名称	数量
9. 负压引流瓶	1个	17. 无菌持物桶	大小各1个
10. 小药杯	1个	18. 无菌持物钳	大小各1个
11. 启瓶器	1个	19. 50ml注射器	1～2支
12. 血压计	1个	20. 三腔二囊管及负压引流瓶标识	各1个
13. 润滑剂（按不同材质要求定）	适量	21. 纱布	数块
14. 检查手套	3副	22. 手消液	1瓶
15. 治疗碗	1个	23. 锐器桶	1个
16. 干棉签	1包	24. 污物罐	2个

【重要步骤】

1. 戴检查手套，取50ml注射器向胃囊内注气，检查管腔是否通畅，气囊是否完好。

2. 协助患者取平卧位头偏向一侧或取左侧卧位，评估鼻腔通气情况，有无鼻中隔弯曲或鼻出血。

3. 根据置管材质取相应润滑剂润滑管道前端14～16cm，弃去润滑棉球。

4. 检查置管是否在胃内，将吸引腔放入水中，查看有无气泡产生，抽吸胃液，吸出胃内容物，表示管端已入胃内。

5. 用50ml注射器向胃囊内注入200～300ml气体，并记录时间，固定三腔二囊管。

6. 穿过凹槽，牵引绳系于三腔交界处，0.5kg重物悬挂于滑轮固定支架上，牵引角度与身体成45°，以达到充分压迫止血的目的。

7. 经观察仍未能压迫止血者，考虑有食管静脉曲张出血，再向食管囊内注入空气100～150ml，以直接压迫食管下段的曲张静脉，并记录压迫开始时间。

【物品准备】

在治疗室完成。

1. 操作者七步洗手法，戴口罩。

2. 查对医嘱，在医嘱本相应位置打铅笔钩。

3. 检查置管盘的物品准备。

4. 检查三腔二囊管的失效期，包装是否安好。

5. 检查置管包的有效使用期，打开置管包外层包布，取出置管包内包放托盘上。

6. 左右展开内包治疗巾，再向下展开双层治疗巾。

7. 双手分别捏住上层治疗巾两个角的外面，向上做扇形折叠2～3层，开口边缘朝外，显露包内物品。

8. 将弯盘及其内物品移至置管盘左侧竖放。

9. 将治疗碗翻至弯盘右侧，无菌垫巾放于治疗碗的上方，将止血钳放于置管盘的右侧。

10. 取1支50ml注射器，检查有效使用期，打开放在治疗碗的右侧。

11. 检查并打开三腔二囊管包装袋，取出润滑剂放于无菌垫巾左侧，打开三腔二囊管内包装，取出三腔二囊管放于弯盘内，检查三个腔的标记是否清楚。

12. 检查并打开灭菌注射用水，倒100ml于治疗碗内，倒10ml于小药杯内，并注明开启、失效日期和外用字样的标记。

13. 戴检查手套,取 50ml 注射器向胃囊内注气,检查管腔是否通畅,气囊是否完好,分别将注气的胃囊及食管囊放入装有灭菌注射用水的治疗碗中,观察有无气泡产生,判断囊壁是否破裂。

14. 检查完毕无破损,将气囊内气体抽尽备用,覆盖治疗盘,并放于治疗车上。

15. 检查干棉签、手套、负压引流瓶并放于治疗车上,将小药杯、蝶形胶布、三腔二囊管及负压引流瓶标识放于治疗车上。

【操作步骤】

1. 评估患者病情,并确定患者或家属已签署知情同意书。

2. 携用物至床旁。

3. 查对患者床号、姓名,向患者解释操作目的、方法、注意事项及如何配合,以取得合作。

4. 协助患者取平卧位,头偏向一侧或取左侧卧位,评估鼻腔通气情况,有无鼻中隔弯曲或鼻出血,取干棉签蘸水,清洁鼻腔。

5. 置管盘放床头桌上并打开,戴手套、铺垫巾。

6. 根据置管材质取相应润滑剂润滑管道前端 14～16cm,弃去润滑棉球。

7. 将弯盘放于患者颌下,测量置管长度(有两种方法:由鼻尖经耳垂至胸骨剑突下或前额发际至胸骨剑突位置,长度一般为 50～55cm)。

8. 左手取纱布托住三腔二囊管,从一侧鼻孔缓慢插入,插入 10～16cm(咽部)时,嘱患者做吞咽动作,操作者轻轻将胃管推进至所需长度。

9. 检查置管是否在胃内,将吸引腔放入水中,查看有无气泡产生,抽吸胃液,吸出胃内容物,表示管端已入胃内。

10. 用 50ml 注射器向胃囊内注入 200～300ml 气体,并记录时间。固定三腔二囊管。

11. 将三腔二囊管向外牵引,适度拉紧三腔二囊管,拉伸有阻力时,表示胃气囊已压于胃底部(图 2-19-2)。

12. 用蝶形胶布将三腔二囊管固定于患者面部,记录留置长度。

13. 固定凹槽滑轮固定支架于床尾。

14. 穿过凹槽,牵引绳系于三腔交界处,0.5kg 重物悬挂于滑轮固定支架上,牵引角度与身体成 45°,以达到充分压迫止血的目的(图 2-19-3)。

15. 打开负压引流瓶与吸引腔连接,挤压负压引流瓶呈吸引状态,吸引出胃内容物证明三腔二囊管在胃内,并固定负压引流瓶于床旁,引流瓶距离地面>20cm。

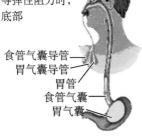

用止血钳将此管腔钳住。然后将三腔管向外牵引,感觉有中等弹性阻力时,表示胃气囊已压于胃底部

食管气囊导管——
胃气囊导管——
胃管——
食管气囊——
胃气囊——

图 2-19-2　胃气囊充气

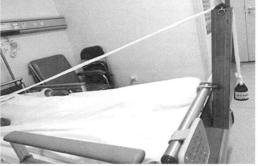

图 2-19-3　悬挂重物

16. 经观察仍未能压迫止血者,考虑有食管静脉曲张出血,再向食管囊内注入空气100~150ml,以直接压迫食管下段的曲张静脉,并记录压迫开始时间。

17. 取下弯盘及垫巾,脱手套。

18. 粘贴三腔二囊管置管标识并注明置管时间,粘贴负压引流瓶标识并注明开启日期时间,观察胃液引流量的颜色、性状和量。

19. 协助患者取平卧位,整理床单位,向患者交代注意事项。

20. 覆盖置管盘放于治疗车上,洗手。

21. 在医嘱本上签名、签时间。

【注意事项】

护士密切观察生命体征,吸引腔引流出液体的颜色、性状、量及大便情况,以判断有无继续出血情况,并注意观察三腔二囊管留置长度,如有移位立即放松牵引并放气,重新调整位置。

1. 注气时严格区分胃囊及食管囊,胃囊注气量必须足够,使胃囊充分膨胀,防止牵引三腔管时因胃囊小而滑过贲门进入食管压迫气道引起窒息,若发生窒息立即拔出三腔管。

2. 食管囊注气量不能过大,以免引起呼吸困难或食管黏膜坏死。

3. 每12~24小时请示医师同意后给予放气或放松牵引1次,以免发生压迫性溃疡,每次放气时间30min。

4. 每4小时测气囊压力1次并抽胃液,一般胃囊注气200~300ml,压力为50~70mmHg,食管囊注气100~150ml,压力为30~40mmHg,每次测压后应补充气体5ml,以补充外溢之气体,如压力偏低,注气后仍不升,提示气囊已破,需重新更换。

5. 保持口腔、鼻腔及咽喉部的清洁和湿润。每日口腔护理2次,注意观察咽喉部情况。

6. 拔管指征

(1)三腔二囊管压迫一般以72h为限,如有继发出血可调整气囊压力或适当延长压迫时间,出血停止24h后,在放气状态下观察24h如无出血后方可拔管。

(2)拔管时先放松牵引,将气囊内气体抽尽,嘱患者口服液状石蜡20ml,30min后慢慢将管拔出。

三腔二囊管置管护理操作考核评分表

单位_____ 日期_____ 监考人_____

考核内容	操作者				
着装①,仪表①,举止符合要求①					
物品准备齐全③,洗手①,戴口罩①,医嘱本打钩①					
检查并打开三腔二囊管置管包③,移弯盘、治疗碗、无菌垫巾、持物钳④,检查并打开50ml注射器放于置管盘中①,检查三腔二囊管包装并打开②,检查灭菌注射用水并分别倒于治疗碗和小药杯中②,戴手套①,充气检查三腔二囊管是否漏气③,覆盖置管盘①,检查一次性手套①,检查棉签①,检查一次性负压引流瓶②,将小药杯、标识、蝶形胶布放于治疗车上②,携用物推车至床旁①					

（续 表）

考核内容	操作者			
查对腕带②,解释②,摆体位②,检查鼻腔是否通畅①,清洁鼻腔①,置管盘放于床头桌上并打开②,戴手套①,铺垫巾①,润滑双囊三腔管 14～16cm③				
测量置管长度两种方法:口述,前额发际至胸骨剑突③,鼻尖经耳垂至剑突③,长度 60～65 cm②				
插三腔二囊管长度 14～15cm 嘱吞咽③,观察患者有无呛咳、呼吸困难、发绀等问题③,判断三腔二囊管位置③,持续给予负压②				
向胃囊注气 200～300ml 并记录③,止血钳夹闭三腔二囊管管腔①,牵拉是否有阻力①,适度拉紧三腔二囊管①,蝶形胶布固定三腔二囊管②,固定凹槽滑轮支架②,牵引绳连接三腔交界处②,0.5kg 重物悬挂于固定架上②,口述:如观察仍有出血向食管囊内注气 100～150ml 并记录②,撤弯盘、垫巾②,脱手套①,粘贴标识,观察胃液引流量③				
摆体位①,整理床单位①,告知患者三腔二囊管注意事项②,覆盖治疗盘放于治疗车上①				
整理用物②,洗手①,签名签时间①,记录②				
完成时间				
扣分				
总分				

注:1. 总分 100 分。

2. 重点项目:置管深度、注气压力范围、测压时间及注意事项未掌握扣 10 分。

3. 计时从查对开始至操作结束,完成时间为 25min。

参 考 文 献

[1] 丁伟伟,邱晓珏.恶心与呕吐患者的消化内科护理措施分析[J].现代消化及介入诊疗,2018,23(9):221-222.

[2] 许素红,马燕兰,宋海楠,等.食道胃底静脉曲张破裂出血者留置双囊三腔管期间的心理体验[J].护理管理杂志,2015,15(10):710-711.

[3] 刘香,路伟.改良型三腔二囊管压迫止血联合内镜介入治疗食管-胃底静脉曲张破裂出血患者临床疗效及安全分析[J].解放军医药杂志,2020,32(11):59-62.

[4] 刘欣.左侧卧位插胃管法在气管插管昏迷患者中的应用效果评价[J].中外女性健康研究,2020,3(5):187-188.

第二十节 腹腔穿刺引流护理操作配合

腹腔引流术主要用于治疗多种原因造成的腹腔积液、积血,在超声下或腹腔镜下放置引流管,将腹腔内的积液、积血排出体外,以减少毒素的吸收,防止炎症扩散和腹腔脓肿形成。按时更换腹腔引流袋能有效防止逆行感染。

【适应证及禁忌证】

1. 适应证

(1)诊断性穿刺:主要目的是抽取少量患者腹腔内的腹水或积液进行相应化验,明确渗出液、漏出液的性质,以及是否出现癌细胞。

(2)治疗性腹腔穿刺:主要是大量腹水的患者,由于腹腔内的腹水或脓液比较多,以及积气造成的呼吸功能不全,进行腹腔穿刺可以减轻患者的临床症状。癌症患者也可以通过腹腔穿刺管将化疗药注入到腹腔内,进行相应治疗。

2. 禁忌证

(1)凝血功能障碍:有凝血功能障碍的患者,或者有明显出血倾向的患者,一般禁止进行腹腔穿刺,否则可能引起腹腔内的出血且不易止血。

(2)肝性脑病:有肝性脑病的患者,一般禁止进行大量的腹腔穿刺引流,因为大量放胸腹水会引起血容量降低,使血氨升高,加重肝性脑病的症状。

(3)妊娠中晚期:不可进行腹腔穿刺,因为穿刺时由于操作的空间较有限,可能会出现视野受阻的情况,极有可能产生危险。

(4)腹腔内广泛粘连:腹腔内有广泛粘连的患者做腹腔穿刺时,腹膜脏层和壁层容易穿透,所以腹腔内广泛粘连的患者不适合进行腹部穿刺。

【操作流程】

1. 术前准备

(1)物品准备:医嘱单、腹腔穿刺包、无菌手套、注射器 5ml、注射器 20ml、注射器 50ml,以及无菌培养瓶、试管、量杯、中单、2%利多卡因。

(2)患者准备

①先嘱患者排空尿液,以免穿刺时损伤膀胱。

②术前复核患者的肝功能、血常规、出凝血时间等。

(3)医护准备

①术前先向患者解释将要进行的操作,取得患者的理解和配合。

②询问患者有无麻醉药过敏史,并签手术同意书。

③测量腹围、脉搏、血压,以观察病情变化,术前并行腹部体格检查。

2. 术中配合

(1)患者配合:患者取平卧、半卧、稍侧卧位,充分显露穿刺部位。

(2)医护配合

①穿刺点的选择:选择适宜穿刺点,一般常选于左下腹部,脐与髂前上棘连线中外 1/3 交点处,也有取脐与耻骨联合中点上 1cm,偏左或右 1.5cm 处,或侧卧位脐水平线与腋前线或腋中线的交点。对少量或包裹性腹水,常需 B 超引导下定位穿刺。

②消毒:将穿刺部位常规消毒,消毒 2 次,范围为以穿刺点为中心的直径 15cm,第二次的消毒范围不要超越第一次的范围;戴无菌手套,铺无菌洞巾。

③术者给予麻醉:自皮肤至腹膜壁层用 2% 利多卡因逐层做局部浸润麻醉。先在皮下打皮丘,直径 5～10mm,再沿皮下、肌肉、腹膜等逐层麻醉。麻醉的重点在于皮肤与腹膜的麻醉。

④术者给予穿刺:术者左手固定穿刺处皮肤,右手持针经麻醉路径逐步刺入腹壁,待感到针尖抵抗突然消失时,表示针尖已穿过腹膜壁层,即可抽取和引流腹水。诊断性穿刺可直接用无菌的 20ml 或 50ml 注射器和 7 号针尖进行穿刺。

⑤放腹水的速度和量:放腹水的速度不应该过快,以防腹压骤然降低,内脏血扩张而发生血压下降甚至休克等现象。一般每次放腹水的量不超过 3000ml。

⑥标本的收集:置腹水于消毒试管中以备作检验用(抽取的第一管液体应该舍弃,不用作送检)。腹水常规:需要 4ml 以上;腹水生化:需要 2ml 以上;腹水细菌培养:无菌操作下,5ml 注入细菌培养瓶;腹水病理:需收集 250ml 以上,沉渣送检。

⑦穿刺后穿刺点的处理:放液结束后拔出穿刺针,盖上消毒纱布,并用腹带将腹部包扎,如遇穿刺孔继续有腹水渗漏时,可用无菌敷料覆盖加压包扎。

⑧术中观察:注意观察患者反应,并注意保暖。

⑨脱手套,整理床单位,向患者交代注意事项:穿刺处前两日严禁沾水,有渗血渗液及时汇报护士。

⑩整理用物,洗手,签名、签时间:记录腹水颜色、性状、量。

【术后护理】

1. 一般护理

(1)注意观察穿刺部位,注意有无伤口渗血、红肿、疼痛,如穿刺部位疼痛明显,应仔细检查原因,若为一般组织创伤性疼痛,可遵医嘱给予镇痛药。

(2)术后测量患者血压、脉搏、腹围。

(3)术后当天穿刺点保持干燥清洁,尽量使穿刺口朝上;腹压高的患者,穿刺后需戴腹带加压包扎。

(4)引流过程中严密观察并记录患者腹腔引流液变化,尤其是引流液量及颜色,发现异常要及时通知医师处理。因引流管可能会被引流液中的血块、坏死组织阻塞,应每小时交替双手挤捏引流管 1 次,根据患者体位的调整,改变引流管位置,避免管道受压、扭曲、脱落。

2. 常见并发症护理

(1)出血:穿刺时误伤腹壁血管或者腹腔内血管。引流出血,严重出血时需要立即手术止血。腹壁出血可以压迫止血,一般可以止住。

(2)感染:如果穿刺时无菌操作不严格,细菌可以带入腹腔,引起腹壁及腹腔内感染,如果引起感染,早期可行抗生素治疗,如果形成脓肿时需要切开排脓,同时应用抗生素治疗。

(3)误伤:如误伤肠管等腹腔器官,引起腹腔炎,严重时需要手术治疗。

【健康教育】

1. 腹腔穿刺术后要指导患者卧床 24h,以免引起穿刺伤口的腹水外渗,要指导患者在床上大小便。另外要密切监测患者的血压、心率以及血氧饱和度、脉搏等生命体征。

2. 指导患者自行观察有无腹痛、腹胀、心悸、憋气等不适,观察敷料有无渗血、渗液。如有这些不适应的情况要及时通知医师和护士。

3. 注意预防感染,保持穿刺部位的纱布干燥,要随时观察有无渗血及渗液。如有上述情况要及时更换敷料,还要观察术后引流液的颜色、性状及量,防止出血。

参 考 文 献

[1]　骆伟群,韦超信,陈影勤.腹腔穿刺引流护理对急性胰腺炎并发乳糜漏患者的意义[J].中外医学研究,2013,11(20):128-129.DOI:10.14033/j.cnki.cfmr.2013.20.041.

第二十一节　更换腹腔引流袋护理操作

腹腔引流袋是收集体内引流液封闭的引流系统,不恰当地频繁更换引流袋会破坏封闭引流系统,造成引流袋末端和引流袋连接处的污染,并导致细菌感染率显著增加,不仅增加患者痛苦,同时增加医护人员劳动强度和浪费卫生资源。

【操作目的】

1. 保持引流管通畅,防止引流管扭曲、堵塞。

2. 防止逆行感染。

3. 观察引流液的颜色、性状、量,为治疗、护理提供依据。

【用物准备】

一次性引流袋、无菌手套、消毒棉签、一次性输液接头、量杯。

【重要步骤】

1. 检查引流袋失效日期,包装是否完好。

2. 打印标识签,如引流血性腹水需每日更换引流袋,如清亮黄色腹水需每周更换引流袋。

【操作步骤】

1. 患者　根据患者病情取平卧位或低半卧位。

2. 环境　清洁、安静、舒适,便于操作。

3. 操作流程

(1)评估患者后携用物至床旁,核对患者,做好解释取得合作。

(2)洗手,戴口罩,检查用物。

(3)根据患者病情协助患者取平卧位或低半卧位,显露引流管连接部和伤口,评估引流管周围伤口情况,观察引流管是否通畅,引流液的颜色、量、性状。

(4)洗手,戴手套,取治疗巾铺于引流管与引流袋连接部下方,折叠引流管,用卵圆钳夹闭引流管远端,分离引流管与引流袋连接处,观察引流袋液的量,将引流袋置于污物桶内,脱手套,翻转包裹引流袋头端。

(5)洗手,检查引流袋及无菌纱布的有效期,外包装是否完好,打开无菌纱布放于治疗车上,戴手套,检查并打开无菌棉签,用两根棉签分两次消毒,一根环形消毒引流管管口,另一根由引流管管口向远端环形消毒5cm左右,待干。

(6)取出引流袋,取无菌纱布用无菌面包裹已消毒的引流管,连接新的引流袋,松开卵圆钳,妥善固定于床旁并检查引流是否通畅。

(7)整理用物,脱手套,洗手。

(8)标签注明更换时间,贴于引流袋上。

(9)整理床单元,协助患者取舒适体位。

(10)洗手,再次查对,做记录。

(11)向患者交代注意事项,观察患者无异常后离开。

【注意事项】

1. 一般无菌引流袋应低于体内引流管安置高度,防止引流液倒流。

2. 定时放出引流袋中的液体,按规定更换引流袋。

3. 帮助患者翻身时,避免引流管牵拉、滑脱、扭曲、受压。

4. 引流袋固定要妥善,预留一定长度,便于患者活动。

5. 一旦发生引流不畅或引流管脱出,及时告知医师。

6. 拔管指征

(1)腹水引流量连续减少,24h 引流量少于 40ml。

(2)肝癌伴肝破裂腹水引流液颜色清亮后可根据病情适当考虑拔管。

更换腹腔引流袋护理操作评分表

单位_____ 日期_____ 监考人_____

考核内容	操作者				
着装③,仪表③,举止符合要求②,环境消毒③,温度适宜③					
术前用物准备齐全②,持物正确②					
核对患者信息③,查看腕带②,解释操作目的②					
告知更换腹腔引流袋的目的,保持引流通畅,防止感染、促进疾病康复⑧					
协助摆体位③,环境准备(关闭门窗、必要时屏风遮挡)③,取得配合②					
手卫生,检查并打开引流袋、戴手套、铺无菌巾⑩					
无菌碘伏棉签消毒接头②,连接引流袋③					
打开开关,挤压引流管是否通畅⑤					
固定引流袋,低于穿刺处的高度⑤					
评估患者情况、腹腔引流液的颜色、性状和量⑧					
观察引流是否通畅③					
口述观察患者有无不良反应③,及时处理③					
接头与引流管连接处避污保存⑤					
贴引流袋有效期③					
整理用物、整理床单位③					

(续　表)

考核内容	操作者		
交代注意事项③			
操作完毕后洗手②			
操作程序熟练③			

注:1. 总分 100 分。

2. 重点项目:引流通畅、观察引流液颜色、性状和量及注意事项未掌握扣 10 分。

3. 计时从查对开始至操作结束,完成时间为 20min。

参 考 文 献

[1] 张丽平.护理干预对腹腔引流管安全管理的效果观察[J].中国实用医药,2016(11):179-181.

[2] 李会玲,韩泉,王东升,等.集束化护理措施在腹腔引流中的应用效果[J].河北医药,2022,44(23):3668-3673.

第二十二节　肝穿刺活检操作护理配合

肝穿刺是肝穿刺活体组织检查术的简称。患者通常要局部麻醉,在超声的定位和引导下经皮肤穿刺,在实时超声的监视或引导下,完成各种穿刺活检、X 线造影,以及抽吸、插管、注药等操作,可以避免某些外科手术并且能达到与手术相媲美的效果。其优点为实时显示,引导准确、安全;操作方便,相对价廉;无放射线损伤。但是其也存在弊端,操作不谨慎时,容易出现并发症,严重时甚至危及生命。

【适应证及禁忌证】

1. 适应证　适用于手术未取活检或活检失败;疑早期肿瘤或细胞学检查未能确诊;CT 或超声显示肿块较大、侵犯广,已无法切除;怀疑转移性肿瘤需确诊;良性病变需获得组织病理诊断。

2. 禁忌证　全身衰竭、重度黄疸、肝衰竭、腹水者,肝棘球蚴病、肝血管瘤、肝周围化脓性感染,严重贫血、有出血倾向者禁止行此项操作。

【操作流程】

1. 术前准备

(1)物品准备:超声仪、穿刺针、导管、穿刺探头、消毒剂、无菌纱布、胶布、贴膜、无菌手套、局麻药、镇痛药、止血药等备用物品。若患者病情重,并发症多,随时可能出现心脑血管意外时,应准备好抢救车、除颤器、气管插管等抢救物品及药品。

(2)患者准备

①术前常规检查血常规、凝血功能、肝功能及心电图。

②纠正凝血功能异常。

③术前禁食 4~8h。

④术前晚保持充足的睡眠,如入睡困难者可适当应用镇静催眠药,使其充分休息。

⑤心理护理,由于患者对肝穿刺活检缺乏了解,常表现为恐惧、焦虑等情绪和不同程度的紧张、恐惧和疑惑心理。护士要主动与患者交流,使患者增强战胜疾病的信心。

(3)医护准备

①了解影像学检查结果,包括彩超、CT、MRI,全面了解肝系统情况。

②超声全面检查肝,选择相应穿刺部位及进针路径。

③向患者说明治疗的必要性、方法、适应证和禁忌证,可能出现的并发症和不良反应及处理措施,取得患者与家属的知情同意,消除患者紧张情绪。

④指导患者掌握屏气法,避免术中咳嗽及深呼吸,以免误刺入肝内血管出血。

2. 术中配合

(1)患者配合

①患者取平卧位,充分显露穿刺部位。

②听从医师口令,正确进行吸气、屏气配合操作。

(2)医护配合

①核对患者科室、床号、姓名、手腕带、ID 号,穿刺申请单、穿刺部位等。

②评估患者一般情况,必要时心电监护、吸氧。

③穿刺前先调整超声仪,使声像图上纵深的回声强度均匀一致,并将穿刺针路径和引导线调整至最小误差。

④常规消毒铺巾后,在 B 超引导或 X 线引导下,换上灭菌穿刺探头,再次复核穿刺的进针点。

⑤先用普通探头探测,了解病变部位、大小及与周围正常结构之间的相互关系,确定患者体位、穿刺点及路径、深度和进针角度,选择适合的穿刺针观察荧屏上针尖的回声、前进方向,直到刺入目标。

⑥患者平静呼吸,穿刺针进入腹腔后嘱患者屏气,迅速进针。在患者保持平静呼吸状态下进行活检,护士协助术者穿刺,观察患者的生命体征。

⑦退针时应嘱患者暂时屏气。为防止溢血,可边退针边推注凝血药,也可推注普鲁卡因等局麻药以防局部疼痛,严密观察生命体征,观察穿刺处有无出血等并发症的发生。

【术后护理】

1. 一般护理

(1)术后需平卧或左侧卧位 24h,每 2 小时监测生命体征 1 次,观察 1d,持续心电监护。

(2)观察腹部体征,观察上腹部有无进行性增大的肿块及腹膜刺激征现象,及时报告医师处理。

(3)遵医嘱补充电解质平衡液及营养液。

(4)术后禁食水 6h 后进食温软半流食,应给予低脂肪、清淡、易消化饮食。

2. 常见并发症护理

(1)出血:可因穿刺损伤肝动脉、肋间动脉或门静脉等引起。轻者可在 12～24 h 自行止血,出血严重时需补液、输血,行血管造影诊断及栓塞治疗或急诊外科手术。术后应密切监测患者腹部体征及血压,当发现患者血压下降应及时向医师报告,采取相应措施。

(2)感染:穿刺过程应无菌操作,并监测体温和感染指标的变化。

（3）疼痛:因穿刺过程中对身体局部造成创伤,呼吸时由于膈肌的运动,对损伤部位造成刺激,从而引起疼痛加重。

【健康教育】

1. 向患者和家属解释肝穿刺活检的重要性及注意事项,缓解患者焦虑情绪。

2. 告知患者术后卧床休息的重要性,指导患者活动翻身时幅度不要过大,采取平卧位或者左侧卧位。

3. 穿刺后如果有腹痛症状或者血压下降及时通知医护人员,防止肝穿刺后腹腔出血,监测血常规指标。

4. 指导患者穿宽松衣物、保持穿刺处皮肤清洁,禁盆浴。皮肤干燥者,可涂抹含有少量油脂的润肤乳。

5. 指导患者进食高蛋白、高维生素、低脂、易消化,忌辛辣、生冷和烟酒;多食新鲜蔬菜与水果,必要时遵医嘱予以保肝药物治疗。

6. 定期复查肝功能和影像学检查,如有不适及时就诊。

参 考 文 献

[1] 张伟,刘莉,田英.胆总管结石应用 CT、MRCP 和超声内镜的临床价值对比研究[J].中国 CT 和 MRI 杂志,2019,17(6):89-91.

[2] Krishnamoorthi R,Ross A. Endoscopic management of biliary disorders:diagnosis and therapy[J]. Surg Clin North Am,2019,99(2):369-386.

[3] Kuo CM,Chiu YC,Liang CM,et al. The efficacy of limited endoscopic sphincterotomy plus endoscopic papillary large balloon dilation for removal of large bile duct stones[J]. BMC Gastroenterol,2019,19(1):93.

[4] 孙夏芳.护理干预在超声内镜引导下胰腺肿瘤穿刺活检术中的应用分析[J].中国社区医师,2023,39(3):90-92.

第二十三节　肝脓肿穿刺引流护理配合

肝脓肿包括阿米巴肝脓肿和细菌性肝脓肿。前者是由阿米巴原虫引起的干燥感染性疾病,后者是由于肝受到各种细菌入侵而形成的化脓性感染。主要表现为寒战、高热、肝区疼痛、肝大伴压痛。

【适应证及禁忌证】

1. 适应证

（1）抽脓,以治疗肝脓肿或协助病因诊断。

（2）超声检查,可以显示肝内脓肿且液化充分。

（3）有安全的穿刺和(或)置管路径。

（4）较小或多发脓肿,可采用多次单纯穿刺抽液及冲洗,较大的脓肿采用置管引流效果更佳。

2. 禁忌证

（1）有出血倾向和凝血异常者,疑为肝包虫病者。

(2)血常规检查显示出凝血指标重度超标者。

(3)脓肿早期、脓肿尚未液化者。

(4)脓肿因胃肠胀气、肺气肿等难以显示者。

(5)穿刺针道无法避开大血管及重要脏器者。

【操作流程】

1. 物品准备

(1)常规物品准备:清洁盘、肝穿刺包、腹带1条、小沙袋1只、无菌手套、刀片、引流袋等按需要准备。

(2)附件准备:导丝、扩张管、固定器械。

(3)特殊准备:超声机。

(4)药品准备:利多卡因、0.9%氯化钠注射液。

2. 患者准备

(1)入院后协助患者完善血常规、超声、心电图、X线胸片等检查。

(2)协助患者摆放手术体位(平卧位)。

(3)建立较粗静脉通道,尽量选择不影响手术的部位进行穿刺。

(4)练习术中呼气后屏气等动作,以利术中正确配合。

(5)指导患者进行有效咳嗽和床上排便等训练。

(6)消除和缓解其各种不良情绪,保持良好心态,积极配合治疗及护理。

3. 手术步骤及护理配合

(1)在不影响手术操作的前提下,尽量协助患者摆好舒适的体位。裸露部位适当遮挡,以保护和尊重患者隐私。

(2)指导患者掌握屏气法,避免术中咳嗽及深呼吸。

(3)进行B超探查,明确脓肿位置、大小、范围,以确定穿刺部位、方向及进针深度。

(4)患者平卧,肩外展,屈肘,手置枕后以增大肋间,腰部铺放腹带,常规皮肤消毒,铺无菌巾,局部麻醉。

(5)穿刺针栓连接短胶管,用血管钳夹闭(或关闭三通开关通路)。先将穿刺针刺至皮下,嘱患者屏气,然后将穿刺针按超声定位方向及深度刺入肝脓腔,刺到脓腔后,患者可浅表呼吸。连接50ml注射器,去夹(或开放三通开关通路)抽吸,助手持钳协助。若未抽得脓液,嘱患者屏气,将针退至皮下,让患者呼吸片刻,再按上法于屏气时更换方向进行穿刺抽吸,一般以3次为限。抽到脓液后,应尽量抽尽脓液,再用抗生素反复冲洗脓腔3~4次。诊断性肝穿刺可用不带短胶管的穿刺针,接以10ml注射器,参照上法进行穿刺。

(6)术中严密观察患者心率、呼吸、血压和意识,并询问患者是否出现胸闷、腹痛等症状。

(7)对出现紧张情绪患者及时给予解释和安抚工作,如患者出现呼吸急促、面色苍白、大汗须及时报告医师,停止操作并协助医师处理。

(8)穿刺完毕,拔出针头,穿刺处应压迫片刻以防出血,再裹紧腹带,局部可以压小沙袋。

【注意事项】

1. 对于直径<3cm且脓肿液化完全、囊壁较薄的脓肿,宜采用超声引导下穿刺抽吸;直径≥3cm的脓肿、液化不完全、液化腔不规则、囊壁较厚的脓肿则需要置管引流。应用穿刺抽吸、冲洗法者,穿刺2次以上、抽吸不能治愈的脓肿,也要考虑置管引流。与肾盏或肾盂相通者考

虑置管引流效果最佳。

2. 穿刺前选择最佳穿刺点和穿刺路径是穿刺成功和减少并发症的关键。尽量避免经腹腔穿刺。

3. 如果脓肿由多个脓腔构成,必须对每个脓腔分别进行穿刺或置管引流。

4. 留置导管期间,开始每天用生理盐水或抗生素冲洗脓腔 1～2 次,将坏死物、碎屑冲出,保持导管通畅,随着脓腔逐渐缩小,可适当减少冲洗次数。

5. 冲洗时经常会遇到由于脓液黏稠堵塞产生活瓣作用,使冲洗液容易注入而不易抽出,遇到此种情况时,切勿盲目注入过多液体,而且必须记录冲洗液出入量,避免注入量大于抽出量,否则会使脓腔内压过高而导致细菌或毒素反流入血产生高热、寒战。

6. 当脓液黏稠不易抽出时,可注入糜蛋白酶或尿激酶,12～24h 后再抽出。若引流仍不通畅,可考虑更换更粗的引流管。

7. 超声复查脓腔消失,每日引流液<10ml,体温和白细胞恢复正常,停用抗生素并夹闭管 2～3d 后临床症状无反复,可拔管。

8. 治疗前应让患者或其亲属知情,了解治疗的目的、方法、疗效及治疗过程中可能发生的不适症状、并发症及意外情况等,患者或其亲属表示同意治疗后签署知情同意书。告知患者和家属引流管保护和护理方法。

【拓展知识】

对尚未局限的肝脓肿和多发性小的肝脓肿可采用非手术治疗,使用大剂量有效的抗生素控制感染,促进炎症消退及脓液吸收。在抗生素应用上,应根据细菌培养及药敏结果来选择。如暂时无法做细菌培养,可根据感染源分析选用。如感染源不明,可采用联合用药,即同时应用控制革兰阴性菌、革兰阳性菌感染的抗生素及控制厌氧菌感染的药物。注意抗生素治疗不能替代必要的外科手术治疗。细菌性肝脓肿往往因病程长、高热消耗等因素,多数患者可出现严重的营养不良、贫血、低蛋白血症等。应及时纠正贫血,多次少量输血,尽量采用新鲜血液。补充足够的热量、多种维生素及微量元素,改善营养状况,增强机体的抵抗力。

【术后护理】

1. 一般护理

(1)病情观察

①嘱患者卧床并持续心电监护 24h,严密观察患者心率、呼吸、血压、体温等各项生命体征。

②术后 2h 内,每 15～30min 测血压、脉搏、呼吸 1 次,稳定后改为每 3 小时 1 次。

(2)症状护理

①如患者出现面色苍白、脉搏细速、血压下降等出血征象时,应及时报告医师并配合处理。

②观察引流液的性状和量,防止扭曲、受压、脱落。

(3)导管护理

①妥善固定引流管,保持引流通畅。

②告知引流管护理知识、计量方法和可能的并发症。

(4)疼痛护理,严密监测患者腹痛的性质及程度,是否出现压痛、反跳痛、腹肌紧张等腹膜刺激症状。在患者腰下垫置软枕,以缓解穿刺点部位的疼痛感,必要时遵医嘱给予镇痛药。

(5)饮食护理,术后 8h 可开始进食,给予清淡、易消化的高热量、高蛋白、高维生素的流质或半流质饮食,以提高机体抵抗力,促进康复。鼓励患者增加饮水量。

2. 常见并发症护理

(1)出血:表现为面色苍白、表情淡漠、四肢湿冷、脉搏细速、血压下降、少尿或无尿,腹腔引流管持续血性液流出,引流量超过 200ml/h,连续 3h,提示腹腔内有活动性出血,应立即通知医师,做好术前准备,准备再次剖腹探查。

(2)肺部感染:表现为发热、咳嗽、咳痰,肺部有湿啰音及痰鸣音,白细胞计数增高,X 线片显示肺部感染。指导患者每日进行呼吸锻炼;雾化吸入;协助翻身,鼓励患者行有效咳嗽。

(3)膈下囊肿:表现有寒战、高热、右上腹疼痛、乏力、出汗、脉快、白细胞计数增高等中毒症状,B 超提示膈下脓肿。鼓励患者半卧位,有利于引流;保持引流管通畅,定时挤压;加强营养支持;按医嘱给予抗生素治疗;密切观察体温、白细胞计数变化。

(4)胆漏:表现为术后 1 周腹腔引流管有胆汁样液流出,每日引流量 200ml 以上,引流管周围有少量胆汁外渗。保持引流管通畅,定时挤压,注意引流量、性状变化;密切观察引流管周围有无渗液,及时更换引流管口敷料,保持干燥。

【健康教育】

1. 疾病讲解　介绍肝脓肿预防和治疗的一般知识,指导患者遵守治疗和护理的要求,解释引流管的意义和注意事项,讲解肝脓肿的预防,提高机体的健康素质,增强机体的防病抗病能力。同时,应尽可能避免可能诱发机体抵抗力降低的因素,如大剂量化疗、放疗及长期使用免疫抑制药。

2. 休息与活动　生活要有规律,避免精神过度紧张,饭后休息 30~60min。

3. 饮食指导　调节饮食,加强营养。

4. 用药指导　遵医嘱应用抗感染药物治疗。

5. 病情观察　观察引流液的量、性状及颜色。

6. 避免诱发因素　如肝胆管结石、急性化脓性梗阻性胆管炎、腹腔感染、肠道感染等。将这些病因控制住后,就能预防肝脓肿的发生。

7. 定期门诊复查　嘱患者出院后加强营养,如有不适及时复查。

参 考 文 献

[1]　徐培丽.肝脓肿超声引导经皮穿刺置管引流术围手术期护理[J].河南外科学杂志,2017,23(4):167-168.

第二十四节　肝动脉造影、消融治疗护理配合

肝动脉造影(DSA)是诊断肝各种肿瘤(包括肝癌)的可靠方法之一,更是对肝癌行介入治疗的前提,可以明确显示肝小病灶及其供血情况,是一种侵入性创伤性检查,可用于其他检查后仍未能确诊的患者;另外还有可能发现其他影像学手段无法发现的病灶和明确有无血管侵犯。介入消融治疗是目前肝癌治疗中最为先进的物理治疗方式之一,可以借助对靶点以瞬间高温的方式实现对病灶的处理,从而达到肿瘤组织及其邻近的可能被扩散的组织凝固坏死的目的,可以有效降低和控制肿瘤的大小,规避外科手术对于患者的身体损伤,具备较高的临床

应用效果。

肝癌是全球范围内常见恶性肿瘤之一。手术切除、肝移植、局部治疗为目前控制肝癌患者病情的主要手段,但因该病多合并肝硬化,确诊后仅有 30％适合采取手术切除治疗方案;针对无法手术者多采用消融等技术。

【适应证及禁忌证】

1. 适应证

(1)小肝癌的早期诊断和鉴别诊断。

(2)肝癌术后复发的诊断和鉴别诊断。

(3)转移癌的早期诊断和鉴别诊断。

(4)不能手术切除,肿瘤直径<5cm。

(5)多发肿瘤,手术切除不彻底。

2. 禁忌证

(1)对碘、硬化剂过敏。

(2)肿瘤巨大或者弥漫性。

(3)大量腹水,严重黄疸或有严重出血倾向。

(4)严重心、肝、肾功能不全及其他严重的全身性疾病。

(5)可能发生血栓脱落的疾病。

(6)穿刺部位局部皮肤感染者。

【操作流程】

1. 术前准备

(1)物品准备:治疗车、手术穿刺包、利多卡因注射液、0.9％氯化钠注射液、碘伏、75％乙醇、无菌手套、无菌敷料、5ml 注射器、10ml 注射器、心电监护、氧气装置、射频电极针、穿刺架或定位导航系统、引导针、止血药、化疗药、造影剂等;若患者病情重,并发症多,随时可能出现心脑血管意外时,应备好抢救车、除颤仪、气管插管等抢救物品及药品。

(2)患者准备

①检查心、肝、肾功能,以及血常规和出凝血时间,必要的影像学检查,如 B 超、CT 等。

②练习床上排便。

③治疗时携带完整病历,包括所有化验单及检查相关资料。

④术前 4h 禁食水,排空大小便。

⑤作息规律,防止劳累;保证睡眠,注意保暖。

(3)医护准备

①评估患者病情、生命体征,是否存在操作禁忌。

②给予患者心理护理,避免操作过程中引起患者恐慌。

③向患者及家属交代手术的必要性和风险性,取得家属和患者的配合,签署手术同意书。

④穿刺部位给予备皮,必要时给予镇静药。

⑤建立静脉通路,便于术中用药及抢救。

2. 术中配合

(1)患者配合:根据病灶位置,协助患者取仰卧位或侧卧位。

(2)医护配合

①遵医嘱配制术中用药。

②摆体位,连接心电监护。

③协助消毒、铺巾。

④确定穿刺点,局部麻醉。

⑤插入导管,推注造影剂,协助造影。

⑥拔出导管鞘。

⑦固定包扎。

⑧观察下肢血液循环。

【术后护理】

1. 一般护理

(1)体位护理:术后患者取平卧位,卧床休息 6～12h 后取半卧位,24h 后可下床活动。

(2)病情观察:术后 24h 内严密监测患者生命体征,观察穿刺处有无血肿、出血等现象发生,严密观察下肢血液循环情况,查看肢体皮肤颜色、皮温及肢端血供,检查右足背动脉搏动,一旦有异常现象发生应及时进行处理。

(3)饮食护理:术后 6h 可给予患者流质饮食,随着病情好转,可将饮食逐渐改为温软半流质饮食,且嘱咐患者饮食应以清淡、易消化食物为主,多进食富含维生素的食物,不可进食刺激及坚硬食物。

(4)心理护理:术后护理人员应多与患者进行沟通交流,及时了解患者情绪变化情况,并给予患者针对性的心理疏导及安慰。

2. 常见并发症护理

(1)出血:观察穿刺处有无渗血、有无呕血及黑粪情况,密切监测生命体征,定时行血常规、生化、凝血等相关检查,一旦出现出血现象,积极配合医生进行抢救。

(2)感染:术后严密监测体温变化,出现发热遵医嘱予抗生素治疗,待体温恢复正常后停止用药,同时护理人员应鼓励患者多饮水,做好保暖工作,并及时对患者床单位、休养服等进行更换,适当补液,确保穿刺部位敷料清洁卫生。

(3)穿刺部位或肝区疼痛:其主要是由于肿瘤组织凝固坏死,导致瘤周发生充血水肿现象,进而使得肝包膜紧张度显著增加所致,是常见的治疗反应,护理人员应耐心地向患者讲解疼痛原因,嘱咐患者不必过于紧张,可通过听音乐、看视频等方式转移注意力,必要时给予镇痛处理,若疼痛症状较为严重则应及时观察是否有其他并发症发生,注意有无腹膜炎、气胸、血尿等症状,及时发现及时处理。

(4)胃肠道反应(恶心呕吐):指导自我放松法,鼓励患者深呼吸,慢节律呼吸,呕吐时头偏向一侧,遵医嘱给予止吐、补液处理,及时清理呕吐物及脏的衣服、被单,以免因呕吐物刺激引起恶性循环。

(5)肝功能衰竭:遵医嘱给予保肝药物治疗,术后定期监测肝功能指标,观察有无黄疸、腹水等,发现异常及时处理。

【健康教育】

1. 进食易消化食物,避免过冷、过热和刺激性食物,多食新鲜蔬菜水果,保持大便通畅。

2. 注意休息,劳逸结合,适当活动,但不可进行剧烈运动和重体力劳动。

3. 遵医嘱按时服药,如出现皮肤、巩膜黄染,发热、腹胀等不适,及时就诊。

4. 术后 1 个月、3 个月、6 个月应分别到医院进行随访,保证治疗效果。

参 考 文 献

[1] 王颖.彩超引导介入射频消融治疗肝脏肿瘤的临床应用分析[J].中国医疗器械信息,2022,28(20):77-79.DOI:10.15971/j.cnki.cmdi.2022.20.050

[2] 刘蕊,金泽宏,毕方平,等.肝脏实时超声造影用于肝癌微波消融治疗的意义[J].中国现代医生,2022,60(15):103-105,117,197.

第二十五节　脾动脉栓塞治疗护理配合

脾动脉栓塞术是目前公认的脾切除术的首选替代疗法。其原理是通过介入方法以栓塞剂阻塞脾动脉的主干或末梢分支,使脾实质血流被切断或减少,继而发生脾外周红髓梗死和机化,从而削弱脾巨噬细胞吞噬血细胞的作用,升血细胞效果确定。

【适应证及禁忌证】

1. 适应证

(1)各种原因所致的门静脉高压症,食管静脉曲张破裂出血。

(2)各种原因所致的脾大并发脾功能亢进。

2. 禁忌证

(1)肝硬化顽固性腹水伴原发性腹膜炎。

(2)肝硬化患者肝功能极差,如严重黄疸、血浆清蛋白水平极度低下及凝血酶原时间明显延长。

(3)对碘造影剂过敏者。

【操作目的】

脾功能亢进或破裂,通过介入栓塞治疗,能有效快速降低门脉高压,达到治疗目的。

【操作流程】

1. 用物准备

物品名称	数量	物品名称	数量
1. 无菌机器罩	2 个	9. 无菌手术衣	2 件
2. 麻醉包	1 个	10. 肝素注射液	1 支
3. 穿刺针	3 根	11. 麻醉药	2 支
4. 支架	5 个	12. 小药杯	2 个
5. 导管导丝	3 根	13. 注射器	2 个
6. 球囊	5 个	14. 吸氧面罩	1 套
7. 心电监护仪	1 台	15. 弹力绷带	1 卷
8. 治疗车	1 辆	16. 不锈钢碗	2 个

（续　表）

物品名称	数量	物品名称	数量
17. 无菌手套	2 副	24. 污物管	1 个
18. 无菌纱布	3 包	25. 无菌治疗巾、洞巾	2 个
19. 碘伏	1 瓶	26. 0.9％氯化钠注射液 500ml	1 袋
20. 大方碗	1 个	27. 三通	2 个
21. 医嘱本	1 个	28. 栓塞药	适量
22. 铅笔	1 支	29. 地塞米松磷酸钠注射液 2mg	1 支
23. 手消毒液	1 瓶	30. 异丙嗪注射液	1 支

2. 术前准备

（1）患者及家属对技术治疗有较清楚的了解，签订手术同意书。

（2）完善血尿常规化验，检查肝肾功能、出凝血时间、凝血原酶时间及活动度、血糖、电解质，做心电图胸片有无异常，测体温、心率、呼吸、血压，对患者的身体状态有所了解。

（3）术前根据患者的心理健康状况除采用常规护理外，对其进行认知、情绪和行为护理干预，帮助患者以正性情绪克服负性情绪。

（4）皮肤准备，穿刺部位备皮。

（5）手术时左上肢静脉留置套管针保持静脉通路畅通。

3. 术中配合

（1）协助患者平卧于手术台，连接心电监护仪记录其脉搏、呼吸、血压并建立静脉通道。认真检查导管导丝，防止术中出现断裂脱落、漏液等。

（2）配合医师穿手术衣，套无菌机器罩，铺治疗巾、洞巾。配合皮肤消毒，抽取麻醉药，协助医师用肝素生理盐水冲洗导管与导丝。

（3）将导管、三通放于大方盘内，配制肝素盐水（0.9％氯化钠 500ml＋肝素 0.5 支）并分别倒入 2 个不锈钢碗内，配合医师将配制好的肝素盐水注射液经三通管注入导管中。20ml 非离子型对比剂置于小药杯中。

（4）导管插入病变部位供血动脉后，配合医师将明胶海绵颗粒、PVA 颗粒、弹簧圈等栓塞剂，对脾动脉进行栓堵。

（5）术中密切观察患者有无过敏反应，一旦发生过敏反应立即停止栓堵，并静脉注射地塞米松、异丙嗪等药物，以及吸入氧。

（6）拔管后用手压迫穿刺点止血 10～20min，观察伤口无渗血，用无菌纱布加弹力胶布或弹性绷带加压固定。

4. 术后护理

（1）密切观察患者的生命体征，测量患者体温、脉搏、呼吸、血压，特别是病情较重患者，要严密观察病情变化，如有异常，及时报告医师。

（2）穿刺点的护理。手术完毕，穿刺部位按压 20min 后用纱布加压包扎，术后腹股沟区穿刺点压迫 6～8h，穿刺侧下肢制动 8h，并定时测量血压及脉搏，观察足背动脉搏动情况，观察穿刺点有无渗血及血肿、穿刺侧下肢皮肤色泽及皮温情况，发现异常及时报告医师并配合处理。

(3)术后早期活动干预

①术后 6h 内病人取平卧位,术侧肢体伸直,床上水平移动肢体。

②术后 6~8h 取 45°~60°半卧位,术侧下肢自然伸直,小腿可适当外展弯曲,先做被动运动,后做主动运动。

③术后 8h 可取躯体上身与大腿形成 35°~110°的卧位或左、右卧位,但术侧下肢需伸直,卧向健侧时患侧肢体伸直并用柔软物品支垫。

④术后 8d 解除沙袋压迫,解除术侧肢体制动,经观察无异常可下床活动。

⑤若术后患者不适应在床上小便时男性患者由护士按压穿刺处,采取单腿落地起床排尿,即术侧肢体伸直轻轻着地(不能使力),而健侧肢体着地支撑整个肢体。女性患者则按压伤口的同时抬高床头,使上身与下肢成 90°~110°坐位小便。

⑥在采取半卧位时可将床脚适当抬高,这样可防止患者重心下移而下滑,以稳定半卧体位。同时,可在患者头颈部下垫一软枕,缓解颈肩部肌肉的紧张度,增加患者舒适度。

(4)饮食的护理,一般给予高热量、高维生素、低蛋白、低脂肪、易消化的饮食,食欲差者酌情给予静脉营养。

(5)栓塞反应综合征的护理,栓塞反应综合征包括脾区疼痛、发热、脾脓肿及食欲缺乏等。

①脾区疼痛的护理:由于栓塞局部组织水肿,牵拉脾被膜后可引起腹部疼痛,疼痛轻者可不予处理,多在 3~7d 后缓解,重者给予镇痛治疗并观察镇痛效果。

②发热的护理:栓塞术后坏死组织吸收可引起不同程度的发热,多为低热,一般无须处理,但需密切观察体温变化。如体温>38.5℃者给予多喝开水、温水擦浴、冰袋降温等处理。

③脾动脉栓塞术后脾脓肿:是严重的并发症,术中应严格无菌操作,术前、术后积极给予抗生素预防感染,可使脾脓肿的发生率明显减少。

参 考 文 献

[1] 尹书梅.部分脾动脉栓塞术后早期活动对病人的影响[J].护理研究,2009,23(2):164-165.

第二十六节 胆红素吸附治疗护理配合

重型肝炎发病凶险,病死率高。重型肝炎由于肝细胞广泛坏死,肝功能严重障碍,造成肝细胞严重受损,引起机体严重的代谢紊乱导致体内大量代谢毒物的蓄积,特别是某些患者出现顽固性高胆红素血症,治疗难度大,对患者造成严重的危害。胆红素吸附(图 2-26-1)可以帮助清除患者血液当中的有毒物质,提供稳定的内环境,促进肝功能的恢复,在内科综合治疗的基础上给予胆红素吸附治疗是一种较为安全且并发症少的治疗措施。

【适应证及禁忌证】

1.适应证

(1)暴发性肝炎。

(2)肝衰竭。

(3)各种疾病引起的胆红素血症。

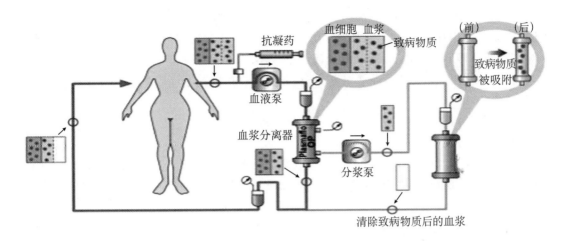

图 2-26-1　胆红素吸附治疗

2. 禁忌证

(1)患者伴有严重活动性出血或弥散性血管内凝血者。

(2)对治疗过程中所用的血制品或药品等严重过敏者。

(3)呼吸循环功能衰竭者。

(4)心脑梗死非稳定期患者。

(5)妊娠晚期。

【操作流程】

1. 术前准备

(1)物品准备:血浆分离器、胆红素吸附器、标准环路、心电监护仪、特殊连接管、0.9%氯化钠注射液 1000ml×1(500ml×2)、肝素 2 支、地塞米松 5mg、苯海拉明 20mg、介入手术器械包、介入手术布类包、碘伏、无菌手套、敷贴、利多卡因、造影剂、抢救物品及药品、血管造影导管、导丝。

(2)患者准备

①术前常规检查血常规、凝血、肝功能、心电图、胸片等相关检查。

②术前 1 天在 B 超下行颈静脉或股静脉双腔导管置管,置管后用普通肝素钠进行封管,分别从静脉端和动脉端推入,剂量以双腔导管上的刻度为准,并观察有无置管处皮下出血。

③嘱咐患者在治疗前排空大小便,对危重症患者或意识不清的患者,治疗前可以予以保留导尿。

④心理护理,术前进行沟通宣教,能消除患者紧张、恐惧心理,提高患者术中配合度,有利于检查、治疗的顺利进行。

(3)医护准备

①评估患者:了解患者的姓名、诊断、重要实验室检测值。查看患者的一般状态、意识、生命体征。

②健康教育:医护人员向患者及家属讲解胆红素吸附治疗的适应证、治疗目的及特点、近期和远期疗效、可能出现的并发症和防治措施,取得患者及家属的理解与配合,帮助患者消除焦虑情绪,建立合理的治疗期望值,以平和的心态和稳定的情绪接受治疗,签署知情同意书。

③建立血管通路:人工肝治疗是否顺利,很大程度上取决于体外血液循环是否稳定、通畅。由于胆红素吸附治疗时间长,一般需要 6h,因此,不主张进行外周血管穿刺,通常采用深静脉置管,如锁骨下静脉、颈内静脉或股静脉置管等,以保证血流的稳定与通畅。

④操作前需再次确认患者是否准备完毕,并提前检查机器运转是否正常。

2. 术中配合

(1)患者配合:患者头部抬高 15°,取头高足低卧位。

(2)医护配合

①术中的观察及护理:持续心电监护及低流量吸氧,密切观察体温、神志、跨膜压(TMP)、动静脉压、有无出血情况等。有异常情况及时处理。术中监测血气,根据血气分析的结果,给予静脉补钾,维持水、电解质平衡。

②调整治疗参数:治疗过程中机器参数的观察非常重要。保持正常的血流速度及跨膜压,血流速度为 100～120 ml/min,血浆分离速度为 25～30 ml/min,跨膜压 30～60 mmHg,动脉压和静脉压保持在 150 mmHg 以下。跨膜压升高主要是由于分离器及管路堵塞造成的,可遵医嘱追加肝素用量或用生理盐水冲洗管路,如未缓解应更换管路。跨膜压持续升高会导致破膜,一旦发生应立即停止治疗并更换分离器。动脉压升高,常提示血液出路不通畅或有血块堵塞动脉端小壶。静脉压升高,常提示血液回路不畅,患者会有置管部位的胀痛。在治疗过程中护士要注意查看深静脉置管有无脱出、局部有无血肿。出现报警音应及时查找原因排除故障。

③监测凝血指标:治疗过程中密切监测患者有无出血情况,并遵医嘱在必要时检查凝血指标,以合理调整肝素用量,避免造成出血或管路堵塞。

④血流量的控制:血流量为 100～150 ml/min,血浆分离的速度为血流量的 30%,一般在 3～5h 完成。

【术后护理】

1. 一般护理

(1)患者护理:术后患者卧床休息,持续心电监护及吸氧(2～4L/min),密切观察患者的生命体征、意识、尿量、消化道症状,及时发现病情变化,遵医嘱及时采取对症处理。

(2)饮食护理:胆红素吸附治疗后患者因病情改善,食欲增加,但此时患者的肝及胃肠道功能尚未完全恢复,如果患者饮食过量或饮食不当,易诱发血氨升高、肝性脑病和上消化道出血。护士应对患者进行饮食指导,告诉患者治疗后 24～72 h 内饮食控制的必要性,尤其要控制蛋白质的摄入。进食高热量、少渣、清淡、易消化的软食或半流食,少食多餐,细嚼慢咽。

(3)导管护理:置管处注意观察局部有无肿胀、渗血渗液,每班认真交接班,观察敷贴有无松脱或者卷边并及时处理。告知患者禁止抓扯,穿着宽松衣物,更衣时勿牵拉拖拽导管。

(4)心理护理:要注意患者的情绪变化,多与患者交谈,倾听患者主诉,了解患者的想法与愿望。及时将好的化验指标和检查结果告诉患者,增强患者的治疗信心。告诉患者治疗是一个长期过程,包括药物、饮食、运动、情绪等方面,使患者有长期治疗的心理准备,正视现实,消除不良的心理影响,配合治疗和护理。

2. 常见并发症护理

(1)过敏反应:包括血浆过敏反应、血浆代用品过敏反应、肝素等过敏反应。一般表现为荨麻疹、眼面部血管神经性水肿,严重的有低血压、休克、呼吸困难、支气管痉挛、心血管症状、胃肠道症状等过敏反应表现。

(2)低血压:密切监测患者心率、血压等指标,若血压降低,应立即降低血流速度,并输入扩容药物以补充血容量。

(3)出血:患者因病情多有凝血功能障碍,再给予药物抗凝,部分患者可出现插管处、消化道、皮肤黏膜、颅内出血等并发症,因此要严格控制肝素用量,必要时可用低分子肝素钙或鱼精蛋白治疗。

(4)凝血:治疗途中若抗凝药物用量不足,易出现凝血,表现为灌流器凝血和留置管凝血等。

(5)继发感染:包括与治疗中放置临时性插管有关的感染和血源性感染,包括细菌感染、病毒感染,应严格无菌操作,加强对患者导管局部情况的观察,看是否存在感染迹象等,以便及时采取有效的干预措施。

(6)失衡综合征:指在操作结束后不久出现的以神经、精神系统为主要症状的症候群,常在数小时至 1d 后逐渐消失。轻度失衡时,患者仅有头痛、焦虑不安或恶心、呕吐,严重时可有意识障碍、癫痫样发作、昏迷甚至死亡。应对症处理,严重时保持呼吸道通畅,保障患者安全。

【健康教育】

1. 监测生命体征和血生化的变化。对于血压不稳定者,嘱其不要突然坐起和站立,以免引起体位性低血压。

2. 对于血胆红素明显降低者,应及时把消息告知患者,以坚定患者治疗的信心。

3. 观察穿刺部位有无出血或血肿,卧床休息,尽量平卧,勿使插管折叠、弯曲,避免侧卧于插管侧,保持插管处皮肤干燥,定期消毒、冲管,保持管路通畅。

4. 饮食指导。胆红素吸附治疗后血清胆红素、内毒素等有害物质一般可暂时获得下降,但此时患者的肝功能及胃肠道水肿充血还未完全恢复,突然进食过量,可引起血氨升高、肝性昏迷及消化道出血,可少量多餐进食软质饮食,必要时从肠外途径供给营养。

5. 预防感染。重症肝炎患者免疫功能低下,术后应注意保持室内适宜的温湿度,定时通风换气,注意保暖。

参 考 文 献

[1]　王培培,李凯.人工肝血浆置换联合胆红素吸附治疗重症肝炎患者的临床效果[J].慢性病学杂志,2018,19(8):149-151.

[2]　郭会敏,李颖,朱彦涛.36 例人工肝胆红素吸附治疗肝衰竭病人的护理[J].护理研究,2015,29(7):2423-2424.

[3]　王燕.胆红素吸附治疗重型肝炎的护理[J].现代医药卫生,2006,22(10):1552.

[4]　李晶晶.血透患者中心静脉导管感染预防及护理[J].世界最新医学信息文摘,2018,18(27):202-203.

第二十七节　胃-肾分流道球囊封堵护理配合

食管胃静脉曲张是肝硬化门脉高压常见的并发症之一,出血率为 10%～36%,再出血率达 34%～89%,病死率高达 25%～55%。因此,根除胃静脉曲张至关重要。而胃静脉曲张患者 80%～85%伴有自发性分流道。异位栓塞是胃静脉曲张组织黏合剂栓塞术最严重的并发症。封堵分流道后再行胃静脉曲张组织黏合剂栓塞术,减少异位栓塞发生风险,简单易行,创伤小。

【适应证及禁忌证】

1. 适应证

(1)胃底静脉曲张破裂出血患者。

(2)急诊止血(活动性出血),一级预防(预防出血),二级预防(预防再出血)。

(3)门体分流性所致的顽固性肝性脑病,顽固性肝功能异常(很少见)。

2. 禁忌证

(1)无可用分流道。

(2)球囊不能完全阻断分流道、门静脉闭塞者。

(3)在阻断自发分流道下,逆行注入造影剂后不能确认胃底-食管静脉曲张者。

(4)无法控制的出血。

(5)肾功能不全、无法纠正的凝血功能障碍者,存在血管造影的禁忌证情况。

【操作流程】

1. 术前准备

(1)物品准备:介入手术器械包、介入手术布类包、碘伏、无菌手套、敷贴、利多卡因、肝素、造影剂、抢救物品及药品等,血管造影导管、导丝、血管穿刺套件、压力泵、球囊扩张导管,评估除颤仪、心电监护仪等抢救设备及药品,并置手术台旁。

(2)患者准备

①术前常规检查,包括心电图、输血前相关检查、备血,签署手术知情同意书等。

②术前禁食水 6h。

③术前训练床上大小便,并在术前排空大小便。

④病号服贴身穿着,不佩戴金属质地的首饰。

⑤建立静脉留置针通路于右上肢。

⑥心理护理,术前进行沟通宣教,能消除患者紧张、恐惧心理,提高患者术中配合度。

(3)医护准备

①术前评估影像学检查结果,包括常规内镜(金标准)、超声内镜、增强 CT 和(或)门静脉血管成像,可清晰显示门静脉主干及其分支、侧支循环、胃-肾分流道,可为术前决策提供指导。

②向患者说明治疗的必要性、方法、适应证及禁忌证、可能出现的并发症、不良反应及处理措施,取得患者及家属的知情同意,消除患者紧张情绪。

2. 术中配合

(1)患者配合:患者取平卧或左侧卧位,充分显露手术部位。

(2)医护配合

①三方核查,核对患者信息及病历信息,手术方式、手术部位等。

②检查患者有无携带金属衣饰。

③协助患者左侧卧位卧于手术台上,将患者安置于舒适体位,充分显露术中穿刺部位股静脉或颈静脉处。

④术中严格无菌操作,避免污染无菌台面;术中全程保持台面无菌状态。

⑤血管造影评估胃静脉曲张位置及大小,明确胃-肾分流位置后,将球囊导管置于胃-肾分流道适当位置。

⑥经颈内静脉或股静脉将 5.5F 球囊导管置入胃肾分流道,充盈球囊封堵分流道。

⑦病情观察,从颈静脉进入球囊导管时,观察有无心律失常反应。

⑧注射组织胶及硬化剂时,观察有无呼吸困难、血氧饱和度下降等反应。

⑨撤除封堵球囊导管,再次造影示胃曲张静脉内供血完全消失,提示封堵成功。

【术后护理】

1. 一般护理

(1)术后卧床休息 24h,监测生命体征,重点观察体温、血压及血氧饱和度。

(2)观察患者有无胸骨后胀痛感、胸闷、呼吸困难等不良反应,观察尿液颜色及性状,有无肾区疼痛并复查患者肾功能情况。

(3)观察患者有无呕血、黑粪等情况(食管静脉曲张加重引起出血)。

(4)指导患者卧床休息,穿刺侧下肢制动至球囊导管拔除,穿刺处给予无菌敷料加压包扎,观察穿刺处有无渗血渗液。

(5)观察双下肢皮肤温度、颜色是否一致,活动是否良好。

(6)根据病情术后 6h 可进食温软半流食,应细嚼慢咽,预防出血。

2. 常见并发症护理　手术过程中需长时间于分流处扩张球囊阻断血流,存在一定风险。

(1)出血:建立静脉通路,使用药物止血,头偏向一侧避免窒息,禁食水或进食流质食物减少消化道损伤,遵医嘱给予止血药物治疗。

(2)感染:主要有穿刺通道感染,严格无菌操作,保持空气新鲜,加强生活护理,加强营养支持,遵医嘱正确使用抗生素,并注意观察疗效和不良反应。

(3)组织胶、硬化剂进入体循环引起肺水肿:取坐位或半卧位,两腿下垂,以减少静脉回流,并立即停止输液,并报告医师进行处理。高流量吸氧 6～8L/min,20％～30％乙醇湿化,遵医嘱使用镇静药(昏迷休克、严重肺部疾病患者禁用)。

(4)疼痛:穿刺部位疼痛,遵医嘱用药,不同类型的疼痛需要使用不同类型的药物。热敷、按摩、针灸等理疗方法可以促进血液循环,缓解疼痛。情绪安抚有助于控制疼痛,应注意患者的情绪波动。

(5)一过性高血压及发热:是由于硬化剂栓塞后引起的非特异性反应,一般无须特殊处理。

总之,术中需密切观察患者生命体征及病情变化,当发生以上并发症时,及时采取相关措施。

【健康教育】

1. 观察大便性状、颜色,有无呕血及黑粪。

2. 观察穿刺点,有无渗血,局部有无发绀或皮下血肿。

3. 术后患肢需制动 24h,协助患者进行轴线翻身,健侧床上活动,观察双下肢皮肤温度、颜色是否一致,活动是否良好。

4. 进食高热量、丰富维生素、优质蛋白、易消化软食,需细嚼慢咽,预防出血,禁止吸烟饮酒,避免过热、过冷、坚硬、辛辣刺激性食物(如坚果类),如有腹水、下肢水肿情况,采用低盐饮食,控制钠摄入。

5. 颈静脉穿刺者,术后去枕平卧 6～8h,穿刺侧头部制动至球囊导管拔除,避免出现下压头、仰头、患侧偏头等剧烈运动。

参 考 文 献

[1] Thiruvengadam S S,Sedarat A. The role of endoscopic ultrasound（EUS）in the management of gastric varices[J]. Curr Gastroenterol Rep,2021,23(1):1-10.

[2] 张文辉,刘影,王艳玲.改良球囊封堵逆行静脉闭塞术联合胃镜下组织黏合剂栓塞术治疗胃静脉曲张伴胃肾分流的疗效[J].实用医学杂志,2022,38(14):1847-1850.

第二十八节　人工肝护理配合

重型肝炎是一种机体内大量肝细胞发生坏死的肝脏疾病,能引起肝衰竭,如不及时治疗,可危及生命,其中肝衰竭是造成肝病患者死亡的原因之一。

人工肝(图 2-28-1)是为患者提供肝功能支持的人工器官装置,通过体外循环,将血液引入该治疗系统,清除人体内的有毒物质和有害细胞因子,补充血浆、清蛋白、凝血因子等有益物质,暂时替代肝功能,达到治疗肝功能衰竭或相关疾病的目的。

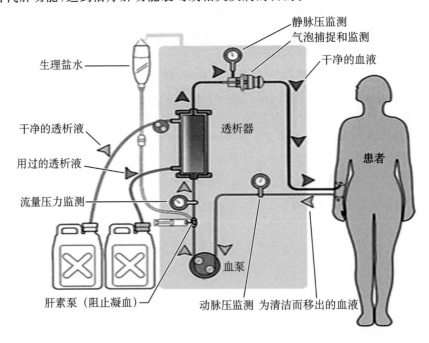

图 2-28-1　人工肝装置

【适应证及禁忌证】

1. 适应证

(1)重型肝炎和肝衰竭。

(2)慢性肝炎重度黄疸。

(3)胆汁淤积性肝病。

(4)急性中毒的解毒。

(5)肝极量切除和肝移植前后的肝支持治疗。

(6)并发严重感染、肝肾综合征、肝性脑病的终末期肝病患者的辅助治疗。

2.禁忌证

(1)疾病晚期出现难以逆转的呼吸衰竭,重度脑水肿伴有脑疝等濒危症状者。

(2)严重全身循环功能衰竭者。

(3)弥散性血管内凝血状态者及有较严重的活动性出血者。

【操作流程】

1.术前准备

(1)物品准备:人工肝机、模型血浆成分分离器及管路、50ml 和 20ml 注射器、无菌纱布、无菌手套、止血钳 3 把、肝素帽 2 个、生理盐水、普通肝素、透析液(自配)、补液(血浆 1600ml,分 3 次溶解)、抢救物品及药品。

(2)患者准备

①治疗前给予高热量、高维生素、高蛋白的饮食,避免低血糖、低血压的发生。

②评估患者有无药物及食物过敏史。

③做健康宣教,保持情绪稳定,消除恐惧心理。

(3)医护准备

①认真测量并记录患者的血压、体温、呼吸、脉搏、血氧饱和度等。

②指导患者锻炼在床上大小便,以防术中术后不适应床上大小便。

③治疗时携带完整病历,包括所有化验单等相关资料。

④接受人工肝治疗者,须备新鲜冰冻同型血血浆 3000ml,提前 1 日交叉配血并与血库联系血源。

2.术中配合

(1)患者配合

①协助患者保持舒适卧位,充分显露穿刺部位。

②听从医师口令,正确配合操作。

(2)医护配合

①保持人工肝治疗室空气新鲜,注意室温及湿度的调节,室温保持在 22～24℃,相对湿度 50%～60%,术前紫外线消毒 1h。

②治疗期间护理人员可以对患者受压部位进行合理按摩;并辅助其进食进水、大小便等,满足患者的各项合理需求;患者寒冷时要对室内温度进行合理调整,做好保暖工作。

③选同侧肘部静脉及桡动脉为动静脉临时管路,患者如拟行多次治疗可选做动脉或静脉置管。

④严密观察并及时处理并发症,床旁心电监护,测生命体征,观察神志,动态观察患者的血容量及有无因心理紧张致心率增快、缺氧等。

⑤各管路血浆分离器连接紧密,防止空气进入血液管路,严格无菌操作,穿刺成功后建立血管通路,连接血浆置换仪配套通路,保持合适的体位,预防管路阻塞、曲折、脱落。

⑥妥善固定血路管,密切观察血压变化,检测凝血情况,遵医嘱调整抗凝药用量。

⑦操作快结束时,要用血管钳轻叩管路使停附在管道壁上的血细胞进入体内,减少血细胞丢失。

⑧治疗结束后局部按压穿刺点,避免出现穿刺部位渗血、血肿。

【术后护理】

1. 一般护理

(1)操作完毕,遵医嘱抽血做生化凝血筛选的监测,静脉穿刺部位用沙袋固定,嘱患者平卧制动48h,注意保暖。

(2)病情观察:严密监测患者的生命体征,每天测量体温、脉搏、血压等指标,观察神志变化,插管处是否有瘀血、皮下出血或血肿,预防并发症的发生。

(3)血管通路护理:严格执行无菌操作,避免导管脱出。

①动静脉端均要用肝素液10 ml封管。

②伤口换药每天1次,尽可能不用透气性差的一次性贴膜保持局部清洁干燥,病室每天用紫外线消毒1次。

③置管局部有炎症感染或与原发病无关的体温升高时及时拔管,并做细菌培养。

④定期检查管道及穿刺点有无霉菌感染。

⑤治疗后胆红素、内毒素等毒性物质可暂时下降,患者全身中毒症状减轻,食欲明显增加,但实际患者的肝功能及胃肠道水肿尚未完全恢复,过多食用动物性蛋白质,可引起腹胀、腹泻,甚至诱发肝性昏迷、消化道出血,要告知患者少食多餐,坚持清淡、流质饮食。

2. 常见并发症护理

(1)过敏反应:表现为畏寒、发热、荨麻疹、皮肤瘙痒等,常规静脉注射地塞米松,肌内注射异丙嗪25mg。

(2)电解质紊乱:表现为低血钙时患者口周发麻、肌肉痉挛、手足抽搐;低钾及低钠时头晕、恶心呕吐、腹胀,即给予相应的电解质补充。

(3)低血压:表现为头昏心慌、四肢发冷、面色苍白、脉搏细速、血压下降,可减慢血流速度,必要时用升压药。要密切监测患者心率、血压等指标,若血压降低,应立即降低血流速度,并输入生理盐水以补充血容量。

(4)出血:治疗中注意观察穿刺部位有无血肿、渗血,观察过滤出的血浆颜色,判断是否有溶血。重型肝病患者均存在凝血酶原时间延长的症状,并伴有血小板降低。若再进行肝素抗凝,会导致出血加重。因此,要严格控制肝素用量,必要时可用低分子肝素钙或鱼精蛋白治疗。

【健康教育】

1. 监测生命体征和血生化的变化。对于血压不稳定患者,嘱其不要突然坐起和站立,以免引起体位性低血压;对于血胆红素明显降低者,告知患者人工肝治疗必要性,坚定患者人工肝治疗的信心。

2. 观察穿刺部位有无出血或血肿,局部压迫的强度和时间应向患者说明。

3. 告知患者卧床休息,尽量平卧,勿使插管折叠、弯曲,避免侧卧于插管侧,保持插管处皮肤干燥,定期消毒、冲管,保持管路通畅,保证人工肝治疗的连续性。

4. 饮食指导,人工肝治疗后血清胆红素、内毒素等有害物质一般可暂时获得下降,但此时患者的肝脏功能及胃肠道水肿充血还未完全恢复,突然进食过量,尤其食入过量蛋白,可引起血氨升高、肝性昏迷及消化道出血。因此,应反复告知患者及家属,在治疗后24～72h内控制饮食的重要性。可少量多餐,坚持清淡、半流质饮食,必要时从肠外途径供给营养。

5. 水钠潴留及水肿轻者,不必处理;对较严重的水肿者,遵医嘱利尿或补充蛋白,同时注意尿量的观察及水肿局部皮肤护理。

6. 预防感染,重症肝炎患者免疫功能低下,容易发生口腔、肺部、腹腔等部位的感染,因此术后应注意保持室内适宜的温湿度,定时通风换气,注意保暖。

7. 人工肝治疗是改善肝衰竭的重要方式,其能够为肝移植及肝功能恢复争取有效时间,但与此同时需要给予患者良好的护理干预,以提高治疗效果。

参 考 文 献

[1] 何小凤,罗玲,袁春兰,等.两种人工肝方法治疗重型乙型肝炎的近期疗效对比分析[J].重庆医学,2017,46(18):2475-2477.
[2] 杨欣怡.综合护理对接受人工肝治疗重型肝炎患者的影响[J].中国城乡企业卫生,2022,7(7):93-95.
[3] 潘秋喜,徐金贵.优质护理结合人工肝治疗仪对重型肝炎患者肝功能及遵医行为的影响[J].医疗装备,2020,33(5):180-181.

第二十九节　肝衰竭患者血浆置换治疗护理配合

肝衰竭是指肝脏在受到病毒感染、乙醇或药物损害后,出现的以凝血功能障碍、肝功能减退等为主要表现的临床综合征。血浆置换是现阶段治疗肝衰竭最有效的方式之一,其通过人工器械抽取患者的血液并进行置换,从而稳定内环境,为肝再生创造条件。

随着医学技术的进步,临床治疗肝衰竭的方法愈加成熟,血浆置换(图 2-29-1)属于当前临床最常见且应用效果较好的人工肝支持疗法。

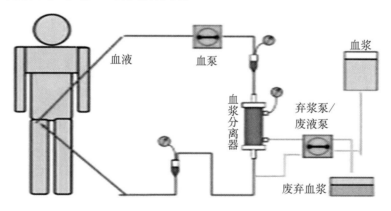

图 2-29-1　血浆置换

【适应证及禁忌证】

1. 适应证

(1)急慢性肝功能衰竭。

(2)各种原因引起的中毒。

(3)自身免疫性疾病。

(4)血液系统疾病等。

2. 禁忌证

(1)弥散性血管内凝血。

(2)对血浆、人血清蛋白、肝素等有严重过敏史者。

(3)药物难以纠正的全身循环衰竭。

(4)非稳定期的心肌梗死、脑梗死。

(5)颅内出血或重度脑水肿伴有脑疝。

(6)存在精神障碍而不能很好配合治疗者。

(7)严重全身及局部感染。

【操作流程】

1. 术前准备

(1)物品准备:全自动血液净化仪、多功能心电监护仪、电动吸引器、恒温水浴箱、血浆置换管道1套、氧气装置1套、静脉切开包、无菌剪刀、一次性注射器、输液器、无菌纱布、碘伏、消毒棉签、一次性16号针头、胶布、弹力绷带、明胶海绵、无菌手套、氯化钠、5%葡萄糖、10%葡萄糖、平衡液、普通肝素、同型血浆3000ml、异丙嗪、地塞米松、利多卡因、50%葡萄糖、10%葡萄糖酸钙、鱼精蛋白,以及常规急救药。

(2)患者准备

①选择患者股静脉留置静脉导管。

②协助患者取平卧位,连接心电监护,监测生命体征。

③了解患者饮食、睡眠、精神状况、女患者是否生理期。

④做好患者心理护理,消除患者的紧张情绪,简单介绍血浆置换的方法和可能存在的不良反应。

⑤术前嘱咐患者排空小便。

(3)医护准备

①了解患者血常规、凝血功能、生化(蛋白、电解质、肝肾功能)等实验室检查结果。

②检查患者输血治疗同意书、特殊治疗同意书是否签字,血型、交叉配血单及治疗所需用物准备齐全。

③置换前半小时预防性使用抗过敏药物,正在服用激素的患者可不用。

2. 术中配合

(1)患者配合

①协助患者采取舒适卧位,充分显露穿刺部位。

②听从医师口令,正确配合操作。

(2)医护配合

①正确连接置换管路,生理盐水1000ml+肝素50mg,冲洗管路,设定好参数备用。

②接心电监护仪,监测脉搏、呼吸、血压和血氧饱和度,必要时给予吸氧。

③先用一路静脉接管路的引血端,开血泵,将血引出体外,进入置换管路,当血液进入分离膜时,应用肝素泵快推按钮完成首次肝素化,肝素剂量根据患者的PT而定。将置换管路的回血端接另一路静脉,在引血前可遵医嘱给予地塞米松或异丙嗪,预防血浆过敏反应。

④抽血做术前检查全套生化、PT等。

⑤打开血浆泵开始弃去患者血浆,补充等量新鲜血浆,及时更换血浆袋,保持一定置换速

度,直至全部血浆输完。

⑥治疗中,随时监测患者的脉搏、呼吸、血压和血氧饱和度。

⑦抽血做治疗后的生化及 PT 检查。

⑧回输管路中血液。

⑨结束,关机,处理穿刺部位。局部加压包扎,动脉穿刺处用物品压迫穿刺点的近心端,弹力绷带加压包扎;静脉穿刺处,用无菌纱布压迫穿刺点,弹力绷带包扎;深静脉置管者用100mg/100ml 肝素盐水封管后,接肝素帽固定。

⑩病情稳定护送回病房,交接术中治疗情况,穿刺点渗血肿胀情况,包扎肢体的末梢循环情况。

【术后护理】

1. 一般护理

(1)在治疗后 24～72h 饮食要适量,特别是控制蛋白质的摄入,给予高糖、低脂、适量优质蛋白及丰富维生素的易消化食物,总蛋白以每天 25g 为宜,做到少量多餐,保证每天总热量不少于 1500kcal,必要时静脉补充。

(2)出现肝性脑病时应限制蛋白质的摄入量,出现上消化道出血应给予冷流食或禁食。

(3)做好皮肤护理,保持皮肤清洁干燥。

(4)术后早期卧床休息,并向患者说明休息能增加肝血流量、减轻肝负担、有利于肝细胞的修复和再生、促进肝功能恢复的道理,使患者积极配合;恢复期适量活动。

2. 常见并发症护理

(1)过敏和变态反应

①正确保存和溶化血浆,备好的血浆应在 6h 内输入完毕。

②严格执行"三查十对",以输入同种血型为原则,查对血袋上的标注时间,并检查血浆有无破损。

③出现畏寒、寒战、高热、皮疹等症状时减慢速度,症状严重时应停止输入可疑血浆或血浆成分,并遵医嘱给予糖皮质激素、抗组胺类药物治疗。

④出现过敏性休克按休克处理。

(2)低血压

①取头低足高位,增加回心血量。

②快速注入 50% 葡萄糖溶液或者快速静脉滴注 5% 的碳酸氢钠 100ml,以增加血容量。

③考虑置换液补充量不足者,应准确计算需要补充的血浆量,治疗开始时,减慢放血速度,阶梯式增加,逐渐至目标流量。

④对于治疗前已经有严重低蛋白血症患者,根据患者情况可酌情使用人血清蛋白、血浆,以提高血浆胶体渗透压,增加有效血容量,管路用生理盐水预充。

⑤考虑血管活性药物清除所致者,必要时适量使用血管活性药物。

(3)溶血

①及时查找原因,予以纠正。

②严格执行"三查十对",对所输注可疑血浆的血型,应立即停止输注。

③应严密监测血钾,避免发生高血钾等。

(4)低钙血症

①减慢抗凝药滴速或血浆置换速度,症状常可减轻。

②在开始治疗 15～20min 静脉注射 10% 葡萄糖酸钙或氯化钙 10～20ml(注射时间＞15min),每 1 小时可重复 1 次。

(5)静脉穿刺部位血肿

①选择粗大、充盈度好、弹性佳、不易滑动的静脉穿刺。

②静脉管路要严格无菌操作,导管与置管皮肤紧密吻合。

③外周静脉缺乏或不利于穿刺插管者,选择深静脉插管。

④伤口定期换药,做好局部消毒。

(6)空气栓塞

①用生理盐水预充管路。

②在静脉穿刺前认真检查回路,看是否排尽空气,检查管路连接处是否牢固。

③在治疗过程中要从动脉血管路中补充液体时,必须采用另外的管路。

【健康教育】

1. 日常监测　治疗后日常病情监测需关注患者生命体征,是否存在出血、过敏相关症状,如呼吸困难、血压降低等,是否存在酱油色尿、四肢麻木等症状,如有以上症状建议及时就医。

2. 饮食指导　治疗后饮食需根据患者原发疾病来具体分析,如肾病患者需戒烟、避免接触挥发性有机溶剂,减少呼吸道感染。消化系统疾病肝衰竭等则需避免蛋白饮食,免疫相关疾病需戒烟,避免日光暴晒、紫外线接触等,相关系统的注意事项需根据患者的原发病不同而有所侧重和区别。

3. 运动康复　治疗后如有深静脉置管留置的患者建议卧床休息,避免活动。

4. 日常注意事项　避免原发病靶器官损伤的药物,积极治疗原发病需遵医嘱治疗,需尽量多休息,戒烟戒酒,规律作息,避免接触化学毒物等。

参 考 文 献

[1] 丘宝珍.人工肝血浆置换对 210 例肝衰竭患者的治疗效果[J].慢性病学杂志,2020,21(7):1080-1082.

[2] 胡雅丽,甘腾玉,付巧珊.个性化护理对行人工肝血浆置换术治疗重型肝炎患者负面情绪的影响[J].中国当代医药,2020,27(33):225-227.

[3] 龚海南,欧蓉,黄婷婷,等.预警性护理干预在人工肝血浆置换术治疗肝衰竭中的效果观察[J].当代护士(下旬刊),2019,26(10):135-137.

第三十节　经皮经肝胆管穿刺置管引流护理配合

经皮经肝胆管穿刺置管引流术(PTCD)(图 2-30-1)是指在 X 线透视或 B 超引导下利用特制穿刺针经皮经肝穿刺将造影剂注入肝内胆管,显示整个胆道系统,了解梗阻部位、程度和原因后,再用特制的带有外套(鞘)穿刺针,插入梗阻的胆管进行引流。它是一种针对阻塞性黄疸患者术前减轻黄疸和姑息性治疗的有效方法。该技术具有减轻痛苦、创伤小、费用低、临床效果好等特点。

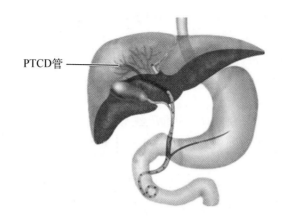

PTCD管

图 2-30-1　PTCD 管示意图

【适应证及禁忌证】

1. 适应证

(1)诊断性评估胆道梗阻的起因和水平部位。

(2)胆道肿瘤的分型、分期,对手术可切除性进行评估。

(3)晚期肿瘤引起的恶性胆道梗阻,行姑息性治疗。

(4)深度黄疸患者的术前减黄治疗(包括良性和恶性病变),以改善全身状况和肝功能,降低手术死亡率。

(5)急性胆道感染,如急性梗阻性化脓性胆管炎,行急症胆道减压引流,使急症手术转为择期手术。

(6)良性胆道狭窄、经多次胆道修补、胆道重建及胆肠吻合口狭窄等。

(7)通过引流管行肿瘤局部化疗、放疗、溶石、细胞学检查及经皮行纤维胆道镜取石等。

(8)高龄或不愿接受外科手术者。

2. 禁忌证

(1)对碘过敏、严重凝血功能障碍,以及严重心、肝、肾衰竭和大量腹水者。

(2)肝内胆管被肿瘤分隔成多腔,不能引流整个胆管系统者。

(3)超声波检查证实肝内有大液平面,Casoni 试验阳性,疑为肝包虫病者。

(4)穿刺路径上有明确的肝肿瘤或血管畸形。

(5)肝内胆管内径＜4mm,肝外胆管内径＜10mm。

(6)患者及家属不合作者。

【操作流程】

1. 物品准备

(1)常规物品准备:彩色多普勒超声检查仪、无菌穿刺包(包括无菌刀片、剪刀、皮针、缝合线、无菌治疗巾、无菌纱布、无菌手套、消毒钳、盘、碗)。

(2)附件准备:单腔中心静脉导管、透明敷料、外引流管、注射器、消毒剂。

(3)特殊准备:镇痛药、止血药、抢救车、除颤器、气管插管等抢救物品及药品。

(4)药品准备:利多卡因注射液、0.9%生理盐水。

（5）治疗车准备：在专用治疗车上铺无菌中单，用夹子固定，治疗台上备附件夹 3～5 个。

2．患者准备

（1）患者取平卧位或左侧卧位，充分显露穿刺部位。

（2）听从医师口令，正确进行吸气、屏气配合操作。

3．手术步骤及护理配合

（1）超声全面扫查肝，选择相应穿刺部位及进针路径。

（2）常规消毒铺巾后，在 B 超引导或 X 线引导下，换上灭菌穿刺探头，再次复核穿刺的胆管支及皮肤进针点。

（3）进行局部麻醉，用小尖刀在皮肤进针点戳深达肌层的小口，将 PTCD 穿刺针放入孔内，调整探头，使穿刺引导线通过欲穿的胆管穿刺点。

（4）嘱患者屏住呼吸，迅速将针刺入肝内，避免穿刺针划破肝包膜表面，当针尖到达胆管壁时，可见其下凹稍用力推针即有突破感。

（5）荧光屏上可见针尖在胆管内，拔出针芯往往有胆汁流出。将针尖斜面转向肝门，在护士协助下将导丝经穿刺针插入抵达梗阻部位后，右手固定导丝，左手拔出穿刺针。再将扩张管沿导丝推进扩张通道（图 2-30-2）。

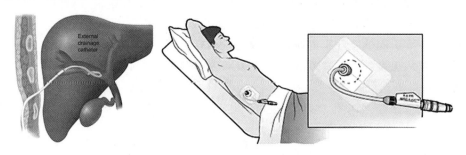

图 2-30-2　PTCD 置管示意图

（6）将引流管自导丝插入胆管内，置管后若引流不畅，应在超声或 X 线下观察引流管与胆道位置关系，必要时再插入导丝调整。

【注意事项】

1．术前完善血常规、凝血、血清四项、生化、心电图、胸部 X 线，腹部彩超、CT、MRI 检查，全面了解肝胆系统情况。完成碘过敏试验、抗生素过敏试验，签署知情同意书。

2．纠正凝血功能异常。

3．术前禁食水 4～8h。

4．心理护理，由于患者对 PTCD 缺乏了解，且一般情况较差，病情较重，常表现为焦虑、烦躁、抑郁等情绪和不同程度的紧张、恐惧和疑惑心理。护士要主动与患者交流，为患者进行术前 PTCD 相关知识个性化健康宣教，使患者增强战胜疾病的信心。指导患者掌握屏气法，避免术中咳嗽及深呼吸，以免误刺入胸膜腔导致气胸或血气胸。术前晚上应保持充足的睡眠，如入睡困难者可适当应用镇静催眠药。

【拓展知识】

1．PTCD 术后口服胆汁是非常重要的，胆汁中含有胆汁酸和胆固醇，可以帮助分解脂肪和促进脂肪吸收。术后胆管内会残留大量的胆汁,如果不及时排出体外,会增加胆汁淤积的风险,使病情加重,甚至会导致感染、胆管炎等并发症。口服胆汁可以帮助促进消化和吸收营养物质,将胃酸中的胆固醇结晶溶解,避免结石形成和胆囊疾病的发生。也可帮助患者迅速恢复胃肠功能,有助于排出体内废物和毒素,减轻身体负担,保持营养和水分的平衡,对保持消化系统健康和促进身体健康具有重要的意义。

2. PTCD 外引流袋悬挂时应低于引流管口部位,同时保持引流袋与地面的垂直距离在 30cm 以上,由于引流管口与引流袋之间存在一定的液位差,引流液会自然流向引流袋,而不会反流回到患者体内,从而避免了感染的风险。同时,将引流袋低于引流管口部位可以保证引流液的自然引流,避免了引流液滞留在引流管内的情况,在一定程度上减少了管道堵塞或者感染的可能。因此,PTCD 外引流袋悬挂时应低于引流管口部位,是为了确保引流作用的有效性,以及保障患者的安全。

【术后护理】

1. 一般护理

(1)术后需卧床 24h,每 2 小时监测生命体征 1 次,观察 1d。

(2)妥善固定好 PTCD 引流管,观察引流液颜色、性状、量,保持 PTCD 管引流通畅,防止受压、脱落,每周更换引流袋 1 次,注意无菌防止逆行感染。

(3)观察腹部体征,观察上腹部有无进行性增大的肿块及腹膜刺激症状,如有及时报告医师处理。

(4)按医嘱输液,使用抗生素、止血药,注意电解质平衡及营养的补充。

(5)饮食护理,给予低脂肪、清淡、易消化饮食,多饮水。

2. 常见并发症护理

(1)出血:可因穿刺损伤肝动脉、肋间动脉或门静脉等引起。轻者可在 12～24 h 内自行止血,出血严重时需补液、输血,行血管造影诊断及栓塞治疗或急诊外科手术。术后应密切监测患者腹部体征及血压,发现患者血压下降应及时向医师报告,采取相应措施。

(2)感染:主要有穿刺通道感染、化脓性胆管炎、肝脓肿、脓胸及全身感染等。围术期应使用抗生素,胆汁细菌培养结果可作为选择或更换抗生素的依据。

(3)胆瘘:为较常见并发症,右侧穿刺时更易发生。可更换更粗的引流管、缝合引流管周围皮肤或使用造口袋,植入支架后及时拔管。

(4)迷走反射:部分患者可因术中胆道受牵拉引起。注意操作轻柔,术中密切观察心率、血压变化,一旦发生,暂停操作,立即给予阿托品等药物治疗。

(5)高淀粉酶血症或胰腺炎:主要发生于壶腹部肿瘤者,可因导管与导丝操作刺激,或胰管内注入大量造影剂,引发高淀粉酶血症或胰腺炎。按照胰腺炎对症支持治疗。

(6)疼痛:因引流管折叠、移位或右侧穿刺时引流管对肋间神经的刺激等引起,可适当调整引流管位置,遵医嘱应用镇痛、镇静药。

【健康教育】

1. 向患者和家属解释 PTCD 引流管的重要性及注意事项,能接纳带管生活,缓解患者焦虑情绪。

2. 指导患者活动翻身时幅度不要过大,妥善固定引流袋,不可打折或扭曲,避免拉扯或滑脱。始终保证引流袋的位置低于伤口位置以防止引流液逆行引起感染。

3. 注意观察引流情况,及时倾倒引流液。密切观察引流液的颜色、性状及量。

4. 避免增加腹压的活动,如深呼吸、咳嗽、打喷嚏等,以免引起引流管移位或脱落。

5. 定期更换引流袋,保持伤口敷料清洁、干燥,若周围皮肤有红、肿、热、痛等异常情况,请及时就医。

6. 指导患者穿宽松衣物、保持皮肤清洁,禁盆浴。皮肤干燥者,可涂抹含有少量油脂的润肤乳。

7. 指导患者食用高维生素、低脂肪、优质蛋白、易消化饮食,忌辛辣、生冷和烟酒;多食新鲜蔬菜与水果,保持大便通畅。定期复查电解质。

8. 在医护人员指导下夹闭 PTCD 管,医师会根据临床症状体征和胆红素改善情况给予拔除引流管,勿自行拔管。

9. 定期复查,门诊随诊。

参 考 文 献

[1] 田宏,邓代萍,李娟,等.PTCD 治疗恶性梗阻性黄疸的围手术期护理[J].西南国防医药,2013,23(11):1230-1231.

[2] 陈姗姗.超声引导下 PTCD 对终末期恶性胆道梗阻患者肝功能及生存时间影响的分析[D].昆明:昆明医科大学,2021.

[3] 李娜,李作坤,汤森.延续性个案管理在行经皮肝穿刺胆道引流术患者中的应用效果[J].护理实践与研究,2022,19(19):2921-2925.

[4] 肖代书.PTCD 引流术后护理体会[J].中国继续医学教育,2015,7(4):148-149.

[5] 刘爽峰.经皮肝穿刺胆管引流术在肝门部胆管癌治疗中的应用研究[J].基层医学论坛,2023,27(4):21-23.

[6] 刘海,江攀,付伟.CT 引导下一步法经皮肝穿刺胆管引流术治疗梗阻性黄疸患者疗效观察[J].实用肝脏病杂志,2022,25(1):136-139.

[7] 钟丽君,吴祖光,刘宏涛.B 超引导下经皮肝穿刺胆管引流治疗梗阻性黄疸的护理体会[J].岭南现代临床外科,2011,4(2):153-155.

[8] 高星梅.恶性梗阻性黄疸 PTCD 术后常见并发症及护理对策分析[J].循证护理,2018,4(7):656-659.

[9] 丁卫萍,杨新伟,汪自梅,等.个性化护理在恶性梗阻性黄疸患者口服胆汁治疗中的应用效果[J].解放军护理杂志,2018,35(14):34-37

[10] 邱晓珏,尹星.胆管癌患者 PTCD 术后口服胆汁的临床疗效观察及护理[J].中华肿瘤防治杂志,2018,25(S2):200-201

[11] 徐红豆,周卫忠,刘圣,等.经皮胆道支架联合 [125]I 粒子条腔内植入治疗恶性梗阻性黄疸的疗效分析[J].介入放射学杂志,2020,29(1):83-88.

第三十一节　消化道隔离技术

消化道隔离是对病原体通过污染食物、饮水、食具或手并经口引起传播的疾病所给予的隔离方法。适用于伤寒、副伤寒、细菌性痢疾、甲型肝炎、戊型肝炎等粪-口传播疾病。

【操作目的】

对由患者的排泄物直接或间接污染食物及水而传播的疾病执行消化道隔离。

【用物准备】

物品名称	数量	物品名称	数量
1. 治疗盘	1个	5. 防蝇设备	1套
2. 隔离衣	1个	6. 手消液	1瓶
3. 乳胶手套	1副	7. 污物罐	1个
4. 消毒液	1包		

【具体措施】

1. 不同病种的患者应分室收住,条件不许可时同居一室必须做好床边隔离,每一病床应加隔离标志。患者不可互相接触,以防交叉感染。

2. 常用治疗器械,应固定专用。

3. 患者应使用专用食具和便器,用后消毒处理,患者的排泄物、呕吐物和剩余食物均须消毒后按规定处置。

4. 接触患者时须按病种分别穿隔离衣,接触污染物时须戴手套,接触患者及患者的用物后必须消毒双手。

5. 病室应有防蝇设备,保持无蝇、无蟑螂。

【注意事项】

1. 不得随意离开隔离区或与其他患者接触。

2. 接触患者时穿隔离衣、换鞋及手清洗消毒。

3. 严格执行无菌操作。

4. 患者粪便及排泄物严格消毒,日用品、餐具、便器等定期消毒,地面洒消毒液;室内防杀苍蝇和蟑螂等。

参 考 文 献

[1]　李冬云,解敏君,孙君珍.消化性溃疡患者的健康教育[J].护理与康复,2012,11(3):292-293.

第三十二节　体外自助式球囊扩张护理技术

体外自助式扩张球囊是一种安全有效的预防术后狭窄的方法。可以直视下操作,内镜下可以比较直观地看到扩张的病变处有无出血等情况,能将出血、穿孔等严重并发症控制在可控范围之内。

【适应证及禁忌证】

1. **适应证**　临床常用于早期食管癌或癌前病变患者,术后使用体外自助式扩张球囊预防食管狭窄。

2. **禁忌证**

(1)急性心肌缺血、严重心律失常、严重心肺功能不全。

（2）消化道急性穿孔。

（3）狭窄部位有活动性溃疡、瘘管和较大的憩室。

（4）狭窄伴有重度急性炎症。

（5）内镜检查无法达到狭窄部位或视野不清。

（6）管腔狭窄过长。

（7）患者不能配合。

【术前准备】

1. 物品准备

（1）常规物品准备：见图2-32-1。

（2）设备：内镜主机（图2-32-2）、氧气管或氧气瓶、吸引器、心电、血压及血氧监测仪，抢救设备等。

（3）直视型内镜：活检孔在2.8mm以上。

（4）球囊扩张设备：球囊扩张导管（图2-32-3）、异物钳、润滑剂、胶贴等。

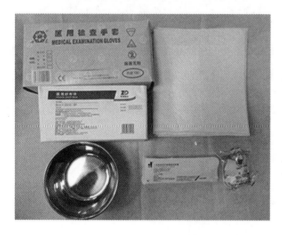

图2-32-1　内镜检查基础物品

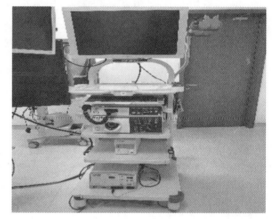

图2-32-2　内镜主机

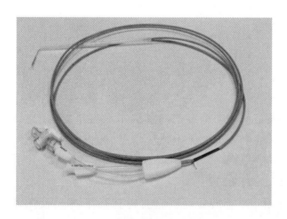

图2-32-3　球囊扩张导管

2．患者准备

(1)进行常规检查；治疗时携带完整病历,包括所有化验单及内镜相关资料。

(2)胃镜检查前禁食 6～8h。检查当日晨禁食、禁水。已做钡剂检查者须待钡剂排空后(3～7d)再做胃镜检查。幽门梗阻患者应禁食 2～3d,必要时术前洗胃。尽量排空大小便。

(3)高血压患者提前 3h 少量水送服降压药。

(4)年老体弱患者须有家属陪同。

(5)向患者及家属说明扩张治疗的目的和可能发生的并发症,签署治疗同意书。

(6)咽部麻醉,检查前 15min 含服达克罗宁胶浆 10ml,不可耐受者用 2%～4% 利多卡因或丁卡因咽部喷雾,有麻醉药过敏史者不用或慎用。

【术中配合】

1．术者行常规内镜检查,体位同胃镜检查,确定狭窄部位及长度,助手将导丝软性头端递于术者,于内镜直视下或 X 线透视下将导丝经活检孔道插入通过狭窄部位 15～20cm。

2．助手遵医嘱选择合适的可变球囊扩张器(图 2-32-4)并沿导丝经活检孔道缓慢送入,于内镜直视下或 X 线透视下可变球囊扩张器通过狭窄段。

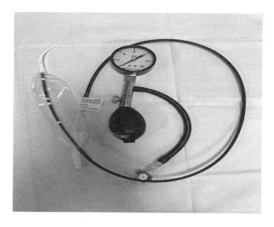

图 2-32-4　可变球囊扩张器

3．术者缓慢推动可变球囊扩张器直至骑跨于狭窄段处。

4．助手遵医嘱缓慢加压至相应压力,停留数分钟后缓慢放气。

5．术者将可变球囊扩张器插入内镜活检孔道,于内镜直视下观察黏膜撕裂情况,如无明显效果可于 2min 后再次充气扩张。

【术后护理】

1．术后观察 4h,密切监测患者的生命体征,观察患者神志、排便,注意有无恶心、呕吐、便血及腹痛等表现。

2．食管狭窄扩张后注意有无胸部及颈部皮下气肿；注意腹痛和有无肝浊音界消失。如有应立即行胸部 X 线检查,以除外穿孔。

3．术后禁食 12h,然后进半流食。密切观察有无胸痛、咳嗽、发热等。

4．术后休息 2 周,避免重体力活动或剧烈运动。

5．预防性应用抑酸药(如质子泵抑制药)及胃黏膜保护药。

6. 术后 1～2 年随访内镜检查 1 次,高危人群可缩短复查间隔时间。

7. 常见并发症及其处理

(1)发热:患者术后会有轻度发热,体温一般在 38℃以下,3～5d 可恢复正常。若发热持续 1 周以上或体温不断升高,应怀疑并发感染,给予抗感染治疗。

(2)穿孔:良好的视野是预防消化道穿孔的有效措施,术后发现穿孔,应禁食、胃肠减压,应用抗生素预防感染。术前未做胃肠道准备者一旦发生穿孔需立即手术。

(3)出血:狭窄部位过度扩张导致消化道黏膜撕裂或技术操作不当导致消化道黏膜擦伤,可局部喷洒止血药物、硬化剂注射或止血夹夹闭止血等。

(4)反流引起的炎症:原有胃食管反流或做过贲门切除者,扩张术后易引起反流性食管炎,应进行抗反流治疗以减轻反流物对局部的刺激。

参 考 文 献

[1] 李隆松,令狐恩强,王赞滔,等.体外自助式扩张球囊预防食管大面积病变内镜黏膜下剥离术后狭窄的长期疗效分析[J].中华消化内镜杂志,2021,38(9):712-717.

[2] 叶小芳,孙建萍,王璐,等.内镜下放射状切开术治疗食管内镜黏膜下剥离术后狭窄的护理操作配合[J].实用临床医药杂志,2022,26(14):22-25.

第3章

消化科内镜诊治护理配合技术

第一节　胃镜检查护理配合技术

胃镜检查术是指用于食管、胃、十二指肠(十二指肠乳头水平以上)疾病检查的内镜技术。胃镜能清晰地观察食管、胃、十二指肠壶腹至降段的黏膜形态及病变,如有病变可行活体组织病理学和细胞学检查以确定诊断。

【适应证及禁忌证】

1. 适应证

(1)有上消化道症状,包括上腹不适、胀、痛、灼热及反酸、吞咽不适、哽咽、嗳气、呃逆及不明原因食欲缺乏、体重下降、贫血等。

(2)上消化道钡剂造影检查不能确定病变或症状与钡剂检查结果不符者。

(3)原因不明的急(慢)性上消化道出血或需做内镜止血治疗者。

(4)需随访的病变,如溃疡病、萎缩性胃炎、癌前病变等。

(5)高危人群(食管癌、胃癌高发区)的普查须做内镜治疗者。

2. 禁忌证

(1)食管、胃、十二指肠急性穿孔者。

(2)严重心、肺、肾、脑功能不全及多脏器功能障碍综合征者。

(3)精神病及意识明显障碍不能合作者。

【操作流程】

1. 物品准备

(1)常规物品准备:内镜主机(图 3-1-1)、负压吸引设施、二氧化碳供应系统、氧气供应系统、电子胃镜(图 3-1-2)、治疗碗、手套、纱布、牙垫、一次性检查垫、一次性注射器(图 3-1-3)等。

(2)药品准备:局麻药(盐酸达克罗宁胶浆)、祛黏液药(链霉蛋白酶颗粒)、祛泡药(西甲硅油乳剂或二甲硅油散)、灭菌注射用水等。

2. 患者准备

(1)3 个月内血常规、血生化、血清四项、凝血四项检验项目,心电图检查。如服用阿司匹林、华法林等抗凝药或活血药应与医师联系,视病情决定术前停药 7～10d。

(2)胃镜检查前禁食 6～8h。检查当日晨禁食、禁水。已做钡剂检查者须待钡剂排空(3～7d)后方可行胃镜检查。幽门梗阻患者应禁食 2～3d,必要时术前洗胃。尽量排空大小便。

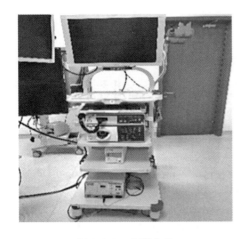

图 3-1-1　内镜主机

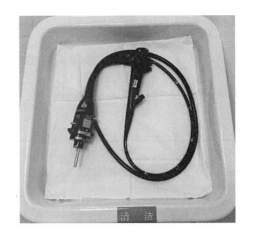

图 3-1-2　电子胃镜

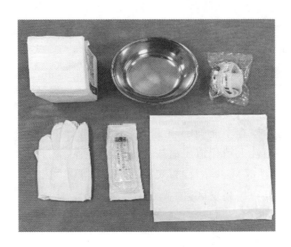

图 3-1-3　内镜检查基础物品

（3）高血压患者提前 3h 少量水送服降压药。

（4）年老体弱患者需由家属陪同。

（5）检查前 30min 口服祛黏液药（链霉蛋白酶溶液），按要求进行体位变换。检查前 10min 抬头含服盐酸达克罗宁胶浆 2min，对此药过敏或者不可耐受者用 2%～4% 利多卡因或丁卡因对咽部喷雾进行表面麻醉，有麻醉药过敏史者不用或慎用。

（6）诊前宣教，提醒患者提前观看胃镜检查体位摆放图及术中配合要点等宣教内容。

3. 检查步骤及护理配合

（1）持胃镜申请单查对患者基本信息，询问本次检查目的，必要时患者需要提供上次检查结果供对比参考。检查患者知情同意书签署情况。告知患者检查中注意事项。

（2）询问患者义齿及活动牙齿情况，取下单个活动义齿、眼镜，女性患者卸掉尖锐发夹及装饰物，松解领口和腰带。

（3）患者取左侧卧位，头部略向前倾，可将枕头后部垫高，口角向下并贴近枕头便于口水流出。下颌角上扬,扩大口咽部视野。下颌垫垫巾。左肩向后右肩向前,双腿屈曲,身体保持前倾状态(图 3-1-4)。

(4)嘱患者轻轻咬住牙垫,并根据患者体型调节牙垫松紧。帮助患者做呼气练习。

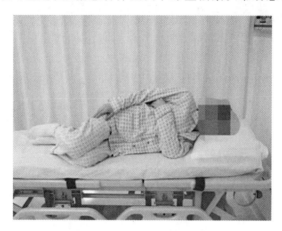

图 3-1-4　胃镜检查体位图

(5)检查中嘱患者保持平稳深呼吸,鼻子吸气、嘴巴呼气,睁开双眼,鼓励表扬以分散注意力。如有不适,嘱患者伸手示意。如患者无法配合可先停止进镜,等调整好呼吸再继续。观察患者有无咬紧牙垫,以防牙垫松开咬伤胃镜。如检查中需取活检,护士配合医师使用活检钳夹取活体组织放入标本瓶内,准确登记、送检。

(6)胃镜检查结束后,观察颜面、口唇、精神状态等状况,反应正常即可撤去牙垫。嘱患者吐出口中分泌物,擦拭黏液、汗液。询问患者有无不适症状,如没有即可离开。

(7)年老体弱患者可在恢复室特定区域休息,未诉不适后方可离开。

【注意事项】

1. 老年患者

(1)为保证患者安全,高龄且基础疾病较多者需由家属陪同,防止跌倒等不良事件发生。

(2)检查前取下义齿,防误咽,普通胃镜检查者交予患者,无痛胃镜检查者护理人员应在恢复室特殊交班。

(3)牙齿松动者给予牙线牵引固定,制作柔软牙垫,用纱布包裹牙垫,保护牙龈及牙齿。

(4)老年患者基础疾病较多,检查前应根据实际情况给予心电监护。如心率较快,血压较高应对症处理,待指标正常再行检查。检查中也应严密监测生命体征。

(5)检查前仔细询问患者慢病用药史,确保抗凝、活血药停用 7d 以上。

(6)检查后严密观察患者情况,认真倾听主诉,如有不适及时通知医师。

(7)糖尿病患者给予适当优先安排内镜,严防低血糖等不良事件。

(8)检查后禁食水 2h 以上,严防误吸,以口腔无麻木为宜。

2. 儿童患者

(1)为保证患儿安全,需由家属陪同,严防意外事件发生。

(2)检查前准备儿童胃镜、儿童活检钳;无痛患儿检查前给予建立合适位置静脉通路,牢固固定,以防导管滑脱等不良事件发生。

（3）牙垫较大不适宜儿童时，可用 20ml 注射器制作专用牙垫：撤去注射器芯杆，用剪刀剪去注射器桶体靠针头部分，保留后面针筒及手持部分。剪切面用胶布覆盖防止划伤患儿。让患儿咬住针筒，注射器手持部分贴于嘴唇，并用胶布固定防止移动（图 3-1-5）。

（4）帮助患儿摆放舒适恰当体位，垫压柔软体位垫增加舒适感，检查过程中严密观察患儿情况，防坠床等不良事件。

（5）检查前给予患儿及家属详细的相关宣教及心理护理，减轻焦虑情绪。

（6）检查后严密观察患儿情况，认真倾听主诉，如有不适及时通知医师。

【拓展知识】

规范化胃镜检查是早期胃癌筛查重要手段。胃镜检查前患者需要口服祛黏液药以清除胃内黏液。链霉蛋白酶颗粒是一种胃黏液溶解药，其发挥作用需要一些特定条件，即最适合 pH 值介于 6～8，护士配药时需加入碳酸氢钠；其发挥作用的最佳温度为 20～40℃；服用链霉蛋白酶颗粒后患者需变

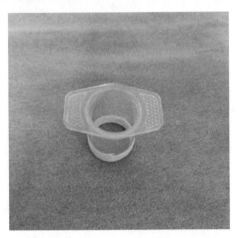

图 3-1-5　自制儿童牙垫

换体位，使药物与胃壁充分接触；也有研究认为服用 100ml 无须翻身。

【检查后护理】

1. 胃镜检查后 2h 方可饮水进食，但 24h 内应以温凉的稀饭、面条等柔软食品为宜。取活检的患者 1～2d 内进半流质饮食，忌生、冷、硬和有刺激性的食物；忌烟酒、喝浓茶和咖啡，以免诱发创面出血，若有剧烈腹痛、呕血、黑粪，及时就诊。

2. 术后会有短暂的咽喉部疼痛及异物感，告知患者勿用力咳嗽，数日症状会缓解。

3. 因患者用力含咬牙垫及恶心呕吐，易发生颞下颌关节异常运动引起脱位，可采用手法复位。

参 考 文 献

[1]　王劲松，林荣彬.芬太尼、咪达唑仑复合小剂量异丙酚用于无痛胃镜检查术的临床观察[J].中国实用医药,2017,12(29):132-133.

[2]　叶淑婷,曹女金.老年患者胃镜检查并发心律失常的观察与护理[J].心血管病防治知识(学术版),2019(8):89-91.

[3]　Lee GJ,Park SJ,Kim SJ,et al. Effectiveness of premedication with pronase for visualization of the mucosa during endoscopy:a randomized controlled trial[J]. Clin Endosc,2012,45(2):161-164.

第二节　结肠镜检查护理配合技术

结肠镜检查术是指用于末端回肠、盲肠、结肠、直肠疾病检查的内镜技术。结肠镜检查是诊断和治疗大肠疾病的安全、有效、可靠、简便的方法之一，不但可明确钡剂灌肠 X 线检查未

能明确的病变,而且能取活检做病理检查,并对某些疾病进行治疗。广泛开展此项检查,可提高早期大肠癌的发现率,还能对癌前期病变和大肠息肉进行及时治疗。

【适应证及禁忌证】

1. 适应证

(1)原因不明的下消化道出血。

(2)原因不明的慢性腹泻、便秘、腹痛、腹胀。

(3)钡剂灌肠发现有异常。

(4)不能排除大肠或末端回肠的肿物。

(5)原因不明的低位肠梗阻。

(6)某些炎症性肠病需做鉴别和确定累及范围及程度。

(7)大肠某些良性病变未除外恶性病变。

(8)大肠息肉和癌诊断已明确,为了除外其他部位有无伴发恶性病变。

(9)行结肠镜下治疗。

(10)大肠某些疾病药物治疗的随访。

(11)大肠癌术后,大肠息肉摘除后随访。

(12)大肠肿瘤的普查。

2. 禁忌证

(1)疑有大肠穿孔、腹膜炎。

(2)严重心、肺、肾、肝及精神疾病。

(3)多次开腹手术或有肠粘连者,应慎行结肠镜检查。

(4)妊娠期可能会导致流产或早产。

(5)大肠炎症性疾病急性活动期为相对禁忌证。

(6)高热、衰弱、严重腹痛、低血压者,最好待病情稳定后再行结肠镜检查。

(7)不合作者及肠道准备不充分者为相对禁忌证。

【操作流程】

1. 物品准备

(1)常规物品准备:内镜主机、负压吸引设施、二氧化碳供应系统、氧气供应系统、电子结肠镜(图3-2-1)、治疗碗、手套、纱布、牙垫、一次性检查垫、一次性注射器等。

(2)药品准备:复方利多卡因乳膏、西甲硅油乳剂、灭菌注射用水等。

2. 患者准备

(1)3 个月内血常规、血生化、血清四项、凝血四项检验项目,心电图检查。如服用阿司匹林、华法林等抗凝药或活血药应与医师联系,视病情决定术前停药 7～10d。

(2)检查前两日,进食易消化、无渣饮食(如稀粥、牛奶、蛋羹、面条、面包、馒头、豆腐等),禁食粗

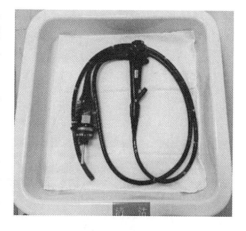

图 3-2-1　电子结肠镜

纤维蔬菜、鱼、肉类及水果(如西瓜、火龙果、猕猴桃、瓜子、番茄、海带等)。为患者预约时提醒患者扫描消化内镜检查宣教二维码,观看肠道准备视频。

(3)复方聚乙二醇电解质散服用方法,检查前一日晚饭后两小时服用聚乙二醇电解质散 1 盒,温水溶解,30min 内喝完;检查当日 5 点口服聚乙二醇电解质散 3 盒(每盒内含 6 袋 A 剂,6 袋 B 剂)。服用方法:每次 2A+2B,用 250ml 温水溶解后口服,每次间隔 10~15min,共 9 次,2h 内喝完,直到大便呈清水样。

(4)磷酸钠盐口服液服用方法,检查前一天 17:00 进食晚餐,19:00 服用清肠剂(磷酸钠盐 45ml+750ml 温水)摇匀后 30min 内喝完,之后 1h 内再服用 800ml 水;检查当日 5:00 第二次服用泻药(方法同上)。

(5)硫酸镁服用方法,检查当日 5:00 将 50g 硫酸镁(10g×5 袋/盒)溶解于 100ml 温开水中一次性服用,随即饮水 500ml,后间隔饮水 1500ml,2h 内服完。

(6)口服最后一次清肠剂时口服西甲硅油乳剂 15ml。

(7)便秘者、老年人肠蠕动功能差,如肠道准备差,必要时可行清洁灌肠。

(8)疑有息肉者,不可口服甘露醇注射液。因其在肠道中经细菌分解产生易爆气体,行息肉电凝电切时可致爆炸。有条件的单位为此类患者切除息肉时需应用二氧化碳气体充气。

(9)检查当日早晨禁食,糖尿病患者可自备无色糖块,必要时服用。

(10)年老体弱者需有家属陪同。

(11)女性生理期不做此项检查。

3. 检查步骤及护理配合

(1)患者更换肠镜裤。

(2)持肠镜申请单查对患者基本信息,询问本次检查目的,必要时患者需要提供上次检查结果供对比参考。检查患者知情同意书签署情况。告知患者检查中注意事项。

(3)患者取左侧卧位,背向医师。双腿屈曲贴近腹部,臀部往后移动,靠近医师,方便检查。臀下垫垫巾。身体躺稳,保持腹部放松。有条件的单位可以选择双床档检查床,肠镜检查时放下检查处床档,保留其余 3 个床档,并告知患者检查床较窄,不要随意移动,防止坠床,以保障安全(图 3-2-2)。

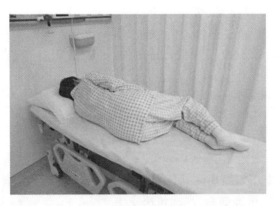

图 3-2-2　右侧卧位

（4）患者肛周及镜身涂抹麻醉润滑剂，医师进行指诊。

（5）医师寻腔进镜，进镜中常有几个急弯肠段，如乙状结肠、降结肠交界处、脾曲、肝曲，此时护士应协助患者翻身。脾曲、横结肠通过困难时可以取平卧右腿抬高位（仰卧，左腿弯曲，左脚踩于床面，右腿搭于左腿上）（图 3-2-3）。升结肠通过困难时患者取右侧卧位，患者面朝医师，双腿屈曲（图 3-2-4）。

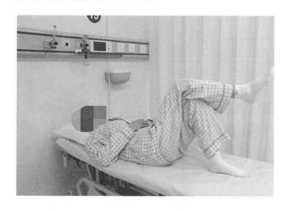
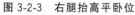
图 3-2-3　右腿抬高平卧位

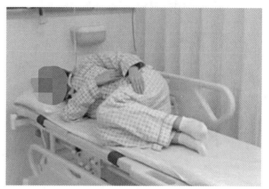
图 3-2-4　右侧卧位

（6）内镜通过乙状结肠时容易结襻，护士站在患者背侧将乙状结肠向肚脐方向兜起；横结肠下垂者，护士可从脐下向剑突、肋弓方向推顶；有腹部手术史患者，护士可以轻轻按压腹痛点位。通过以上方法可以辅助医师进镜。

（7）检查中如患者主诉严重腹痛应停止进镜。嘱患者深呼吸、放松，防止腹肌紧张。

（8）检查中注意观察患者面色、神情等，如发现患者出现虚汗、面色苍白等不适情况，立即建立静脉通道，吸氧，监测生命体征，遵医嘱给予相应处理。

【注意事项】

1. 检查当天口服清肠剂时间应根据检查时间而定，检查前 4~6h 服用清肠剂最佳。

2. 下午行肠镜检查患者，上午 7 点之前可以进食少量无渣食物。

3. 老年患者行肠镜检查时尽量安排上午检查，防止发生低血糖、跌倒等不良事件。

4. 肠镜检查前护士询问患者肠道准备情况，如果较差，嘱患者来回走动，促进排泄（图 3-2-5）。

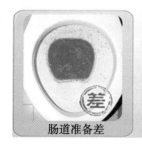
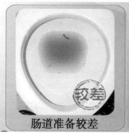
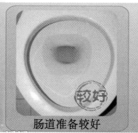
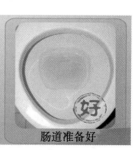

肠道准备差　　肠道准备较差　　肠道准备较好　　肠道准备好

图 3-2-5　肠道准备效果图

【拓展知识】

良好的肠道准备是结肠镜检查的基础。护士在为患者宣教时应采用多种形式以加深患者理解,如口头联合纸质版进行个体化宣教;视频教育也可明显提高门诊患者的肠道准备质量;检查前两天推送肠道准备注意事项,提醒患者按要求饮食、服药。

【检查后护理】

1. 检查结束,观察患者面色、神情等正常方可下床,更换肠镜裤。

2. 检查后如无异常即可饮水进食,但24h内应以温凉的稀饭、面条等柔软食品为宜。取活检的患者1~2d内进半流质饮食,忌生、冷、硬和有刺激性的食物;忌烟酒、喝浓茶和咖啡,以免诱发创面出血,若有剧烈腹痛、呕血、黑粪,及时就诊。

3. 检查结束后观察患者有无腹痛、腹胀、腹部压痛,腹胀严重者口服西甲硅油乳剂,侧躺排气,症状缓解后方可离开。

参 考 文 献

[1] 陈春香,冯学书,徐杏.知信行模式健康教育在消化内科胃肠镜术前患者中的应用价值分析[J].中国实用护理杂志,2021,37(33):2589-2593.

[2] 荀林娟,吴晓晓,周姝,等.结肠镜检查肠道准备教育程序的优化及评价[J].护理学杂志,2022,37(9):80-82,86.

第三节　无痛内镜检查护理配合技术

消化内镜诊疗的镇静/麻醉是指通过应用镇静药物和(或)麻醉性镇痛药物,以及相关技术,减轻患者在消化内镜诊疗过程中的应激反应、疼痛、腹胀、恶心呕吐等痛苦与不适和消除患者对检查的恐惧感,同时为内镜医师创造更良好的诊疗条件。

【适应证及禁忌证】

1. 适应证

(1)所有因诊疗需要、并愿意接受消化内镜诊疗镇静或麻醉的患者。

(2)对消化内镜诊疗心存顾虑或恐惧感、高度敏感而不能自控的患者。

(3)一般情况良好,美国麻醉学会生理状况分级(ASA)Ⅰ级(正常健康人)和Ⅱ级(患有不影响活动的轻度系统疾病)患者。

(4)处于稳定状态的患有影响其活动的中、重度系统疾病(ASA Ⅲ级)或患有持续威胁生命的重度系统疾病(ASA Ⅳ级)患者,可酌情在密切监测下实施。

2. 禁忌证

(1)有常规内镜操作禁忌证或拒绝镇静/麻醉的患者。

(2)ASA Ⅴ级(病情危重,生命难以维持24h的濒死患者)的患者。

(3)未得到适当控制的可能威胁生命的循环与呼吸系统疾病的患者,如未控制的严重高血压、严重心律失常、不稳定心绞痛以及急性呼吸道感染、哮喘发作期等。

(4)肝功能障碍(Child-Pugh 级以上)、急性上消化道出血伴休克、严重贫血、胃肠道梗阻伴有胃内容物滞留的患者。

(5)无陪同或监护人者。

(6)有镇静/麻醉药物过敏及其他严重麻醉风险者。

3. 相对禁忌证　以下情况须在麻醉医师管理下实施镇静/麻醉,禁忌在非麻醉医师管理下实施镇静。

(1)明确困难气道的患者如张口障碍、颈颏颌部活动受限、类风湿脊柱炎、颞颌关节炎等。

(2)严重的神经系统疾病者(如脑卒中、偏瘫、惊厥、癫痫等)。

(3)有药物滥用史、年龄过高或过小、病态肥胖、排尿困难等患者。

一、无痛胃镜检查护理配合技术

【操作流程】

1. 物品准备

(1)常规物品准备,包括内镜主机、电子胃镜、负压吸引设施、二氧化碳供应系统、氧气供应系统、治疗碗、手套、纱布、牙垫、一次性检查垫、一次性注射器等。

(2)麻醉机(图 3-3-1)、麻醉用药、心电监护仪、供氧与吸氧装置、单独的负压吸引装置,常规气道管理设备(简易呼吸装置、口咽通气道、鼻咽通气道、麻醉咽喉镜与气管内插管用具等)(图 3-3-2),以及抢救设备及药品。

(3)药品准备,包括局麻药(盐酸达克罗宁胶浆)、祛黏液药(链霉蛋白酶颗粒)、祛泡药(西甲硅油乳剂或二甲硅油散)、灭菌注射用水等。

(4)静脉输液用物,包括乳酸钠林格注射液、输液器、留置针、止血带、垫巾、碘伏棉签、单通、三通、输液贴膜等(图 3-3-3)。

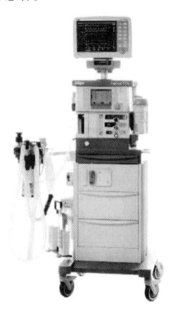

图 3-3-1　麻醉机

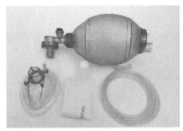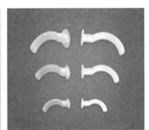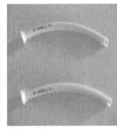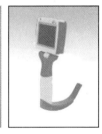

图 3-3-2　左起分别为简易呼吸装置、口咽通气道、鼻咽通气道、麻醉咽喉镜

2. 患者准备

(1)经麻醉医师全面评估,可进行镇静/麻醉下内镜检查。消化内镜诊疗镇静/麻醉前准备与普通消化内镜术前准备基本相同,患者需额外提供胸片或肺 CT,心肺功能异常者按照麻醉医师要求提供心脏超声、肺功能等检查结果。

(2)检查前应告知患者镇静、麻醉的操作过程,并向患者解释镇静麻醉的目的、风险,取得患者同意,并签署知情同意书。

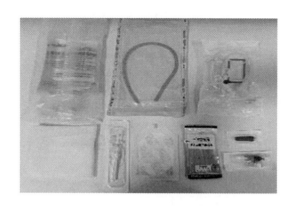

图 3-3-3　静脉输液用物

（3）患者应在术前禁食至少 6h，术前禁水至少 2h。可按需服用＜50ml 的黏膜清洁药。

（4）如患者有胃排空功能障碍或胃潴留，应适当延长禁食、禁水时间，必要时行气管内插管以保护气道。

（5）行无痛胃镜检查的患者必须有家属陪同。

（6）为防止贵重物品、金属物品、易碎品等损坏或丢失，请患者摘除手表、手镯、项链、耳环、戒指等首饰交予家属保管。帽子、围巾等会影响检查中观察呼吸，也应交予家属。

（7）女士不宜化浓妆、涂指甲油等，以免影响生命体征监测。如有美甲或涂有指甲油，须及时清理。

（8）为患者测量体重、身高、血压。血压过高者休息后再次测量，如无法达到检查标准择期检查。

（9）建立静脉通道，首选右上肢。打印输液标签贴于液体上方便查对。

（10）检查前 30min 口服祛黏液药（链霉蛋白酶溶液），按要求进行体位变换。检查前10min 含服盐酸达克罗宁胶浆 2min。

3. 检查步骤及护理配合

（1）持胃镜申请单查对患者基本信息，询问本次检查目的，必要时患者须提供上次检查结果。检查患者知情同意书签署情况。询问并记录患者用药史、过敏史、手术史、家族史等情况。

（2）行无痛胃镜检查患者取左侧卧位，具体方法同胃镜检查。患者后背垫硬枕或靠垫，防止检查中向后倾斜。右手放于右髋处，调整各种线路位置，保持输液通畅（图 3-3-4）。

（3）生命体征监护，患者左臂（绑血压计袖带）进行血压测量，右手指测血氧饱和度，持续低流量吸氧，备紧急通气面罩。心电图异常者持续监测心电图情况。

（4）注意保暖，但胸腹部不应覆盖，以便观

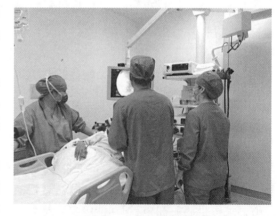

图 3-3-4　无痛内镜检查

察呼吸情况。

(5)在麻醉的诱导期,部分患者可能会出现短暂的无意识的兴奋、躁动,护士应注意患者的牙垫是否咬紧。一手固定牙垫,另一手固定右上肢,防止牙垫或套管针脱出。

(6)患者麻醉后下颌松弛,行无痛胃镜检查时护士应协助医师进镜,一手托下颌,协助操作医师将内镜通过会厌部。

(7)术中严密监测患者生命体征;低流量吸氧,保持呼吸道通畅,及时吸除口腔分泌物;患者胃内液体较多时抬高床头 15°～30°,同时医师持续吸引,防止误吸;患者有胃食管反流病、贲门松弛、食管癌术后等病史时可以预防性抬高床头;详细、准确记录术中活检及各种治疗情况;因患者处于麻醉状态,护士应特别注意防坠床,有条件的单位可以选择双床档检查床,胃镜检查时放下前面的床档,保留其余床档以保障安全。

(8)操作结束后,待麻醉医师唤醒患者后,将患者送入恢复室进行术后恢复。转运途中应注意患者四肢不能放于检查床外,防止发生碰撞、挤压等意外。

二、无痛肠镜检查护理配合技术

【操作流程】

1. 物品准备

(1)常规物品准备,包括内镜主机、电子结肠镜、治疗碗、手套、纱布、一次性检查垫、一次性注射器、活检钳、标本瓶等。

(2)麻醉机、麻醉用药、心电监护仪、供氧与吸氧装置、单独的负压吸引装置、常规气道管理设备(简易呼吸囊、口咽通气道、鼻咽通气道、麻醉咽喉镜与气管内插管用具等),以及抢救设备及药品。

(3)药品准备,包括局麻药(复方利多卡因乳膏)、祛泡药(西甲硅油乳剂)、灭菌注射用水等。

2. 患者准备

(1)经麻醉医师全面评估,可进行镇静/麻醉下内镜检查。消化内镜诊疗镇静/麻醉前准备与普通消化内镜术前准备基本相同,患者需额外提供胸片或肺 CT,心肺功能异常者按照麻醉医师要求提供心脏超声、肺功能等检查结果。

(2)检查前应告知患者镇静、麻醉的操作过程,并向患者解释镇静麻醉的目的、风险,取得患者同意,并签署知情同意书。

(3)患者应在术前禁食至少 6h,术前禁水至少 2h,并提前按医嘱给予肠道准备。可按需服用＜50ml 的黏膜清洁药。

(4)行无痛肠镜检查的患者必须有家属陪同。

(5)为防止贵重物品、金属物品、易碎品等损坏或丢失,请患者摘除手表、手镯、项链、耳环、戒指等首饰交予家属保管。帽子、围巾等会影响检查中观察呼吸,也应交予家属。

(6)女士不宜化浓妆、涂指甲油等,以免影响生命体征监测。如有美甲或涂指甲油,须及时清理。

(7)为患者测量体重、身高、血压。血压过高者休息后再次测量,如无法达到检查标准择期检查。

(8)建立静脉通道,首选右上肢。打印输液标签贴于液体上方便查对。

3. 检查步骤及护理配合

(1)持肠镜申请单查对患者基本信息,询问本次检查目的,必要时患者需要提供上次检查结果供对比参考。检查患者知情同意书签署情况。询问并记录患者用药史、过敏史、手术史、家族史等情况,尤其要了解腹部手术情况,便于肠镜进镜困难时按压腹部,或者观察阑尾开口等情况。

(2)行无痛肠镜检查患者取左侧卧位,双腿屈曲与身体成90°。患者后背垫硬枕或靠垫,防止检查中向后倾斜。右手放于右髋处,调整各种线路位置,保持输液通畅。

(3)生命体征监护,患者左臂(绑血压计袖带)进行血压测量,右手指测血氧饱和度,持续低流量吸氧,备紧急通气面罩。心电图异常者持续监测心电图情况。

(4)注意保暖,但胸腹部不应覆盖,以便观察呼吸情况。

(5)在麻醉的诱导期,部分患者可能会出现短暂的无意识的兴奋、躁动,护士应注意套管针固定情况。

(6)术中严密监测患者生命体征;低流量吸氧,保持呼吸道通畅,及时吸除口腔分泌物;详细、准确记录术中活检及各种治疗情况;因患者处于麻醉状态,护士应特别注意防坠床,有条件的单位可以选择双床档检查床,肠镜检查时放下后面的床档,保留其余床档以保障安全。

(7)操作结束后,待麻醉医师唤醒患者后,将患者送入恢复室进行术后恢复。转运途中应注意患者四肢不能放于检查床外,防止发生碰撞、挤压等意外。

【检查后护理】

1. 患者到达恢复室后经鼻导管持续低流量吸氧,进行脉氧饱和度监测,头偏向一侧,做好气道护理,保持呼吸道通畅,防止呕吐物误吸入气管;在监护时如发现患者出现呼吸、循环障碍等情况,如血氧饱和度<95%、低血压、心律不齐等,或存在醒觉恢复延缓时,应请麻醉医师及时查看、处置。

2. 躁动患者应取得家属同意后给予约束带约束,防止坠床。

3. 患者意识恢复、生命体征平稳,方可撤去监护仪。询问患者有无头晕、手足发软等感觉,下床后活动如正常之后,才可在家属陪同下离开恢复室。

4. 无痛内镜检查术后当天禁止驾车、高空作业、签署重要文件或做重要的决定。

5. 饮食、运动护理同常规胃肠镜检查。

参 考 文 献

[1] 国家消化内镜质控中心,国家麻醉质控中心.中国消化内镜诊疗镇静/麻醉操作技术规范[J].临床麻醉学杂志,2019,35(1):81-84.

[2] 陈来娟,郁秀静,吴攀,等.无痛胃肠镜诊疗患者误吸预防策略查检表的构建及应用研究[J].中华急危重症护理杂志,2022,3(4):293-299.

第四节　超声内镜检查护理配合技术

超声内镜(EUS)是将内镜和超声相结合的消化道检查技术,将微型高频超声探头安置在内镜顶端,当内镜插入体腔后,在内镜直接观察消化道黏膜病变的同时,可利用内镜下的超声行实时扫描,可以获得胃肠道的层次结构的组织学特征及周围邻近脏器的超声图像,从而进一步提高了内镜和超声的诊断水平。消化疾病中食管及胃肠黏膜下隆起性病变在临床中较为常见,但对于来源于黏膜下组织及消化道管壁外的脏器或肿瘤压迫所致的隆起型病变,普通胃镜检查已不能满足其需求,想要明确病变的起源及浸润深度等就需要用到超声内镜。超声内镜分超声微探头和环扫超声内镜、线阵超声内镜。

一、微探头超声内镜检查

微探头超声内镜检查(MEUS),是通过内镜活检孔的微型超声探头,可以对内镜所能到达的各段消化道管腔进行超声扫描,主要适用于管壁内的、较小的和管腔狭窄部位病变的诊断(如黏膜下肿物、早期肿瘤等)。

【适应证及禁忌证】

1. 适应证

(1)主要用于消化道黏膜下肿瘤(直径≤2cm)诊断,如平滑肌瘤、间质瘤、脂肪瘤、异位胰腺等的起源与性质。

(2)判断消化道早期肿瘤的浸润深度。

(3)消化道肿瘤的诊断、术前分期和术后随访。

(4)判断消化道外压性病变。

(5)可疑消化性溃疡的良、恶性鉴别。

2. 禁忌证

(1)严重心肺病患者,无法耐受内镜检查。

(2)上消化道大出血处于休克等危重状态。

(3)怀疑消化道穿孔。

(4)精神病患者或严重智力障碍而不能配合内镜检查。

(5)腐蚀性食管炎、胃炎的急性期。

(6)明显的胸腹主动脉瘤。

【操作流程】

1. 物品准备

(1)内镜主机、负压吸引设施、二氧化碳供应系统、氧气供应系统、治疗碗、手套、纱布、牙垫、一次性检查垫、一次性注射器等。

(2)局麻药(盐酸达克罗宁胶浆)、祛泡药(西甲硅油乳剂或二甲硅油散)、灭菌注射用水等。

(3)其他物品,包括治疗内镜(带有附送水功能)、日本奥林巴斯 UM-3R 微探头(探头频率分 12、20MHz 两种)(图 3-4-1)、注水泵装置(图 3-4-2)等。

2. 内镜及小探头准备

(1)安装内镜,连接附送水管,测试气水。

(2)检查水泵,确认水泵工作状态良好。测试水泵到所有气泡消失,再连接内镜治疗仪(水泵分为 1～9 挡,当速度为 9 挡时冲洗效果最好)。水泵传送流量根据术者操作要求及患者检查部位适当调整。

(3)小探头与驱动器连接时应确认好安装标识,安装时手指适当用力(图 3-4-3)。

(4)安装/拆卸时应避免损伤到小探头根部。

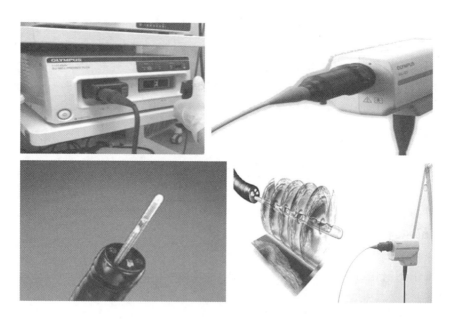

图 3-4-1 超声微探头

3. 患者准备

(1)检查前充分了解患者病情及相关检查资料,包括血化验单、心电图及内镜检查结果,着重评估患者是否具有严重心脏病、肺功能不全等疾病。

(2)患者检查前应禁食 8h 以上,如有幽门梗阻等疾病,需禁食 2～3d,高血压患者可提前服用降压药。

(3)检查前应耐心解释检查目的和意义,介绍操作过程、配合要点,调整呼吸,尽量放松,好好配合。

(4)有眼镜、活动义齿者应将其取下,妥善保管。

(5)签署检查知情同意书。

(6)检查前 15min 口服达克罗宁胶浆 10ml,含3～5min,缓慢咽下。

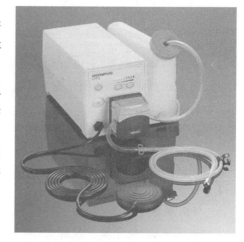

图 3-4-2 注水泵装置

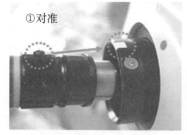

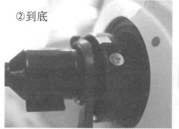

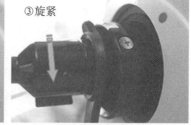

①对准　　②到底　　③旋紧

图 3-4-3 微探头安装

4. 检查步骤及护理配合

（1）指导患者左侧屈膝卧位,双手抱于胸前,抬高床头,头部略向前倾,下颌内收挨近治疗巾,告知患者不吞咽,口水顺嘴角流出。注水时会有温凉感觉,如有不适可举手示意。松解衣领及裤带。

（2）灭菌注射用水提前加热至 39～41℃,以免水温过低引起患者不适。

（3）嘱患者轻轻咬住牙垫,鼻子吸气,口呼气,不屏气,尽量放松,调整好呼吸。

（4）内镜到达病变部位后,将微探头插入活检孔道至病灶处,间断缓慢注水,病变位于食管部位时,应特别注意,防止呛咳、误吸。

（5）密切观察患者的神志及生命体征变化,年龄较大或病情较重者,给予心电监护、吸氧及输液,备好吸引装置及抢救物品。

【注意事项】

1. 检查前告知患者超声检查比普通胃镜检查时间会长,做好心理疏导,训练呼吸,有口水不吞咽,顺口角流出,好好配合顺利完成检查。

2. 检查中需要注水,期间如有不适,举手示意,不可随意乱动或抓取内镜。

3. 检查期间如患者不能耐受,及时停止操作退出内镜,以防误伤或损坏内镜。

4. 对于病变在食管部位患者应特别注意需将床头抬高,以防呛咳或误吸。

5. 安装小探头时,注意不能用力过度,保护好探头根部,用完及时盖好防水帽。

【拓展知识】

水温、探头的安装和调试。

1. 灭菌注射用水提前加热至 39～41℃,以免水温过低引起患者不适。

2. 安装小探头时,注意不能用力过度,保护好探头根部,用完及时盖好防水帽。

3. 内镜到达病变部位后,将微探头插入活检孔道至病灶处,间断缓慢注水,病变位于食管部位时,应特别注意,防止呛咳、误吸。

【检查后护理】

1. 清理患者口角及面部分泌物,协助患者下床,整理用物。

2. 告知患者注意事项,检查后 2h 可进食,宜进半流食或软食,忌生、冷、硬和刺激性食物;咽部因麻醉药及检查原因,会有不适的感觉,一般 2h 后症状会减轻,如仍有不适,可用生理盐水漱口,必要时口含润喉片或雾化,一般约 3d 症状就会消失;密切观察生命体征变化,若有剧烈腹痛、呕血、黑粪,及时就诊。

3. 如患者取活检,应告知除以上饮食注意外,7d 内不能用抗凝及活血药物,以防出血。

参 考 文 献

［1］　袁慧敏.超声微探头辅助内镜筛查早期食管癌的临床应用[J].医药论坛杂志,2020,41(10):167-170.

［2］　李鹏,窦兰涛,杨阳,等.不同超声探头对 ESD 术前胃肠道间质瘤的诊断及疗效的影响[J].西南国防医药,2019,29(2):179-181.

［3］　陈正彦,张然,刘君颖,等.小探头内镜超声对食管隆起病变的诊断价值探讨[J].实用医技杂志,2019,26(8):982-984.

［4］　李明.内镜附送水管在小探头超声中的设计与应用[J].当代护士(下旬刊),2019,26(11):186.

[5] 陈锐娜,李桂宝,彭樱花,等.优质护理在上消化超声内镜检查中的应用效果[J].中国当代医药,2020,27(5):216-218.

[6] 朴莲淑,刘汉英,姜哲,等.微探头超声内镜在上消化道固有肌层黏膜下肿瘤定性定位诊断中的应用价值[J].现代消化及介入诊疗,2020,25(1):124-126.

[7] 张琼英,王瑜,李小青,等.不同水温对超声内镜检查患者影响的临床研究[J].华西医药,2016,31(5):932-935.

二、超声内镜检查(大超)

超声内镜是将内镜和超声相结合的消化道检查技术,将微型高频超声探头安置在内镜顶端,一方面通过内镜直接观察腔内的形态改变,同时进行实时超声扫描,以获得消化道各层次的组织学特征及邻近脏器的超声图像,从而进一步提高了内镜和超声的双重诊断性能。

【适应证及禁忌证】

1. 适应证

(1)黏膜下病变 EUS 是诊断消化道黏膜下病变的首选方法。最常见的黏膜下病变包括平滑肌瘤、胃肠间质瘤、脂肪瘤、异位胰腺等。

(2)消化道恶性肿瘤(如食管癌、胃癌、结直肠癌)通过超声内镜进行比较准确的 TNM 分期。

(3)胆道、胰腺病变 EUS 是发现胆囊、胆管,以及胰腺微小病变最敏感的方法之一。

(4)纵隔病变,主要是后纵隔的病变,可以清楚地显现病变的范围及特点,配合超声引导穿刺活检可以确定病变性质、类型。

(5)超声内镜引导下的介入诊治。

2. 禁忌证

(1)消化系统超声内镜禁忌证基本上与普通胃肠镜检查相同。

(2)由于超声内镜镜身较粗,操作时间较长:扫查食管细微病变时,有时需要采用注水充盈的方法,因此需要更加密切注意生命体征的变化,以及误吸的风险。

【操作流程】

1. 物品准备

(1)常规物品准备:超声内镜主机(图 3-4-4)、负压吸引设施、二氧化碳供应系统、氧气供应系统、环扫或扇扫超声内镜(图 3-4-5)、治疗碗、手套、纱布、牙垫、一次性检查垫、一次性注射器、活检钳、标本瓶等。

(2)药品准备:局麻药(盐酸达克罗宁胶浆)、灭菌注射用水等。

(3)附件准备:超声内镜专用水囊(图 3-4-6)。

2. 患者准备

(1)胃肠道准备同胃肠镜检查。

(2)检查前了解患者病史、内镜检查报告或其他影像学资料。

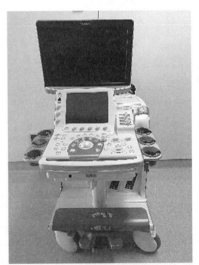

图 3-4-4 超声内镜主机

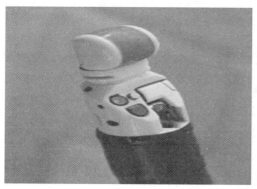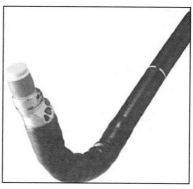

图 3-4-5　扇扫超声内镜、环扫超声内镜

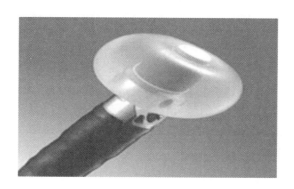

图 3-4-6　超声内镜专用水囊

(3)向患者交代检查目的、方法、重要性,介绍其操作过程、配合要点,消除患者与家属的紧张情绪和顾虑,使患者积极配合检查,并签署知情同意书。

(4)检查前 30min 口服祛黏液药(链霉蛋白酶溶液),按要求进行体位变换。检查前 10min 抬头含服盐酸达克罗宁胶浆 2min。对此药过敏或者不可耐受者用 2%～4% 利多卡因或丁卡因对咽部喷雾进行表面麻醉,有麻醉药过敏史者不用或慎用。

(5)行环扫或扇扫超声内镜检查时多采用无痛超声内镜,可提高患者对超声内镜检查的接受程度和适应力。

(6)上消化道超声内镜通常患者取左侧卧位,双下肢微屈,解开衣领,放松腰带,头稍后仰。

3. 手术步骤及护理配合　超声内镜插入消化道后,可采用直接接触法、水囊法及水囊法合并无气水充盈法对胃肠道黏膜下病变、肿瘤及邻近脏器进行扫描检查。结合多普勒,超声内镜尚能够检测血流速度和血流量并能显示血流方向。

(1)持超声内镜申请单查对患者基本信息,询问本次检查目的,必要时患者需要提供上次检查结果供对比参考。检查患者知情同意书签署情况。告知患者检查中注意事项。

(2)取下活动义齿、眼镜,女性患者卸掉尖锐发夹及装饰物,松解领口和腰带。

(3)环扫或扇扫超声内镜检查中顺利通过咽喉部是检查成功的关键。因超声内镜前端较硬较长、外径粗,因而插入较普通胃镜困难,为使一次性成功,当术者插镜至咽喉部时,将患者下颌轻轻往上抬,使咽部与食管呈一直线,便于插入,也可嘱患者做吞咽动作。口角略放低,使口水顺着口角自然流出,以保持注入水的纯洁度,预防混入气体,影响显像效果。

【注意事项】

浸泡法检查的配合。

1. 术者发现病灶后,脚踩注水器脚踏开关,向胃内注水 300～500ml,此时超声屏幕上可出现清晰的 5 层结构。若超声图像模糊不清,提示探头已露出水面,可再注入气水。

2. 浸泡检查时,为使病变完全浸泡在水中获得满意图像,帮助患者变换体位,不同病变可采用头低位、头高位、仰卧位或俯卧位,改变体位时应停止注水。恶心、呕吐导致误吸入肺内,引起肺部感染。注水过程中密切观察患者。

3. 向胃腔内注水一次不超过 500ml,以免注水过多引起患者呛咳、不适。

检查完毕提醒术者尽量将残余的水和气吸尽,以防术后因注水注气过多引起患者腹痛、腹胀。

【拓展知识】

水囊的安装和调试。

1. 安装水囊前,应仔细检查水囊有无破损、膨胀及橡胶变色老化。

2. 将水囊置于专用推送器中,使其大孔径一端橡皮圈翻折覆盖于推送器边缘,卡住其凹槽内。

3. 将水囊推送器套在超声内镜前端,使翻折橡皮圈在超声内镜前端的大凹槽内。

4. 拔出推送器,将水囊小孔径一端橡皮圈卡到超声内镜前端的小凹槽内。

5. 安装完毕,按压注水阀门,向水囊内注入气水,水囊 3cm 为限度,如发现水囊边缘渗水,可调整水囊位置。注意水囊内有无气泡存在,若有气泡,可将超声内镜头端朝下,反复吸引注水,使囊内气泡吸尽。

【检查后护理】

1. 超声内镜检查 2h 后方可饮水进食,但 24h 内应以温凉的稀饭、面条等柔软食品为宜。忌生、冷、硬和有刺激性的食物;取活检、穿刺等治疗后的患者遵医嘱给予相关饮食指导。

2. 禁止吸烟、饮酒、喝浓茶和咖啡,以免诱发创面出血,若有剧烈腹痛、呕血、黑粪,则及时就诊。

3. 如全麻患者,在复苏室内监护至完全清醒后,在有人陪伴下才能离开内镜室。

4. 如果咽部麻醉感尚未消退,嘱患者不要咽唾液,以防呛咳,术后 2h 后再进食。

5. 咽部摩擦疼痛明显者,宜进食温软清淡半流质食物过渡至正常饮食,必要时给予药物辅助治疗。

6. 当日避免驾车、高空作业、水边作业、机床作业以免发生意外事件。

7. 根据内镜检查报告指导患者进一步选择专科门诊就诊。

参 考 文 献

[1] 邹祖琴,周媛苑.超声内镜引导经胃穿刺引流术治疗胰腺假性囊肿的护理[J].中国肿瘤外科杂志,2018,10(3):202-204.

[2] 严欢,贾皛,张娟,等.超声内镜引导细针穿刺活检对胰腺占位性疾病的诊断价值[J].西安交通大学学报(医学版),2020,41(3):425-428.

[3]　金震东.胰腺囊性病变的内镜诊治[J].临床肝胆病杂志,2020,36(8):1698-1703.

[4]　杜晨,柴宁莉,令狐恩强,等.超声内镜引导下聚桂醇消融治疗胰腺囊性肿瘤长期疗效的前瞻性研究[J].中华消化内镜杂志,2020,37(10):696-701.

[5]　朱秀琴,胡兰.内镜超声引导下细针抽吸活检术在上消化道壁外占位病变中的应用及护理[J].全科护理,2017,15(15):1861-1862.

[6]　朱秀琴,郑娜,李荣香.消化内镜微创治疗患者的护理风险管理[J].护理学杂志,2020,35(21):72-74.

[7]　杨敏,陈利.超声内镜引导下聚桂醇消融术治疗胰腺囊性肿瘤患者的护理[J].天津护理,2021,29(5):574-576.

第五节　色素内镜检查护理配合技术

色素内镜检查术通过将色素染料导入内镜下的目标黏膜,使病灶与正常黏膜对比更加突出的内镜检查技术。

【适应证及禁忌证】

1. 适应证　所有能接受消化道普通内镜检查的病例,原则上均可进行色素内镜检查。

2. 禁忌证

(1)对染色剂、碘过敏的患者。

(2)甲状腺功能亢进患者、呼吸困难、哮喘持续状态,禁用碘染色。

(3)因尿素-酚红、尿素-麝香草酚染色有产生高血氨的危险,故肝硬化患者慎用。

(4)食管、胃、十二指肠急性穿孔患者。

(5)严重心、肺、肾、脑功能不全及多脏器功能障碍综合征者。

(6)精神疾病及意识障碍不能配合者。

【操作流程】

1. 物品准备

(1)常规物品准备:内镜主机、治疗碗、手套、纱布、牙垫、一次性检查垫、一次性注射器、活检钳、标本瓶、润滑油剂等。

(2)附件准备:放大胃镜配带黑帽,并调好放大焦距倍数(图 3-5-1);喷洒管(图 3-5-2)。

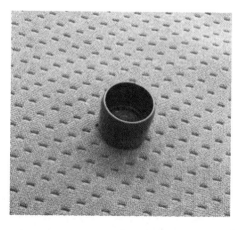

图 3-5-1　黑帽图

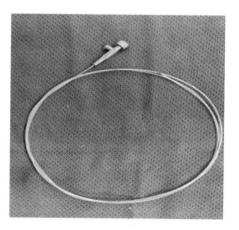

图 3-5-2　喷洒管

（3）药品准备

①局麻药（盐酸达克罗宁胶浆）、祛黏液药（链霉蛋白酶颗粒）、祛泡药（西甲硅油乳剂或二甲硅油散）、灭菌注射用水、靛胭脂、复方碘溶液、0.9％氯化钠注射液。

②配制 4ml 碘液＋0.9％氯化钠注射液抽至 20ml，避光保存。

③配制维生素 C 注射液 2ml＋18ml 0.9％氯化钠注射液备用。

2. 患者准备

（1）同常规胃肠镜检查准备。

（2）检查前患者口服二甲硅油散＋链霉蛋白酶溶液，清除附着于黏膜表面的黏液。

（3）询问患者对碘是否过敏。

3. 检查步骤及护理配合

（1）医师首先在白光下进行常规内镜检查，消化道黏液多，被覆盖的部位，护士可以协助医师通过附送水管注入链霉蛋白酶溶液，分解酶使黏液分解，降低其黏度。

（2）发现可疑病变后，改用 NBI 观察，再进行放大筛查。在检查过程中，为了取得最佳的放大效果，协助医师通过附送水管注入灭菌注射用水，让水存在于黑帽与黏膜之间，减少对黏膜表面的损伤；增加视野深度，获得最大的观察效果（图 3-5-3）。

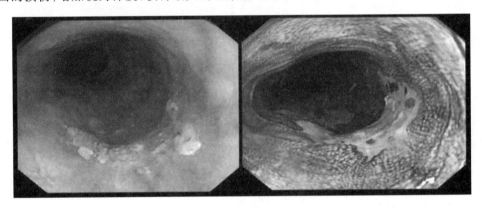

图 3-5-3　食管碘染后对比图

（3）当医师需要注水时应抬高床头，密切观察，及时吸引，防止误吸。

（4）卢戈碘液。向疑有病变的部位，将一次性喷洒管从活检钳道送入，边喷洒边进镜，将碘溶液均匀地喷洒在病灶及周围黏膜上，观察后尽量吸净胃及食管内残留的碘液。然后边回抽边将喷洒管拔出，防止喷洒管前端碘液喷溅。遵医嘱配合医师对食管拒染或淡染部位黏膜进行活检，并标注具体食管位置。活检后将配制好的维生素 C 注射液进行喷洒脱碘。

（5）靛胭脂。根据消化道的不同部位，选用相应的染色剂进行染色，靛胭脂常用于胃肠黏膜的染色，染色部位黏膜面冲洗干净后，在内镜下喷洒 15ml 原液，使其喷洒在病灶及周围黏膜上，观察黏膜染色情况，再结合放大胃镜观察，进行精准活检。

【注意事项】

1. 在染色前应注意患者有无色素过敏，操作前向患者充分交代不适症状。染色时应尽量选用比较稀的色素，尽量减少色素的用量，结束后遵医嘱可用配制好的维生素 C 注射液冲洗干净并将胃内残留的色素吸掉。

2.喷洒前做好胃黏膜清洁,防止顽固黏液影响对比度观察。因此,操作前需要常备祛泡药及祛黏液药链霉蛋白酶溶液,以便操作者冲洗病变及其周围黏膜组织。

3.麻醉插管进行治疗的患者,碘染观察后要及时冲洗吸引,防止碘液从患者口角流出,灼烧脸部皮肤。内镜护士应在喷洒碘液前,将床头抬高,调整枕头位置,使口角向下,尽量避免碘液在口里淤积。一旦发生,应立即用75%乙醇或配制好的维生素C注射液给予擦拭脱碘。

【检查后护理】

1.碘液具有刺激性,可引起患者胸痛、恶心、呕吐、灼热等症状,碘染染色内镜检查后2h方可饮水进食,24h内应以温凉的稀饭、面条等柔软食品为宜,向患者交代注意事项。

2.术后会有短暂的咽喉部疼痛及异物感,告知患者勿用力咳嗽,症状会逐渐缓解。

3.靛胭脂溶液是一种安全的食用色素。短时间内大便出现蓝色,均属正常反应;告知患者门诊取病理报告的时间和重要性,指导患者进一步治疗或随访的方法。

参 考 文 献

[1]　张书文,赵晓蕊.色素内镜对上消化道疾病的诊断价值[J].中国当代医药,2010,17(9):151.

[2]　杨会,陈培先,聂成丽,等.600例无痛胃镜筛查食管癌和贲门癌的护理配合[J].黔南民族医专学报,2011,24(2):121-123.

第六节　磁控胶囊胃镜检查护理配合技术

磁控胶囊胃镜检查是指利用磁力控制的胶囊内镜对胃进行检查的技术。实施磁控胶囊内镜检查的目的,包括明确胃和小肠疾病的诊断(不能用于结肠检查),明确胃和小肠疾病的病变范围和程度,为可能进行的后续治疗如内镜下治疗、外科手术提供依据。

【适应证及禁忌证】

1.适应证

(1)最佳适应证,不愿接受或不能耐受传统胃镜(含无痛胃镜)或存在传统胃镜检查高风险健康管理(体格检查)人群胃部检查胃癌(浅表性肿瘤等)的初步筛查。

(2)胃溃疡、胃息肉、胃底静脉曲张、糜烂性或萎缩性胃炎等病变的检查和随访,药物相关性胃肠黏膜损伤的评估和监测无接触式(含远程操控)内镜检查。

(3)相对适应证,急性上消化道出血(血流动力学稳定)食管静脉曲张和巴雷特食管十二指肠溃疡和十二指肠息肉胃部分切除和内镜微创治疗术后复查和随访。

(4)若胃部检查后可完成小肠检查,适应证同小肠胶囊内镜。

2.禁忌证　如有以下任意一种情况者,不建议此项检查,请在检查前务必主动告知操作医师。

(1)体内已安装心脏起搏器、除颤器或其他植入性设备或材料。

(2)已知或怀疑消化道梗阻、狭窄、瘘管或憩室。

(3)吞咽障碍性疾病,孕妇以及婴幼儿,精神疾病患者。

(4)各种急性肠炎、严重的缺血性疾病及放射性结肠炎,如细菌性痢疾活动期、溃疡性结肠炎急性期,尤其是暴发期。

(5)有充血性心脏衰竭或有重度通气功能障碍。

(6)对高分子材料过敏或对检查中需使用的药物过敏;病情危重,难以保证检查过程安全性者。

(7)将要在吞服胶囊的7d内接受磁共振检查。

(8)既往消化道手术史。

(9)无手术条件或不愿接受手术或气囊辅助小肠镜检查者(出现胶囊嵌顿)。

(10)医师认为存在不适合此种检查的任何其他原因。

(11)体重≥125kg,不可行磁控胶囊内镜检查。

【操作流程】

1. 物品准备　磁控胶囊内镜检查设备(图3-6-1)、磁控胶囊内镜(图3-6-2)、检查服(图3-6-3)、充电设备、二甲硅油散、链霉蛋白酶颗粒、适量温水、纸杯、吸管等。

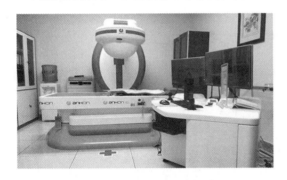

图3-6-1　磁控胶囊内镜检查设备

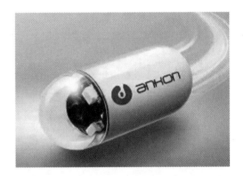

图3-6-2　磁控胶囊内镜

2. 患者准备

(1)检查前一日忌烟酒/辛辣刺激和不易消化食物。

(2)检查前一日晚餐进软食,晚8点后禁食。

(3)检查前一日晚8点后至检查前不能饮用有色饮料和药品。

(4)检查前至少3日内不能接受需吞服钡剂的检查。

(5)检查当天晨起饮清水一杯,进行初步的胃腔冲洗。

(6)若增加小肠检查,需做肠道准备,方法同第2章中肠镜检查技术。

3. 检查步骤及护理配合

(1)磁控胶囊胃镜的检查过程需患者配合不同体位的改变,以达到最佳观察效果,常用的体位有左侧卧位、右侧卧位和仰卧位。

(2)协助患者穿好检查服后连接数据线至工作站,患者采取左侧卧位,分次少量清水吞服胶囊胃镜,以便有效地观察食管全段和齿状线。

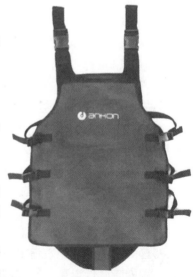

图3-6-3　检查服

(3)打开胶囊内镜,由操作医师输入胶囊内镜编号戴一次性检查手套,以免拿取时污染胶囊内镜,指导患者清水吞服胶囊,嘱患者吞服时不要咬嚼,吞咽动作不宜过快,因担心胶囊内镜过大,吞咽困难时给予耐心疏导。

(4)一旦磁控胶囊胃镜进入胃腔后,检查者会依次按照胃底、贲门(近景)、贲门(远景)、胃体后壁、胃体大小弯、胃体前壁、胃角、胃窦、幽门进行全面的拍摄和诊断。

(5)检查结束后协助患者下床,进行健康宣教。

【检查后护理】

1. 检查当日

(1)检查 4h 后可进食面包、馒头等干食,不可进食流食,如粥、面条等。

(2)饮用无色的水,不可喝牛奶、咖啡、可乐、茶水、豆浆等有颜色的饮料。

(3)穿戴检查服期间不能行磁共振检查及在磁共振检查区域停留。

(4)当检查服记录仪上的三个指示灯熄灭时脱下检查服。

2. 检查次日

(1)正常进食水。

(2)为保证检查数据完整,按时得到检查报告,在上午 7:30－9:00 将检查服送至胶囊室。

(3)密切观察大便,检查胶囊是否排出,通常在 1 周内排出,如果 2 周还未排出,可行腹部 X 线检查以确定胶囊的位置或就诊消化科、急诊科。

参 考 文 献

[1] 鲍小倩,张婕.全程人性化护理在磁控胶囊内镜检查中的应用[J].中华肿瘤防治杂志,2018,25(S1):299-300.
[2] 黄思霖.隧道内镜技术用于治疗消化道肿瘤的系列临床研究[D].广州:南方医科大学,2017.

第七节　十二指肠镜检查护理配合技术

用于十二指肠镜、胆道和胰腺疾病检查的侧视内镜技术,十二指肠镜检查常用于诊断胰胆管开口处的病变,如结石、狭窄、肿瘤等。可同时取活体组织作为病理检查或行胰胆管逆行插管造影,以及用电刀切开 Oddi 括约肌等进行诊断及治疗。

【适应证及禁忌证】

1. 适应证

(1)十二指肠镜的适应证主要包括肝、胆、胰疾病,如十二指肠乳头疾病和胆胰管狭窄、胆总管结石、胆胰管肿瘤等疾病。

(2)用于观察胃镜检查盲区的十二指肠乳头部位,用侧视镜更能看清十二指肠乳头全貌,发现病变。

(3)需随访的十二指肠乳头病变等。

(4)需取病理确诊的十二指肠乳头病变。

(5)子母镜观察胆胰管的病变。

2. 禁忌证

(1)食管、胃、十二指肠急性穿孔。

（2）上消化道梗阻，十二指肠镜不能达十二指肠乳头处。

（3）急性、未稳定及严重的心、肺、肾、脑功能不全及多脏器功能障碍综合征者。

（4）精神病及意识明显障碍不能合作者。

（5）凝血功能障碍及出血性疾病。

【操作流程】

1. 物品准备

（1）常规物品准备：内镜主机、负压吸引设施、二氧化碳供应系统、氧气供应系统、治疗碗、手套、纱布、牙垫、一次性检查垫、一次性注射器等。

（2）药品准备：局麻药（盐酸达克罗宁胶浆）、润滑剂、灭菌注射用水等。

（3）特殊准备：电子十二指肠镜，必要时准备胆道子镜。

2. 患者准备

（1）常规准备：同胃镜检查。

（2）特殊准备：因十二指肠镜弯曲部相比于胃镜较粗，患者除含服麻醉祛泡药（盐酸达克罗宁胶浆）外，不可耐受者可以用2％～4％利多卡因或丁卡因咽部喷雾，加强局麻效果。

3. 检查步骤及护理配合

（1）检查体位同胃镜检查。

（2）检查中配合同胃镜检查。因十二指肠镜相比于胃镜较粗，进镜前需给前端部及镜身进行充分润滑，润滑剂可使用盐酸达克罗宁胶浆或复方利多卡因乳膏等，顺其吞咽动作滑入食管，不可强行插入以免引起梨状窝血肿或其他损伤。

（3）如检查中需取活检，因抬钳器的原因，护士将活检钳递于医师后等活检钳送出内镜头后再打开，防止损伤内镜。

【注意事项】

1. 十二指肠镜安装后需检查先端帽是否牢固，防止检查中掉落。

2. 检查结束后若患者出现喉痛或声嘶，可给予局部含漱药。

【拓展知识】

十二指肠乳头在发生病变取活检时若出血较多，则需要喷洒或注射止血药进行止血，没有作用时应使用止血夹夹闭创口。

【术后护理】

1. 检查后护理同常规胃镜检查。

2. 检查后患者有咽喉部疼痛及异物感，应告知患者勿用力咳嗽，必要时给予雾化治疗。

参 考 文 献

[1] 叶静静.电子胃十二指肠镜检查患者的心理护理[J].中外医疗,2009,10(27):12-13.

[2] 顾淑霞,张法江,于向红.纤维胃十二指肠镜检查术护理[J].医学信息(中旬刊),2010,15(12):34-35.

[3] 逯云山,王迪,郭晓钟.十二指肠镜术[J].临床外科杂志,2002,10(2):56-57.

第八节　小肠胶囊内镜检查护理配合技术

小肠胶囊内镜检查是一类消化道的无创检查方式，通过服用带有摄像和信号传输装置的智能胶囊,观察消化道内部病变的一种检查方法。胶囊可随消化道蠕动,在消化道内运动,同时拍摄图像,并将图像传输至患者体外携带的图像记录仪进行存储分析,医师通过与之连线的电脑观察图像,可以判断消化道的黏膜有没有病变,有助于小肠出血、小肠炎症、小肠肿瘤等小肠疾病的诊断。

实施小肠胶囊内镜检查的目的,明确胃和小肠疾病的诊断(不能用于结肠检查);明确胃和小肠疾病的病变范围和程度;明确胃和小肠疾病的治疗疗效评估;为可能进行的后续治疗如内镜下治疗、外科手术提供依据。

【适应证及禁忌证】

1. 适应证

(1)不明原因消化道出血。

(2)不明原因缺铁性贫血。

(3)疑似克罗恩病,或监测并指导克罗恩病的治疗。

(4)疑似小肠肿瘤。

(5)监控小肠息肉病综合征的发展。

(6)疑似或难以控制的吸收不良综合征(如乳糜泻等)。

(7)检测非甾体类消炎药相关性小肠黏膜损害。

(8)临床上需要排除小肠疾病者。

2. 禁忌证

(1)有心脏起搏器、除颤器、人工耳蜗或其他植入性设备或材料。

(2)已知或怀疑消化道梗阻、狭窄、瘘管或憩室。

(3)吞咽障碍、孕妇及婴幼儿、精神疾病患者。

(4)各种急性肠炎、严重的缺血性疾病及放射性结肠炎,如细菌性痢疾活动期、溃疡性结肠炎急性期,尤其是暴发期。

(5)有充血性心脏衰竭或有重度通气功能障碍。

(6)对高分子材料过敏或对检查中需使用的药物过敏;病情危重,难以保证检查过程安全性者。

(7)在吞服胶囊的 7d 内接受磁共振检查者。

(8)无手术条件或不愿接受手术或气囊辅助小肠镜检查者(出现胶囊嵌顿)。

【操作流程】

1. 物品准备 小肠胶囊(图 3-8-1)、胶囊记录仪、西甲硅油乳剂、适量温水、电极片等。

2. 患者准备

(1)检查前 10~12h 需禁食或进清流食。

(2)行小肠胶囊内镜检查者需做肠道准备,磷酸钠盐服药方法:检查前一日晚 17:00 进食易消化食物;19:00 口服磷酸钠盐 45ml+750ml 温水,摇匀后 30min 内服完,服用后来回走动、轻揉腹部,以利于排泄;检查当天早晨禁食,5:00 服用磷酸钠盐口服 45ml+750ml 温水,方法同上。30min 后再饮水 500ml,1h 内喝完。排便至清水状为最佳。

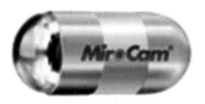

图 3-8-1 小肠胶囊

(3)复方聚乙二醇电解质散服药方法:检查前一日晚17:00进食易消化食物;19:00温水溶解复方聚乙二醇电解质散1盒+750ml水,摇匀后30min内服完,服用后来回走动、轻抚腹部,以利于排泄;检查当天早晨禁食,5:00服用复方聚乙二醇电解质散2盒+1500ml温水,方法同上(排便至清水状为最佳)。

(4)检查前对患者予以相关告知并签署知情同意书。询问患者有无家族史,内镜检查就诊史。

(5)检查前40min服用适量祛泡药(5~10ml西甲硅油乳剂或二甲硅油散剂),以减少泡沫对视野的影响,必要时可使用链霉蛋白酶,用于溶解黏液。

3.手术步骤及护理配合

(1)配戴胶囊记录仪。

(2)协助患者平躺于检查床上,将电极片按固定位置贴于腹部体表,连接记录仪,并协助患者下床(图3-8-2)。

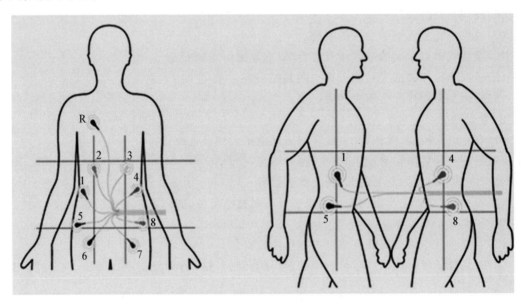

图3-8-2　小肠胶囊电极片粘贴位置

(3)打开小肠胶囊外包装,捏住胶囊的白色胶托将胶囊从盒子中取出,胶囊取出时会闪烁,确定胶囊表面无损坏,嘱患者左手捏住胶囊尾端金色部分,右手接触另一端金色部分,确定信号灯变绿色,嘱患者用温水吞服胶囊。

(4)连接电脑USB线,观察胶囊是否进入胃内,嘱患者活动1h后返回,连接电脑USB线,观察胶囊是否进入小肠,若未进入,嘱患者俯卧20min再查看,如始终未进入小肠,则考虑胃镜下推送至小肠。

【检查后护理】

1.检查当日

(1)饮食,2h后可进食面包、馒头等干食。不可进食流食,如粥等。

(2)饮水,每小时至少饮水1次(>250ml),直至检查结束。不可喝牛奶、咖啡、可乐、茶水、豆浆等有颜色的饮料。

(3)穿戴记录仪及胶囊未排出体外期间不能行磁共振检查。

(4)记录仪一般工作 10～12h,当指示灯熄灭时摘下记录仪,丢弃电极片。如指示灯＜10h熄灭,请及时联系医护人员。

(5)不能与其他做胶囊内镜检查的人有肢体接触,如握手等。

2. 检查次日

(1)正常进食水。

(2)为保证检查数据完整,按时得到检查报告,在上午 7:30－9:00 将检查服送至胶囊室。

(3)密切观察大便,检查胶囊是否排出,通常在 1 周内排出,如果 2 周还未排出,可行腹部 X 线检查以确定胶囊的位置或就诊消化科、急诊科。

参 考 文 献

[1] 何晨,朱佳慧,廖专,等.胶囊内镜临床应用规范研究与展望[J].中国实用内科杂志,2022,42(1):45-54.

第九节　小肠镜检查护理配合技术

小肠镜检查是最常用于病因不明的慢性消化道出血及各种小肠病的检查和诊断方法。小肠镜检查分单气囊和双气囊两种。

一、单气囊小肠镜检查术

小肠疾病属于消化道少见疾病,尽管发病率低,但仍缺乏特异性临床症状。小肠长度比较长,采用常规内镜检查、诊断难度大。单气囊电子小肠镜可检查小肠疾病,并在直视下进行取病理、治疗等,可提高小肠疾病诊断率,攻克消化道盲区。

【适应证及禁忌证】

1. 适应证

(1)潜在小肠出血及不明原因缺铁性贫血。

(2)疑似克罗恩病。

(3)不明原因腹泻或蛋白丢失。

(4)疑似吸收不良综合征(如乳糜泻等)。

(5)疑似小肠肿瘤或增殖性疾病。

(6)不明原因小肠梗阻。

(7)肠道手术后异常情况,如出血、梗阻等。

(8)临床相关检查提示小肠存在器质性病变可能。

(9)已确诊的小肠病变,如克罗恩病、息肉、血管畸形等治疗后复查。

(10)小肠疾病的治疗,如小肠息肉切除术、小肠异物取出术(滞留的胶囊内镜等),以及小肠血管病变治疗术、小肠狭窄扩张术等。

(11)结肠镜无法完成的全结肠检查。

(12)术后消化道解剖结构改变导致十二指肠镜无法完成的 ERCP。

(13)根据其他相关影像资料评估小肠内病变靠近口侧或肛侧时,可选择单气囊小肠镜更便捷(比对双气囊小肠镜)等。

2．禁忌证

(1)绝对禁忌证

①严重心肺等器官功能障碍者。

②无法耐受或配合内镜检查者。

(2)相对禁忌证

①小肠梗阻无法完成肠道准备者。

②有多次腹部手术史者。

③妊娠妇女。

④其他高风险状态或病变者(如中度以上食管胃静脉曲张、大量腹水等)。

⑤低龄儿童(＞12 岁)。

【操作流程】

1．物品准备

(1)常规物品准备:内镜主机、气泵(图 3-9-1)、电子小肠镜、外套管、治疗碗、手套、纱布、牙垫、一次性检查垫、一次性注射器、活检钳、标本瓶、润滑油剂等。

(2)药品准备:局麻药(盐酸达克罗宁胶浆)、祛泡药(西甲硅油乳剂或二甲硅油散)、灭菌注射用水等。

(3)附件准备:单气囊小肠镜外套管等。

(4)单气囊小肠镜外套管的安装:在外套管的注水通道注入 10～20ml 水以减少外套管和镜身之间的摩擦;将外套管套于镜身上,用专用软管将外套管与气泵相连;检查气泵注气、放气情况,确认气泵使用状态正常后,按压控制面板上的外套管气囊的充气/放气键,使气囊充气,检查气囊是否能够正常充盈;随后将充盈的气囊浸没在水中,检查气囊是否漏气;确认气囊完好可以使用后,将气囊中的气体排空备用(图 3-9-2)。

(5)在外套管与镜身之间注入灭菌用水:左手固定内镜和套管使其连接紧密,右手注水,不要用力前顶,以免堵住开口,注完水,上下滑动套管充分润滑。

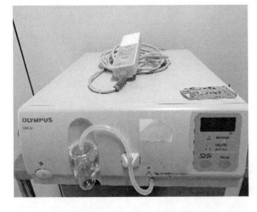

图 3-9-1　小肠镜气泵

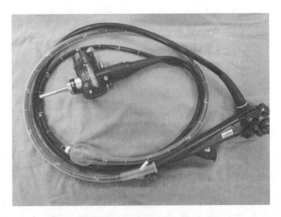

图 3-9-2　单气囊小肠镜

2. **患者准备**

(1)所有小肠镜患者术前须办理住院手续,完善相关检查(心电图、胸片、麻醉科评估、既往胃肠镜检查报告单;血常规、肝功能、血清四项、凝血四项等,如服用阿司匹林、NASID 类和抗血小板凝集药物者应与医师联系,视病情决定术前停药 7～10d)。

(2)术前签署知情同意,使患者明确小肠镜检查的目的及相关风险。

(3)经口进镜者检查前 30min 口服祛黏液药(链霉蛋白酶溶液)。检查前 15min 含服口部局麻药。经口进镜者需术前禁食、禁水 12h。经肛进镜者肠道准备:肠道准备的方法与结肠镜检查时的肠道清洁基本相同。便秘患者建议进食两天流食后再服用肠道清洁剂进行肠道准备。

(4)右上肢建立静脉通道。

(5)经口进镜者麻醉师给予气管插管,经肛进镜者静脉麻醉。

3. **检查步骤及护理配合**

(1)经口进镜

①患者体位同胃镜检查。配合麻醉医师进行麻醉等操作。

②单气囊电子小肠镜的检查由一名医师及一名护士配合完成。护士指导患者取左侧卧位,医师插入内镜前端及外套管先端,经口进镜时到十二指肠水平段停止,接着护士沿镜身将外套管推入至刻度线,将外套管的气囊注气以固定肠管,护士配合医师进行内镜与外套管拉直操作。之后,医师继续插入内镜进行检查,重复上述操作。

(2)经肛进镜

①检查体位同肠镜检查,配合麻醉医师进行麻醉等操作。

②根据患者情况配合医师进镜,类同结肠镜检查操作将小肠镜插入至回盲部。

③护士沿镜身送外套管,倒镜观察确保外套管送过肝区后充气,护士配合医师进行内镜与外套管拉直操作。之后,医师将内镜通过回盲瓣进入回肠 30cm 以上,接着护士放掉外套管气囊后沿镜身将外套管推入至刻度线,确保外套管进入回盲瓣一段距离,将外套管的气囊注气以固定肠管,护士配合医师进行内镜与外套管拉直操作,之后,医师继续插入内镜进行检查,重复上述操作。

④检查过程中,护士还应观察患者的变化,发现患者异常时及时告知医师。

【检查后护理】

1. 小肠镜检查结束后,协助麻醉医师进行撤去气管插管、吸痰等操作,严密观察患者生命体征及复苏情况。擦拭面部汗液、黏液,待患者清醒后嘱其吐出口中分泌物。经口检查结束后,观察无异常即可撤去牙垫。经肛检查结束后,清洁肛周皮肤。严密观察患者生命体征,待患者清醒后前往恢复室进行复苏。

2. 待患者清醒后告知本人及家属相关注意事项。检查完 2h 后,如无特殊事项或医嘱,可食用流质或半流质食物。另对患者术后有无排气、排便或呕血等进行密切观察。

二、双气囊小肠镜检查术

双气囊小肠镜检查是常用于病因不明的慢性消化道出血及各种小肠病的检查和诊断方法。双气囊小肠镜是在原先的推进式小肠镜外加上一个顶端带气囊的外套管,同时也在小肠镜顶端加装一个气囊。

【适应证及禁忌证】

1. 适应证

(1)原因不明的消化道(小肠)出血及缺铁性贫血。

(2)克罗恩病的全消化道评估。

(3)不完全小肠梗阻。

(4)疑有小肠器质性病变,如小肠肿瘤、小肠吸收不良综合征、慢性腹痛及慢性腹泻等。

(5)多发性息肉患者的全消化道评估。

(6)小肠造影或胶囊内镜有小肠异常发现者。

(7)开展小肠疾病的内镜下治疗,如息肉电切术、小肠止血的注射治疗及异物取出术(包括滞留的胶囊内镜)等。

2. 禁忌证

(1)明确或可疑的小肠穿孔。

(2)腹腔广泛粘连者。

(3)精神障碍患者不能配合。

(4)急性心肌梗死及严重呼吸功能障碍者。

(5)血流动力学不稳定。

(6)有凝血功能障碍。

(7)有其他内镜检查禁忌证者。

【操作流程】

1. 物品准备

(1)常规物品准备:内镜主机、气泵(图 3-9-3)、电子小肠镜、外套管、治疗碗、手套、纱布、牙垫、一次性检查垫、一次性注射器、活检钳、标本瓶、润滑油剂等。

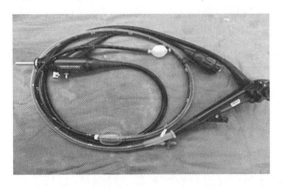

图 3-9-3 气泵

(2)药品准备:局麻药(盐酸达克罗宁胶浆)、祛泡药(西甲硅油乳剂或二甲硅油散)、灭菌注射用水等。

(3)附件准备:双气囊小肠镜外套管、气囊、锥形安装器等。

(4)双气囊小肠镜气囊及外套管的安装:①在外套管的注水通道注入 10～20ml 水以减少外套管和镜身之间的摩擦;②将外套管套于镜身上,然后将气囊套于内镜头端,用橡胶圈将气囊的两端固定,注意勿将内镜头端的注气孔覆盖,否则气囊不能充盈;③用专用软管将外套管与内镜的气囊管道分别与气泵相连;④检查气泵注气、放气情况,确认气泵使用状态正常后,按压控制面板上的内镜气囊及外套管气囊的充气/放气键,使气囊充气,检查气囊是否能够正常充盈;⑤随后将充盈的气囊浸没在水中,检查气囊是否漏气;⑥确认气囊完好可以使用后,将气囊中的气体排空(图 3-9-4)。

(5)特殊准备:润滑油(可食用橄榄油),在外套管与镜身之间注入润滑油,左手固定内镜和套管使其连接紧密,右手注油,不要用力前顶,易堵住开口,注完油,上下滑动套管充分润滑。

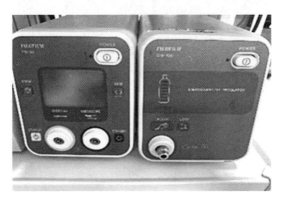

图 3-9-4　双气囊小肠镜

2. 患者准备

(1)经口时同胃镜检查,经肛时同肠镜检查。服用活血抗凝药者,应与医师沟通,视病情决定术前停药 7~10d。

(2)特殊准备:术前签署知情同意,使患者明确小肠镜检查的目的及相关风险,便秘患者建议进食两天流食后再服用肠道清洁剂进行肠道准备。

(3)双气囊小肠镜因检查时间长,检查前为患者骨隆突处垫防压疮垫。

3. 检查步骤及护理配合

(1)经口进镜

①患者体位同胃镜检查。根据患者情况配合医师进镜,开始进镜时,两个气囊均不注气。当进镜 50cm 左右,即内镜镜身全部插入外套管时,术者将内镜头端气囊充气以固定肠管。接着护士沿镜身将外套管推入约 50cm,然后术者将外套管的气囊注气以固定肠管,将镜身及外套管同时外拉使肠管短缩,再将镜身前端气囊的气体抽出并继续向前插入内镜。在插镜过程中,护士右手扶稳并固定接近操作部的外套管头端,左手固定接近患者口腔或肛门部的外套管,两手用力外展,使外套管基本成一直线,以方便术者进镜。待内镜镜身再次全部插入外套管时,重复上述步骤,同时结合勾拉等技巧,将肠管依次套叠在外套管上使肠管短缩,使内镜向深部小肠推进,直至发现病变为止。进镜时边进边仔细观察肠黏膜,防止遗漏病灶。对于需要全小肠检查者,可在第一次检查时内镜插入的肠腔最深部进行染色剂或止血夹定位,以便于第二次从反方向进镜时能够找到第一次内镜到达的部位,继而实现全小肠的检查(图 3-9-5)。

②外套管越过十二指肠的关键。过幽门前,拉直镜身及外套管;确定外套管已经顺利通过十二指肠降段,继续前进两组;双气囊充分充气后吸气缓慢回拉,回拉至稍有回弹力。

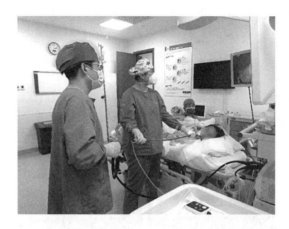

图 3-9-5 双气囊小肠镜经口检查体位图

③小肠镜检查结束后，协助麻醉医师进行拔管，严密观察患者生命体征及复苏情况。待患者清醒后嘱患者吐出口中分泌物。观察无异常后即可撤去牙垫。擦拭面部汗液、黏液，前往恢复室进行复苏。

（2）经肛进镜

①检查体位同肠镜检查。配合麻醉医师进行静脉麻醉等操作。

②根据患者情况配合医师进镜（同结肠镜检查操作），将小肠镜插入肠腔内后，少量注气、肠腔略张后再进镜。采用勾拉法循腔进镜，通常边推进边观察，退镜过程中再做细致观察，如发现异常，可录像、活检。也可借助 X 线透视或腹部平片来判断病变的确切部位。

③外套管越过回盲部的关键。过回盲瓣前，结肠要拉直，确定外套管至升结肠。双气囊充分充气并充分回拉，使回肠末端与升结肠的角度由锐角拉伸为钝角。特殊情况下需镜身 U 形反转，确认气囊充分充气并固定于升结肠后充分回拉。

④小肠镜检查结束后，清洁肛周皮肤，严密观察患者生命体征，待患者清醒后前往恢复室进行复苏。

【注意事项】

1. 操作过程中护士右手应始终扶住外套管与镜子的衔接处并固定镜身，以免镜子滑脱或跟随外套管进入。

2. 发现小肠病变取活检时注意不要夹取太深，小肠壁较薄，以免发生穿孔。

【拓展知识】

进镜深度判断，距离累加法：进镜深度(cm)＝(A1－B1)＋(A2－B2)＋....＋(An－Bn)。A：进镜长度，B：往外拉镜子的长度。

【检查后护理】

1. 经口进镜检查者可能有咽喉部疼痛、异物感，告知患者勿勉强咳出分泌物，以免引起黏膜破损，一般不需特殊处理，可做雾化减轻症状，如无特殊治疗要求，术后 2～4h 即可进清淡温凉半流质饮食，忌食过热、刺激性及粗糙食物，以免引起咽喉部出血。

2. 经肛进镜检查者术后应注意做好肛周护理。观察可能出现的并发症，如出血、穿孔、腹部不适等。术后轻度腹胀较为常见，嘱患者利用呃逆及肛门排气尽量将气体排出体外。可嘱患者下床活动或者按摩下腹部,以消除腹胀。如腹胀、腹痛症状持续不缓解,甚至进行性加重倾向,须告知医师及时处理。如无特殊情况,可正常饮食。

参 考 文 献

[1] 骆凌云.无痛双气囊小肠镜检查的配合及护理[J].天津护理,2012,45(1):15-16.
[2] 周建勤,刘彦,周超.双气囊电子小肠镜检查的护理配合[J].护士进修杂志,2008,25(3):65-66.

第十节　消化内镜活检术护理配合技术

消化内镜活检术是消化内科比较常用的一种检查方法,指医师在内镜检查过程中,可以直接和间接地观察到消化道内的情况,对可疑的病变在镜下进行取样,进一步进行病理活组织检查。

【适应证及禁忌证】

1. 适应证

(1)疑似消化道肿瘤,普通镜下观察消化道黏膜上有隆起性病变或溃疡性、糜烂性等病变时,需要取得组织标本来进行病理学检查,以确定病变的性质。

(2)内镜下出现局部、小的黏膜病变,经放大或者是染色技术发现消化道黏膜腺体排列紊乱,染色异常的情况下也需要取活检,送病理,以排除早期肿瘤。

2. 禁忌证

(1)内镜检查前 7d 未停用抗凝、抗血小板、活血化瘀药物者(如阿司匹林、华法林、达吡加群、氯吡格雷、丹参、银杏叶、三七、血栓通等)或经专科医师评估不能停药但未用替代药物治疗者。

(2)服用大量激素者,经相关科室评估,不能停用激素类药物治疗者。

(3)放化疗期间一般内镜检查时,不予以活检或内镜下微创治疗。

【操作流程】

1. 物品准备　一次性活检钳及标本瓶(图 3-10-1)、手套、处方纸、标签纸、病理登记本、纱布、签字笔。

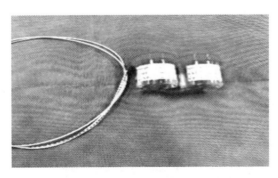

图 3-10-1　一次性活检钳、标本瓶

2. 操作流程及护理配合

(1)护士核对患者姓名(内镜图像信息或询问)、检查项目。

(2)正确拿取活检钳并检查活检钳外包装是否完整、是否在有效期内,挤压外包装有无漏气。

(3)取出活检钳后顺势打开活检钳。右手持把手,左手拿取纱布并于活检钳远端20~30cm处轻握递于操作者。操作者送活检钳时保持钳口紧闭,防止损伤内镜嵌道。护士左手应高于医师右手,使活检钳形成一个自然弧度,方便医师插入活检钳。

(4)活检钳到达病变部位时护士打开钳口,遵医嘱进行钳夹。撤出活检钳时护士用纱布擦拭钳身,防止液体喷溅。左手捏住纱布,右手顺势往左手盘圈并往外撤出活检钳。

(5)将病理标本放入标本瓶,正确标识患者姓名,标本部位及数量(再次与医师核对),标本瓶较多时应标注标本瓶序号。

(6)确认完毕后将一次性活检钳毁形并按医疗垃圾处理。

(7)将病理标签准确贴在对应标本瓶上,防止遮盖手写笔迹。拿病理申请单和标本与医师二人核对。

(8)将病理标本信息(姓名、部位、标本瓶数、操作者、配合者)准确登记到病理登记本上。

【注意事项】

1. 认真核对患者的信息,无痛患者查对内镜图像或输液标签。

2. 仔细与医师核对病理标本位置,并认真登记在病理瓶相应位置。

3. 使用后活检钳注意毁形,防止被二次利用。

第十一节　超声内镜引导细针穿刺活检护理配合技术

超声内镜引导细针穿刺活检术(endoscopic ultrasound-guided fine needle biopsy,EUS-FNB)是指超声内镜引导下,用切割式活检钳对消化道管壁或周围脏器组织进行穿刺获取较多量的细胞或较大块组织条的技术。

【适应证及禁忌证】

1. 适应证

(1)胰腺癌及其术前分期。

(2)胰腺炎性肿块。

(3)胰腺神经内分泌肿瘤。

(4)胰腺囊性病变。

(5)怀疑慢性胰腺炎。

(6)胆总管下段和肾上腺。

(7)微量腹水的性质。

(8)腹膜后淋巴结活检。

(9)纵隔淋巴结及占位性病变。

(10)食管及胃肠道黏膜下包块。

2. 绝对禁忌证

(1)严重心肺疾病,如严重心律失常、心肌梗死急性期、心力衰竭、哮喘发作期、呼吸衰竭不能平卧等患者。

(2)疑有休克、消化道穿孔等危重患者。

(3)食管重度狭窄。

(4)口腔咽喉急性炎症。

(5)食管、胃急性腐蚀性炎症。

(6)明显的主动脉瘤、脑梗急性期、脑出血患者。

【操作流程】

1.物品准备

(1)常规物品准备:内镜主机、负压吸引设施、二氧化碳供应系统、氧气供应系统、治疗碗、无菌手套、纱布、牙垫、一次性检查垫、一次性注射器、无菌治疗巾等。

(2)附件准备:线阵式超声内镜(GF-UCT 260)、彩色多普勒超声主机 Prosound F 75(图 3-11-1)、超声专用水囊、19G、22G 超声穿刺针(图 3-11-2)、液基细胞瓶(图 3-11-3)、负压吸引空针(图 3-11-4)等。

(3)特殊准备:麻醉机、麻醉用药、心电监护仪、供氧与吸氧装置、麻醉用负压吸引装置。

(4)药品准备:注射用六氟化硫微泡、0.9%氯化钠注射液、盐酸达克罗宁胶浆、二甲硅油散、灭菌注射用水等。

(5)超声内镜:前端安装专用水囊,安装完毕后按压注水按钮向水囊内注水,并吸除囊内气体,使水囊充满水。

(6)超声内镜主机系统:开启超声发生器及超声监视器电源,确认超声画面清晰,开启电脑输入患者一般资料,如姓名、年龄、门诊号,进入图像采集系统。

(7)穿刺针:常用穿刺针有 Olympus 及 Cook 穿针,分手柄、外鞘管、针芯三部分,按孔径粗细有 19~25G 不同规格,另备负压吸引空针。

2.患者准备

(1)检查当日禁食、禁水 8h 以上。如患者服用抗凝药物或影响凝血功能的药物,需停药 1 周。

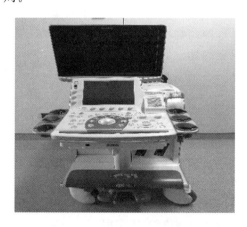

图 3-11-1　彩色多普勒超声主机

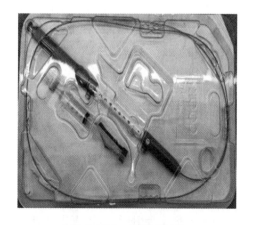

图 3-11-2　超声穿刺针

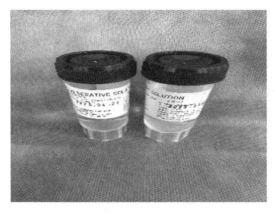

图 3-11-3　液基细胞瓶

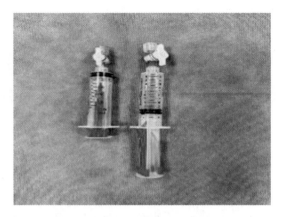

图 3-11-4　负压吸引空针

（2）经麻醉医师全面评估，可以行镇静/麻醉下内镜检查。麻醉相关护理同无痛胃镜检查。

（3）患者携带 CT 检查及各项化验结果等，签署知情同意书。

（4）检查前取下活动性义齿以免误吞，向患者做好解释工作，减轻其紧张情绪以取得配合。

（5）护士为患者建立静脉通道，一般选择右上肢粗大静脉。持续心电监护，低流量吸氧。

（6）检查前 10min 仰头含服盐酸达克罗宁胶浆 2min。

（7）患者取左侧卧位，头部略向前倾，可将枕头后边垫高，口角向下便于患者口水流出，下颌垫垫巾。左肩向后右肩向前，双腿屈曲，身体保持前倾状态。

3. 手术步骤及护理配合

（1）穿刺前，铺无菌手术台，备无菌手套。助手打开穿刺针密封包装，将穿刺针退回外鞘管内，针鞘及穿刺针处于"0"的位置。

（2）如需造影，护士用 5ml 的生理盐水配六氟化硫微泡注射液，并另外抽取两支 5ml 的盐水备用。造影时，先用 1 支 5ml 的盐水将套管针里的麻醉药物冲进血管内，紧接着推造影剂，推时要告诉术者开始，并数 1、2、3 以提醒术者去观察穿刺部位血管分布情况。再用另外 1 支 5ml 的盐水把造影剂冲进血管内。

（3）超声探查后，确定理想穿刺位置及穿刺深度。助手将穿刺针递给术者，将穿刺针插入内镜活检孔道，使手柄前端的 Luer 锁靠紧活检孔道入口，旋转穿刺针使之固定内镜上，术者调整穿刺位置，确定好穿刺深度（将穿刺针滑环在预设的穿刺深度处），并将针芯向外抽出 5mm，推动手柄进行穿刺。在超声屏幕上可看到穿刺针针道呈线形强回声。

（4）轻轻旋转塑料帽，将针芯从穿刺针中抽出，呈圆形盘曲后放于消毒单中。

（5）接负压注射器抽吸，穿刺针在靶组织内做来回提插运动。

（6）关闭负压吸引阀门，针管退回外鞘内，恢复手柄至初始位置，固定滑环。

（7）拔出穿刺针具，将负压针筒及穿刺针内腔中的组织及细胞液分别放置标本瓶中固定。

（8）如需再次在相同病变部位取活检，轻轻插入针芯重新按上述步骤进行。

（9）妥善处理、登记组织标本。

【注意事项】

1. 穿刺前,针鞘及穿刺针处于"0"的位置。

2. 进行造影时确保套管针在血管内,以避免注射到血管外。

3. 穿刺完成后,连接负压吸引时,空针要确保抽取的是负压。

【术后护理】

1. 一般护理

(1)安全交接:患者术后需在恢复室观察半小时,待清醒后平车返回病房,与病房护士做好安全交接。

(2)病情观察

①密切监测生命体征,若体温>38℃应及时通知医师,监测患者血常规,做好物理降温及药物治疗。

②密切观察患者腹部有无压痛、反跳痛、肠鸣音等情况,术后 6h、12h、24h 遵医嘱复查血常规及血淀粉酶。

(3)症状护理

①注意观察患者面部表情,认真听取患者主诉,观察有无腹胀腹痛、恶心、呕吐等,针对患者疼痛情况进行疼痛量表评估并记录,遵医嘱给予镇痛药物治疗。

②术后出现短暂咽喉部疼痛及异物感,告知患者勿用力咳嗽,可于数日内症状缓解,必要时遵医嘱给予口服含片或雾化吸入治疗。

(4)休息指导:患者返回病房后应卧床休息,护士给予健康宣教,协助采取侧卧位,防止恶心、呕吐时出现误吸。

(5)饮食护理:术后禁食 24h,遵医嘱补充水电解质。术后患者淀粉酶正常,无腹痛、发热等情况,遵医嘱调整饮食。禁水－禁食－纯糖清流食－纯素半流食－低脂半流食或低脂普食进行过渡。避免粗纤维食物摄入、忌辛辣刺激及暴饮暴食。

2. 常见并发症护理

(1)出血:若患者出现头晕、心悸、冷汗、呕血、黑粪、剧烈腹痛情况,及时向医师汇报,遵医嘱给予急查血常规、血生化、凝血功能、交叉配血等,开放静脉通路,建立 2 条及 2 条以上静脉通路,持续低流量吸氧,持续心电监护,并予以止血、抑酸及纠正电解质平衡等对症治疗。详细记录出血的颜色及量,同时应嘱咐患者禁食水,绝对卧床休息。

(2)腹痛:急性胰腺炎,临床主要表现为腹痛、恶心、呕吐,血清淀粉酶升高,给予持续胃肠减压,观察引流液的颜色、量,保持胃管引流通畅;给予口腔护理,保持口腔清洁,预防呼吸道和口腔感染。遵医嘱应用抗炎、抑酸、抑酶等药物。腹痛剧烈者给予镇痛药物治疗。

【健康教育】

1. 饮食指导　指导患者少食多餐,少吃或不吃油腻食物,避免辛辣刺激性食物,强调规律服药的重要性,提高患者的依从性。

2. 休息与活动　指导患者出院后应注意休息,勿剧烈运动,避免长时间热水盆浴。保证充足睡眠,避免劳累,注意保暖,避免受凉。适当体育锻炼,增强体质,可做有氧运动,预防疾病复发。

3. 定期门诊复查　术后 3 个月、6 个月和 12 个月复查内镜。

参 考 文 献

[1] 万雪娟,苏志红,卢彩霞,等.超声内镜下细针穿刺术患者的护理[J].当代护士(中旬刊),2019,26(1):132-133.

[2] 邱明晓.全程护理配合在超声内镜引导下细针穿刺活检术中的应用[J].医学理论与实践,2019(32):2462-2463.

[3] 付明燕.全程护理配合在超声内镜引导下细针穿刺活检术中的分析[J].中国继续医学教育,2018,10(29):171-173.

[4] 谭文惠,杨小乔,梁彪,等.全程护理配合在超声内镜引导下细针穿刺活检术中的应用[J].护理实践与研究,2017,14(6):128-130.

[5] 李洪焱,李健,王敏.术前超声内镜引导下细针穿刺对可切除胰腺癌患者诊断价值分析[J].重庆医学,2018,47(21):2819-2821.

[6] 许小娟.细针穿刺吸取细胞学检查在彩超指引下的临床应用价值及护理方法[J].中国医药指南,2018,16(28):251-252.

[7] 令狐恩强,冯秀雪,李惠凯,等.超声内镜引导下射频消融联合聚桂醇消融治疗胰腺囊性肿瘤1例[J].中华胃肠内镜电子杂志,2017,4(1):44-46.

[8] 金震东,刘枫.超声内镜引导下穿刺诊断与治疗进展[J].现代消化及介入诊疗,2004(2):89-92.

[9] 陈丽明,陈爱琴.超声内镜引导下穿刺活检术的配合及护理[J].中国医药导报,2010,7(32):96-97.

[10] 刘成莹,吴素华.超声内镜下胰腺穿刺活检术的护理配合体会[J].世界最新医学信息文摘,2019,19(24):228.

[11] 张煜,陈萃,叶志霞.肝外胆管恶性梗阻患者超声内镜引导下胆管穿刺引流术的操作配合及护理[J].解放军护理杂志,2017,34(23):61-64.

第十二节　内镜下胆道直视(SpyGlass)护理配合技术

胆道镜(SpyGlass)可实现胆管、胰管系统的直接可视化,有助于胆、胰管腔内病变特别是占位性病变的术前诊断、内镜引导下腔内活检,以及胆、胰管疾病的介入治疗。SpyGlass子镜光纤直视系统是将主要的器械部件与消耗性器材相结合的集成产品,在胆胰管内引导治疗器械提供管腔内视图。1mm直径的光学通道,可供SpyGlass直接可视化探头便于照明和进行内镜可视化操作,可实现以下功能:①为可视引导型组织采样和结石治疗提供内镜定位检查。②浏览除十二指肠乳头外的周边组织,增加靶组织定位的可能性。③可以在直视下进行活检明确诊断。

【适应证及禁忌证】

1. 适应证

(1)临床怀疑胆、胰管疾病,X线、超声、CT等不能明确诊断者皆为SpyGlass子镜光纤直视系统应用的适应证。①不明原因的胆、胰管扩张。②胆、胰管狭窄或充盈缺损性病变的良恶性鉴别诊断。③早期仅局限于胆、胰管腔内的微小病变的诊断,利用活检钳取得病理诊断。④Mirrizi综合征的鉴别诊断。

(2)胆、胰管内结石需在直视下行激光碎石术及判定术后效果。①ERCP机械碎石器碎石失败的胆管内巨大结石、嵌顿结石、肝内胆管结石。②胰管结石碎石。

2. 禁忌证

(1)有上消化道内镜检查禁忌证者,如上消化道梗阻、严重心肺功能不全者、急性心肌梗死、大的主动脉瘤,以及精神失常对检查不能合作者等。

(2)急性胰腺炎或慢性胰腺炎急性发作期时(除结石阻塞胰管引起的急性胰腺炎)。

(3)急性胆管炎或化脓性感染者。

(4)严重的十二指肠乳头开口狭窄或畸形。

【操作流程】

1. 物品准备

(1)常规物品准备:同逆行胰胆管造影检查准备。打开 X 线机录入患者基本信息;铺设专用治疗车,注意无菌操作;备齐相关药品及 X 线防护设备。

(2)特殊准备:子镜主机、子镜、十二指肠镜(孔道 4.2mm),此类型的十二指肠镜和 Spy-Glass 子镜光纤直视系统子镜推送导管(3.3mm)通过工作道进入胆、胰管腔内。

(3)附件准备:负压吸引装置、子镜附送水装置、一次性活检钳(SpyBite)等。

2. 患者准备　常规同内镜逆行胰胆管造影检查。为患者摆放 ERCP 标准体位,做好防护防止坠床。为患者心电监护、持续低流量吸氧保障安全。

3. 手术步骤及护理配合　内镜医师同时操作十二指肠镜和 SpyGlass 子镜。内镜护士协助医师传递相关附件,做胆、胰管内活检等工作。具体操作步骤如下。

(1)内镜逆行胰胆管造影技术找到病变的胆管或胰管,并将导丝留置于胆管或胰管管腔内。用专用固定绑带将 SpyGlass 子镜固定于十二指肠镜工作钳道插入下方的镜身上。

(2)将连接好的子镜循导丝进入待观察的部位,在子镜直视下观察胆、胰管内病变。

(3)对于病变的胆、胰管,需要做活检时,拔除导丝,用 SpyGlass 专用活检钳(PyrIte)经器械输送端口到达病变部位行活检取样。也可经器械输送端口插入液电或激光碎石探头到达胆、胰管,在直视下进行胆、胰管结石的碎石治疗。

(4)术中根据十二指肠蠕动情况,遵医嘱静脉注射胃肠道解痉药物(山莨菪碱、丁溴东莨菪碱等),抑制肠道蠕动,使十二指肠处于低张状态,以便操作。

【术后护理】

1. SpyGlass 检查或治疗术后的患者应卧床休息,禁食 1d。术后 3h 及次日早晨抽血测血清淀粉酶。单纯淀粉酶升高而无症状者,可继续观察淀粉酶变化,不需特殊处理。

2. 如血清淀粉酶升高同时伴有发热、腹痛、白细胞计数升高等现象,应按急性胰腺炎处理。

3. 可视化探头非一次性使用的耗材,使用后应经高压灭菌后妥善保存在相应的存储盘内,以便下一次取出使用。其他耗材,如推送导管 PyrIte 活检钳使用后均应毁形丢弃。

第十三节　洗胃护理配合技术

洗胃术是通过少量多次注入灌洗液后再抽吸至体外,达到清除胃内容物,为某些检查和手术做准备的目的。适用于重度衰竭或休克患者及儿童洗胃,自动洗胃机洗胃法是利用电磁泵作为动力源,通过多孔喷洒式硅胶胃管,使洗胃溶液对胃壁黏膜进行冲洗,同时将胃内污液通过胃管抽出,达到解毒、迅速排出毒物的目的。

【适应证及禁忌证】

1. 适应证

(1)对于非腐蚀性的毒物、各种口服药物、食物中毒,如有机磷农药中毒、安眠药、重金属类及生物碱中毒等,可以通过洗胃,减少有毒物质在胃内吸收,减轻患者中毒症状。

(2)手术和检查需要时也可以洗胃,如幽门梗阻、明显的胃潴留、胃扩张,如果需要做胃肠手术或者检查胃内情况时,洗胃也适用于这些患者。

2. 禁忌证

(1)患者出现急性上消化道出血、胃穿孔、食管胃底静脉破裂曲张时,防止胃破裂出血。

(2)患者服用的是强酸、强碱类的药物,防止造成腐蚀性的胃穿孔。

(3)深度昏迷、心肺复苏仍在进行中的患者,严重的心肺基础疾病者。

(4)患者胃部在短期进行过一些手术,如胃十二指肠修复术、胃大部切除术、消化道造口等,防止出现术后伤口复发。

(5)患者如因汽油、煤油中毒等情况,容易因干呕、反流吸入气管,引起肺炎。

【操作流程】

1. 物品准备 治疗盘1套、洗胃管1根、手电筒1个、洗胃包1套、咬口器1个、50ml注射器1或2支、胶布1卷、水温计1个、清水桶及污水桶各1个、清水10 000~20 000ml、免洗手消毒液1瓶、液状石蜡油1瓶、无菌手套1副、污物罐1个、听诊器1个、医疗垃圾桶和生活垃圾桶各1个。

2. 患者准备 核对患者信息,评估患者病情、神志、合作情况,向患者解释操作目的、方法、注意事项及如何配合。检查患者口、鼻腔有无畸形、义齿及分泌物,如有呼吸道分泌物增多或缺氧,应先吸痰,再插胃管洗胃。

3. 体位准备 患者取左侧卧位(昏迷患者仰卧位),头偏向一侧。

4. 操作流程和护理配合

(1)打开洗胃包:铺治疗巾于下颌及胸前;在弯盘内倒液状石蜡油于其中一块纱布上,内放50ml注射器、咬合器,打开洗胃管外包装。将弯盘放于患者治疗巾上,准备2条胶布,前端贴在治疗巾上,准备打开手套。

(2)戴无菌手套。

(3)测量插入胃管长度:前发际-剑突,或耳垂-鼻尖-剑突下。用液状石蜡油纱布润滑置管前端20cm,经鼻或口(放咬口器)插管。

(4)插胃管:入口腔或咽喉壁后(约15cm)让患者大口吞咽,边吞咽边插管至所需长度。

(5)确定胃管位置

①回抽胃液。

②听诊器于患者胃部,快速经胃管注入10ml空气,听气过水声。

③将胃管末端放于水中,无气体逸出。

(6)固定胃管:反折胃管末端,胶布固定胃管。

(7)洗胃:接洗胃机胃管端口,按"启动"键,先回抽胃液,再以每次灌注量300~500ml反复洗胃。

(8)洗胃完毕:遵医嘱接胃肠减压器或拔除胃管。

(9)关机:遵医嘱拔胃管,关闭开关、分离胃管,解除反折胃管,胃管撤到咽喉部时快速拔出,放至弯盘内,清洁患者口腔和面部。整理用物。

(10)脱手套、洗手:脱手套、洗手,为患者取舒适体位,整理床单位,再次核对患者信息,安慰患者。

【注意事项】

1. 插管时动作轻快,以免损伤患者食管及误入气管。

2. 患者中毒物质不明时,及时抽取胃内容物送检,应用温开水或生理盐水洗胃。

3. 洗胃过程中注意观察患者病情变化,如有绞痛、血性液体应立即停止洗胃。

4. 幽门梗阻患者,洗胃宜在饭后 4~6h 或者空腹时进行,并记录胃内潴留物量,以了解梗阻情况,供补液参考。

5. 吞服强酸、强碱等腐蚀性毒物患者,切忌洗胃,以免造成胃穿孔。上消化道出血、食管静脉曲张、主动脉瘤患者均不宜行洗胃术。

6. 及时准确记录灌注液名称、液量,以及颜色、气味等。

7. 必须接妥地线,防触电,保证洗胃机性能处于备用状态。

3. 术后护理

(1)一般护理

①插管时动作轻快,以免损伤患者食管及误入气管。

②患者中毒物质不明时,及时抽取胃内容物送检,应用温开水或生理盐水洗胃。

③患者洗胃过程中注意观察病情变化,如有绞痛、血性液体应立即停止洗胃。

④幽门梗阻患者,洗胃宜在饭后 4~6h 或者空腹时进行,并记录胃内潴留量,以了解梗阻情况,供补液参考。

⑤吞服强酸、强碱等腐蚀性毒物患者,切忌洗胃,以免造成胃穿孔。上消化道出血,食管静脉曲张,主动脉瘤患者均不宜行洗胃术。

⑥洗胃过程中,及时准确记录灌注液名称、液量,洗胃液量及其颜色、气味等。

⑦保证洗胃机性能处于备用状态。洗胃时,必须接好地线,防触电。

(2)常见并发症护理

①胃穿孔:一般来说胃穿孔发病比较急而且病情比较重,要给予患者心理疏导,减轻患者对疾病的恐惧感,积极接受治疗,并且要禁食及胃肠减压。

②水电解质紊乱:对患者要进行补液治疗,并且要进行抗休克治疗,要特别注意给予抗感染治疗。

③窒息:要注意保持呼吸道的通畅,及时清除患者口鼻的异物,以免影响正常的通换气功能。

【健康教育】

1. **适当禁食**　洗胃后 24h 内不能进食,也不能喝水。24h 后可以适当进食一些流质食物,3~5d 可以过渡到半流质食物,待身体完全康复之后才能恢复到正常饮食。在此期间要做好个人的饮食卫生,防止再次出现食物中毒的现象。

2. **饮食清淡**　洗胃之后因为胃肠黏膜会受到损伤,为了防止对胃肠造成刺激,日常饮食应该为清淡、易消化的食物,避免食用生冷、寒凉和粗糙食物,以免伤及肠壁引发出血,同时也不能食用酸辣、刺激性的食物。

3. **适当休息**　洗胃之后因为身体比较虚弱,再加上 24h 以内需要禁食,可能身体会比较虚弱,在此期间建议大家多休息,不要进行一些体力劳动,防止对身体造成更大伤害。除此之外,还要注意少量多餐。

参 考 文 献

[1] 王永刚,张宁.全自动洗胃机在中毒急诊患者洗胃中的应用[J].医疗装备,2021,34(2):82-84.
[2] 夏永泉,李志刚,张宏,等.临床实用急诊医学[M].武汉:湖北科学技术出版社,2018.
[3] 沈洪,刘中民.急诊与灾难医学[M].2版.北京:人民卫生出版社,2018.

第十四节　经皮内镜胃造口护理配合技术

经皮内镜胃造口术(PEG)是在内镜引导下,经腹部皮肤穿刺放置胃造口管,营养液通过PEG喂养管直接输注到胃内,以达到进行胃肠道营养,满足患者营养需求或通过胃造口术进行减压的目的。胃造口护理流程落实体现护理规范性、标准化及个性化特征,可有效减少并发症,保证皮肤安全。

【适应证及禁忌证】

1. 适应证

(1)各种神经系统及相关性疾病:长期或较长时间丧失吞咽功能,不能经口或鼻饲营养者。

(2)食管癌不能手术切除者:估计生存期长于3个月者,可行永久性胃造口术;生存期短于3个月者,则行暂时性胃造口术。

(3)暂时性或永久性吞咽疾病:如贲门失弛缓症等引起的吞咽困难。

(4)机械性咽喉及食管腔狭窄:肿瘤压迫咽喉、食管、贲门引起的狭窄、吞咽困难等。

(5)遗传性疾病:如眼-咽型肌营养不良症等。

(6)物理化学因素所致的食管狭窄:化学性烧伤等。

(7)精神及神经因素:如因老年痴呆拒绝进食、神经性厌食等。

2. 禁忌证

(1)完全性口咽及食管梗阻内镜无法通过者。

(2)严重凝血机制障碍者。

(3)幽门梗阻者。

(4)急性胃肠穿孔者及严重食管静脉曲张者。

(5)腐蚀性食管损伤的急性期患者。

(6)晚期肿瘤患者有大量腹水无法控制者。

【操作流程】

1. 物品准备

(1)常规物品准备:无菌手套、无菌手术衣、无菌棉球、乙醇纱布、碘伏、治疗碗等。

(2)附件准备:普通胃镜、圈套器、胃造瘘管、一次性胃造瘘包(一次性穿刺针及外套管、牵引线、造瘘管外固定垫、外固定接头双通及单通各一个)。

(3)特殊准备:一次性手术包(止血钳、组织镊、手术剪、无菌治疗巾、洞巾、纱布等)。

(4)药品准备:盐酸利多卡因、生理盐水。

(5)体位准备:患者先取左侧卧位,再取仰卧位。

2. 患者准备

(1)向患者及家属交代手术的必要性和风险性,取得家属和患者签署的手术同意书。

(2)术前禁食 8～12h,意识清者给予镇静药地西泮。

(3)有活动性义齿患者,术前由护士取下并妥善保管,置管提前静脉或肌内注射广谱抗生素 3d。

3. 手术步骤及护理配合

(1)治疗时携带完整病历,包括所有化验单及内镜相关资料。

(2)术中协助患者取平卧位,指导患者正确地配合方法。建立静脉通路。术中观察生命体征及监测血氧饱和度,随时准备负压吸引呕吐物。

(3)给予吸氧,协助医师对腹部切口处进行定位消毒,保持呼吸道通畅,防止意外发生。

(4)在胃镜引导下找到腹壁透光区,用手指按压腹壁,内镜下可见按压迹,确定此处为穿刺点。

(5)麻醉、穿刺置管

①常规消毒利多卡因局麻后,铺无菌洞巾,在穿刺部位用无菌小刀做 0.5cm 皮肤切口至皮下,于此处将套管穿刺针通过皮肤到达胃壁进入胃腔,胃镜下见穿刺针后,将圈套器通过胃镜送入胃腔对准此处。

②将穿刺针拔出保留外套管,迅速将引导线从外套管送入胃腔,圈套器将引导线收紧牵拉随内镜一同经口退出。

③将引导线与胃造口管连接后,将腹壁处的引导线牵拉,造口管经口进入胃腔,胃造口管的蘑菇头固定在胃腔内侧壁,另一侧固定在腹壁上。

④确认胃前壁与腹壁紧密接触后,连接固定装置及接头(单头、Y 形头)(图 3-14-1)。

(6)操作完毕,观察造口处是否有渗血等情况,确认连接处有无松动、扭曲等。

(7)术中严密观察患者生命体征及输液情况,如有异常立即通知医师。

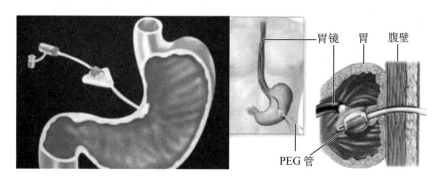

图 3-14-1　经皮内镜胃造口

【注意事项】

1. 术前评估患者病情,对清醒患者解释 PEG 的目的、方法及注意事项,告知术中可能出现恶心、腹痛、腹胀等不适,可以通过深呼吸缓解。

2. 向患者介绍配合医师置管的方法,以消除其紧张、恐惧心理。

【拓展知识】

患者先取左侧卧位,胃镜检查后,将胃腔内注气,使胃内充盈扩张,使胃前壁与腹壁紧密连接,再使患者取仰卧位,在内镜下选择最佳穿刺部位。

【术后护理】

1. 一般护理

(1)患者护理

①术后密切观察生命体征、腹部体征、粪便的颜色、性状、造口管及伤口情况;按医嘱给予消炎、止血等对症处理并做好记录。

②妥善固定好导管,以防不慎滑出。现常用的胃空肠造口管由蘑菇帽固定,一般不易脱出,但 80 岁以上老年患者,且多为长期卧床,因此协助患者翻身时应注意首先处理好管道才协助翻身,并注意防用力过大造成脱管,同时注意防止管道受压;部分烦躁的患者应予以适当的约束,胃空肠造口管可用绷带固定在腹部。

③术后每天消毒造口处皮肤,观察周围皮肤有无红肿、渗血等,术后常规用抗生素 2～3d 预防感染;造口管固定松紧要适宜,过紧会导致腹壁缺血坏死,过松会导致外渗伤口感染,以不松动可转动为宜。伤口完全愈合后,将造口周围皮肤清洗干净并保持干燥。常规冲洗导管,以防阻塞,术后 24h 可由造口管喂食,开始用 5％糖盐水 30ml。一般情况下用营养泵以 25ml/h 的速度匀速缓慢滴注,每隔 4 小时用温开水冲洗 1 次导管,每次 40～60ml,每次喂食后,需用 100～200ml 温开水冲洗导管;如需灌药,一定要充分捣碎,经水搅拌溶解后方可注入,并用开水冲洗导管。术后第 2 天即可经造口管注入胃肠营养液或流质食物。每次注入流食的量为 200～300ml、温度 37～40℃,并且每次注完后用 50ml 温开水注入胃造口起到冲洗,保持造口管通畅的作用。

④密切观察并及时对并发症进行处理,做好胃造口周围皮肤的护理,保持管口周围皮肤清洁干燥以防感染,观察管口周围皮肤有无红肿、分泌物,定期用生理盐水清洗消毒;如管口周围皮肤有肉芽生长,用 10％生理盐水每天清洗 3 次;如出现常见的并发症如腹泻等,应注意分析原因。

⑤造口管的护理:导管通过内垫和外垫固定,应教会患者或家属记住导管固定处的刻度,防止移位和扭折。导管固定不宜过紧及过松,一般在 PEG 术后 2d 内固定较紧,以压迫胃壁,防止出血及渗透引起的不适。以后患者可根据自身的感觉,将外垫固定在合适的位置。固定过紧,会引起疼痛,易造成胃壁腹壁缺血坏死,导致内垫综合征;过松,营养液会因胃内压增大时反溢于皮肤,长期的皮肤刺激,易引起感染、糜烂不愈及瘘管形成。造口管应保持清洁,每次鼻饲流食前后用 20～30ml 温开水或生理盐水冲洗管腔,防止注入的营养物存积导管引起阻塞或腐败。长期置管出现老化或渗漏者,一般半年至 2 年需要从原位更换造口管。

(2)PEG 喂饲护理

①术后喂养应在置管后 6～8h。进行喂养前,先用注射器抽取温水确定管道是否通畅。

②喂饲方法为间断喂饲,每次 200～300ml 流食,温度适宜,遵医嘱每天 5～6 次;袋鼠泵持续喂饲 8～24h。

③如有人工气道患者,喂饲前先吸痰,抬高床头。

④确定胃造口管在胃内及消化情况,每次喂饲前先抽吸胃内容物,喂饲前后均用生理盐水冲洗管道,防止堵塞。

⑤营养液滴入遵循先慢后快,先少后多,先稀后稠的原则。

2. 常见并发症的护理

(1)腹泻、呕吐:是最常见的并发症,发生率较高,主要包括营养液配制、灌注方法不当、灌注速度过快、浓度过高、温度过低、一次剂量过大等,引起腹泻、呕吐;吸痰、翻身对患者刺激性较大。因此,在患者予鼻饲后 30～60min 内不宜行翻身和吸痰等护理操作,防止胃内容物反流入气管。当发生腹泻、呕吐时,应及时查找原因,及时处理,减少患者的不适。

(2)造口局部感染:通常是营养液外渗残留在造口周围,刺激皮肤而引起局部红肿、热痛,护士应加强造口皮肤的无菌操作,术前预防性应用抗生素,可减少感染的发生。出现皮肤红肿、脓性分泌物,经 2% 过氧化氢清洗、碘伏消毒,及时更换敷料,遵医嘱应用抗生素。

(3)堵管、断管、脱管:堵管常见的原因是食物的颗粒过大、注入速度过慢而造成食物与管腔粘连,此外,药物与食物配伍不当可形成不溶性凝块,也可堵塞。因此,食物应制作精细、不能与药物同时混在一起。断管主要是造口管使用时间过长、老化所致,应及时更换造口管,杜绝断管发生。脱管大多由于患者意识不清、烦躁不安自行拔出。应做好患者安全护理,如一旦发生脱管,立即停止喂食,患者取半卧位,用碘伏消毒造口外周,同时插入一次性无菌导尿管,深度 10～15cm,并注入 20～30ml 气体将气囊充气,固定好导尿管,并及时请内镜医师会诊。

【健康教育】

1. 指导患者或家属正确掌握造口的护理和喂食方法,喂食前后均用温开水注入 10～20ml 冲洗造口,以防止阻塞。

2. 喂食时取半卧位或坐位,防止食物反流或呛咳,注意营养液的温度、量和浓度。

3. 沐浴时注意保护好造口管周围的皮肤,如患者出现发热、造口皮肤红肿、压痛或伴发其他病症时,及时到医院就诊。

参 考 文 献

[1] 中国抗癌协会肿瘤消融治疗专业委员会. X 线和 CT 引导下经皮穿刺胃造瘘术专家共识(2022 年版)[J].介入放射学杂志,2022(31):9846-9851.

[2] 李玉莲,莫伟.运动神经元病患者行 DSA 引导下经皮胃造瘘术的护理[J].中华介入放射学电子杂志,2022,10(1):93-96.

[3] 周燕琴、谢宝瑢.经皮内镜下胃造瘘管的护理[J].福建医药杂志,2021.32(1):152.

[4] 李硕果、单探幽,孔国强.经皮内镜下胃造瘘术的适应证、放置条件、操作及护理[J].食管疾病,2019,1(4):59-61.

[5] 陈健鑫,舒建昌,朱永建,等.经皮内镜下胃、空肠造瘘术在肠内营养之外的临床应用研究进展[J].胃肠病学和肝病学杂志,2018,27(7):817-820.

第十五节　消化道异物取出护理配合技术

消化道异物是指误吞或故意吞入消化道的各种物体,根据异物的成因分为两类,即外源性异物和内源性异物。根据异物的不同形状分为长条形异物、锐利异物、圆钝异物及不规则异物。根据异物停留的部位分为食管异物、胃内异物和十二指肠异物。随着内镜治疗技术的不断发展,越来越多的上消化道异物可以通过内镜取出,并取得较好的疗效。

【适应证及禁忌证】

1. 适应证　消化道异物,凡自然排出有困难者均可试行内镜下取出。尤其是锐利、较大的异物、不规则异物及有毒性异物应积极试取。

2. 禁忌证

(1)异物一端部分或全部穿透消化道者或在消化管内形成严重的嵌顿者。

(2)某些胃内巨大异物,无法通过贲门及食管取出者。

(3)有内镜检查禁忌证者。

【操作流程】

1. 物品准备

(1)常规物品准备:内镜主机、负压吸引设施、二氧化碳供应系统、氧气供应系统、治疗碗、手套、纱布、牙垫、一次性检查垫、一次性注射器、无菌治疗巾等。

(2)特殊准备:心电监护设备等。

(3)附件准备:根据异物的性质和形态准备不同附件,如外套管(图 3-15-1)、鼠齿钳(图 3-15-2)、圈套器、鳄鱼钳、透明帽、取石网篮、碎石器、爪形钳(图 3-15-3)、安全套等。

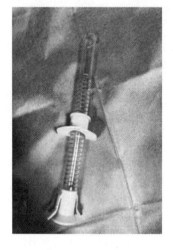

图 3-15-1　外套管

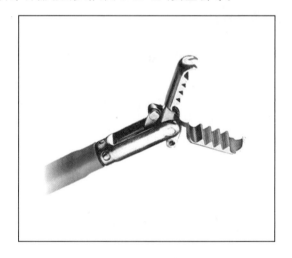

图 3-15-2　鼠齿钳

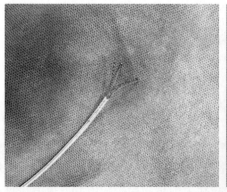
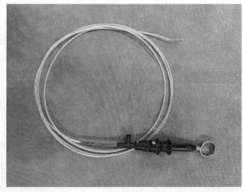

图 3-15-3　爪形钳

2．患者准备

(1)急查各项化验单；根据需要摄颈部、胸部 X 线片或腹部平片，确定异物所在部位、性质、形状、大小，有无在消化管内嵌顿及穿透管壁的征象。但切忌钡剂(骨性及透光性异物除外)透视或含有棉絮的钡剂检查，否则延误内镜处理时机，甚至造成感染等严重后果。

(2)向患者及家属讲解异物取出的必要性和风险性，签署知情同意书。检查前 15min 含服麻醉祛泡药。

(3)测量生命体征，必要时建立静脉通路。

(4)协助患者取左侧卧位，双腿屈曲，与身体成 90°，头略向前倾，口角向下，下颌垫垫巾。双腿屈曲，身体保持前倾状态，术中根据医师要求变换体位。

(5)评估患者的心理状况，做好解释与鼓励，减轻恐惧；讲解配合要点，争取良好配合。嘱患者做深呼吸，以减轻不适症状。安慰和鼓励患者配合治疗，防止躁动。

3．手术步骤及护理配合

(1)根据影像资料如 X 线片、腹部平片等，初步确定异物所在部位、性质、形状、大小，有无在消化管内嵌顿及穿透管壁的征象。但切忌钡剂(骨性及透光性异物除外)透视或含有棉絮的钡剂检查，否则延误内镜处理时机，甚至造成感染等严重后果。

(2)进行常规内镜检查，确定异物的位置与形状，检查消化道有无损伤。

(3)短、钝异物，如硬币、纽扣电池等短、钝异物，可通过异物钳、圈套器、取石网篮、取石网兜等取出较方便。

(4)长异物，如长度＞6 cm 的异物(如笔、牙刷、餐具等)不易自然排出，常用圈套器或取石网篮钳取。

(5)尖锐异物，如鱼刺、禽类骨头、义齿、枣核、牙签、回形针、刀片等，应设法使异物较钝的一端靠近内镜头端，可在内镜头端套上一保护套管或用外套管使异物进入套管内一并取出。

(6)食物团及胃内巨大结石，可在内镜下取出或推入胃内待其消化后自然排出。不易完整取出的食物团块，可用异物钳、圈套器等捣碎后再行处理。

(7)如异物较大或位置较高、取出危险性较高时，应酌情而定，不必勉强。

(8)术中观察患者的面色、神情及输液情况，及时给予鼓励。若患者突然出现腹痛剧烈、腹肌紧张、皮下气肿，立即报告术者，停止操作。

【术后护理】

1．黏膜无受损的患者可离院回家。对黏膜受损和出血比较明显或有疑似穿孔的患者应留院观察 24h，无异常情况可离院。并告知患者短时间仍有异物感，避免用力咳嗽刺激创面。

2．根据消化道损伤情况指导患者进食，损伤小或无黏膜损伤者可在喝水不呛后进食。中度损伤者进饮温凉流质饮食或半流食；中度损伤合并有黏膜出血者术中遵医嘱进行处理，术后禁食。

3．术后常规给予胃黏膜保护药及抑酸药，必要时可应用广谱抗生素。

4．嘱患者观察大便颜色，如有黑粪、剧烈腹痛、呕血等应及时就医。

5．对有自杀倾向的患者给予心理疏导和安慰，嘱家属加强监护。

参 考 文 献

[1] 李玉玫.经电子胃镜上消化道异物取出术的护理配合及临床效果[J].当代护士(上旬刊),2021,28(1):72-73.

[2] 陈志茜.综合护理在内镜上消化道异物取出术中的应用[J].中国医药指南,2021,19(29):176-177.

[3] 武育卫,连伟,年影,等.胃镜下上消化道异物取出术 198 例诊治分析[J].实用医药杂志,2020,37(8):722-723

[4] 葛薇.心理护理在上消化道异物内镜下取出术中的应用效果[J].实用临床护理学电子杂志,2020,5(6):128.

[5] 向巴泽西.综合护理在内镜上消化道异物取出术中的应用[J].西藏医药,2018,39(6):111-112.

第十六节　消化道结石内镜碎石护理配合技术

消化道结石内镜碎石术主要用于内镜下对胃内结石进行切割粉碎,以利于排出体外。

【适应证及禁忌证】

1. 适应证　胃结石(图 3-16-1)是由于食入的某种动植物成分、毛发或某些矿物质在胃内不被消化,凝结成块而形成,常见者多为柿子、黑枣、山楂、糯米糕等物。

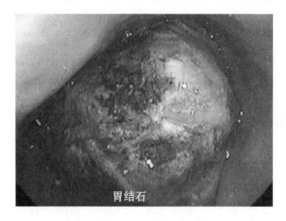

图 3-16-1　胃结石

2. 禁忌证

(1)严重的心肺疾患不能耐受胃镜者。

(2)脊柱严重畸形者,胃石过大。

(3)估计所余空间无法张开碎石器套圈套割结石的患者。如伴有结石相关溃疡出血的患者应先进行止血,稍稳定后再进行碎石治疗。

(4)毛发性结石因碎石困难建议手术治疗。

【操作流程】

1. 物品准备

(1)常规物品准备:内镜主机、负压吸引设施、二氧化碳供应系统、氧气供应系统、治疗碗、无菌手套、纱布、牙垫、一次性检查垫、一次性注射器、无菌治疗巾等。

(2)附件准备:圈套器、异物钳、活检钳、内镜下碎石器及加压手柄、碎石网篮等。

2. 患者准备

(1)患者常规准备同胃镜检查准备。

(2)为患者上肢建立静脉通道,给予氧气吸入及心电监护。

(3)协助患者取左侧卧位,双腿屈曲,与身体成90°,头略向前倾,口角向下,下颌垫垫巾。双腿屈曲,身体保持前倾状态。

3. 手术步骤及护理配合

(1)术者进行常规内镜检查,明确胃内结石的大小及形态、位置、有无伴发溃疡及出血。

(2)根据结石的大小和形态选择适当大小的圈套器,一般碎石是选择结石的中间腰部进行切割。如果结石套入困难,可首先进行调整,可用活检钳或异物钳调整结石的位置,之后再进行套取切割。

(3)常见的胃结石一般用标准圈套器取胃石,缓慢收紧,切掉两端,若结石>7cm,且硬,从薄弱处先进行切割,若还是无法成功套入结石,可经医师评估后按要求服用可乐,可让结石变软变松,直径缩小。可乐服用方法每次300ml,早晚各1次,与此同时,加用一些促进胃动力药,以及保护胃黏膜的药物,连续服用1周,1个月之后再进行内镜复查。若结石还在,可进行内镜下圈套取石,切割时尽可能将结石切割成小的块状,要<2cm,以利于排出,减少肠梗阻的发生。特别是曾行胃肠手术的患者,更应该切割到最小,避免在排出的过程中发生梗阻。

(4)检查中密切观察患者生命体征,嘱患者保持平稳深呼吸,睁开双眼,鼓励表扬以分散注意力。如有不适,嘱患者伸手示意。如患者无法配合可先停止进镜,等调整好呼吸再继续。观察患者有无咬紧牙垫,以防牙垫松开咬伤胃镜。

(5)手术结束后,观察面色、反应正常即可撤去牙垫。嘱患者吐出口中分泌物。擦拭面部汗液、黏液。待呼吸、心率平稳即可离开。

(6)老年体弱患者经休息未诉不适后方可离开。

【注意事项】

1. 结石伴多发溃疡出血者首先控制出血,稳定后再行碎石治疗。此时暂不给予碳酸氢钠。

2. 结石巨大无法套入圈套器的患者,建议进行手术治疗。

3. 结石伴多发溃疡,需要取活检的患者,一般在碎石之后取活检,以避免取活检出血,不利于视野内的操作。

4. 结石在一次治疗之后不一定均能排出,可以进行多次碎石治疗。

5. 可乐饮料只对植物性结石形成不久的患者有效,而对于毛发型结石、混合型结石、形成时间过久的植物性胃结石效果不明显。

【术后护理】

1. 给予心电监护,密切监测生命体征及观察大便的颜色、性质、量,了解有无出血情况,发现异常及时汇报医师,并遵医嘱给予相应处理。

2. 术后2h给予可乐、碳酸氢钠等碱性液体口服,多饮水,以加快胃内碎石溶解并排出体外,避免进食酸冷食物、高蛋白食物及含过多纤维素的食物,预防碎石再次凝结。

3. 术后 12h 若患者无不适症状,给予温凉的流质饮食,逐渐过渡为半流质饮食、软食、普食。

4. 术后病情观察,胃内碎石经胃蠕动,经幽门进入肠道排出体外。碎石可能在幽门管或肠道内再次凝结形成较大结石,造成肠梗阻。护士应仔细询问并密切观察患者的排气、排便情况及有无腹胀等肠梗阻情况。

5. 给予 PPI 保持胃内的中性环境,避免给予铝镁制剂及果胶铋等胶状制剂,不利于结石的溶解。

6. 一般观察 3d 后复查胃镜,观察结石的消失情况。

参 考 文 献

[1] 李勇,温士旺,田子强,等.可口可乐治疗胃结石 1 例及文献复习[J].疑难病杂志,2012,11(5):389-390.
[2] 程峰.可乐对胃结石的消融分析[J].当代医学,2015,21(15):26-27.
[3] 王疆.内镜下圈套器联合可乐治疗巨大胃结石 1 例[J].中国继续医学教育,2016,8(8):69-71.
[4] 彭明.可乐治疗胃结石 1 例分析[J].基层医学论坛,2015,19(24):3403.
[5] 孙建萍,叶小芳,陈娣,等.联合碎石法在内镜下胃内巨大结石取石中的护理体会[J].实用临床医学杂志,2019,23(8):111-114.

第十七节 消化道肿瘤术前内镜定位护理配合技术

内镜下通过钛夹或注射药液(纳米炭)在消化道肿瘤周围标记,便于术中确定病变位置。

内镜下钛夹定位是一种简单实用的定位方法。结肠镜检查发现病灶后,在病灶的肛侧或肛口两侧分别行钛夹钳夹定位,为腹腔镜下手术切除定位病灶。

纳米炭颗粒由 $150\sim200$ nm 无菌颗粒组成,在术前的 24 h 前通过内镜注射在病灶周围的 $1\sim2$ cm 处,在标识之后的 14 d 内很容易在腹腔镜下寻找到纳米炭颗粒定位的病灶。有研究报道,应用纳米炭可准确定位病变组织,还可示踪腹腔淋巴结。

【适应证及禁忌证】

1. 适应证 需通过内镜进行术前定位和淋巴结示踪的消化道肿瘤。

2. 禁忌证

(1)有胃肠镜检查禁忌证者。

(2)对纳米炭或其成分过敏者。

【操作流程】

1. 物品准备

(1)常规物品准备:内镜主机、负压吸引设施、二氧化碳供应系统、氧气供应系统、治疗碗、手套、纱布、牙垫、一次性检查垫、一次性注射器(1ml、2ml、5ml)、无菌治疗巾等。

(2)附件准备:一次性注射针、钛夹。

(3)药品准备:纳米炭混悬液、0.9%氯化钠注射液等。

2. 患者准备

(1)了解患者病情,包括现病史、既往史、过敏史等。如曾发生严重的过敏,则选用钛夹定位。

(2)向患者及家属讲解定位术的必要性和风险性,签署知情同意书。

(3)行上消化道肿瘤定位者检查前 15min 含服达克罗宁胶浆 10ml。

(4)做好患者心理护理,耐心讲解内镜下黏膜注射优点,消除顾虑,取得配合。

(5)行上消化道肿瘤定位患者体位同胃镜检查,患者取左侧卧位,左肩向后右肩向前,双腿屈曲,与身体成 90°,下颌垫垫巾。行下消化道肿瘤定位患者体位同肠镜检查,患者取左侧卧位,背向医师,臀下垫垫巾。

3. 手术步骤及护理配合

(1)术者先进行常规内镜检查,确定肿瘤的位置、大小。

(2)行钛夹定位时准备钛夹递于术者,一般于紧邻肿瘤近端、远端处夹闭钛夹。

(3)行纳米炭混悬液定位者,遵医嘱抽取原液或稀释至 1 倍,将收针状态(针芯处于套管内)的注射针递给医师送入钳道。注射时当注射针对准注射部位后遵医嘱出针,一般于紧邻肿瘤近端、远端处各注射 1ml,确保纳米炭混悬液注入黏膜下层。常规用的注射方法为"三明治法",即先在黏膜下注射生理盐水定位,随后注射纳米炭稀释溶液,最后将残余纳米炭通过生理盐水再次稀释后全部注射入黏膜下。

(4)目前临床中也采用黏膜下注射生理盐水定位,再用注射针连接 1ml 注射器抽取纳米炭原液,最后在生理盐水定位处出针直接注射纳米炭。此方法除节省药液外,也避免注入药液颜色过深或药液渗漏入肠腔内影响观察。

(5)术中医护配合要默契,护士应熟练、密切配合术者,动作要轻柔、迅速,避免损伤黏膜。

(6)术中观察患者的面色、神情等。若患者突然出现面部潮红、呼吸困难等,立即报告术者,停止操作。

【注意事项】

1. 术中操作需要密切配合,入针时动作要轻柔,深度要合适,避免注入肠腔外或过深,影响定位效果。

2. 术中观察患者的神志及生命体征变化,若患者突然出现面部潮红、呼吸困难等,立即通知术者,停止操作,积极配合处理。

【拓展知识】

经过临床经验总结,操作中除"三明治法"外,目前常采用黏膜下注射生理盐水定位,再用注射针连接 1ml 注射器抽取纳米炭原液,最后在生理盐水定位处出针直接注射纳米炭。此方法除节省药液外,也避免注入药液颜色过深或药液渗漏入肠腔内影响观察。此方法受到操作医师及外科手术医师的一致认可,值得临床推广。

【术后护理】

1. 术后应避免剧烈运动,防止钛夹脱落。

2. 观察针眼处有无渗血,吸尽肠腔内积气。

3. 密切观察患者有无呼吸困难、皮肤瘙痒或其他不适症状。

参 考 文 献

[1]　徐俊华,侯毅,朱勇,等.术前纳米炭定位和术中肠镜定位在腹腔镜直肠腺瘤切除中的应用[J].中华结直

肠疾病电子杂志,2021,10(6):659-662.

[2] Chang S C,Liu K H,Hung C Y,et al. Adjuvant chemotherapy improves survival in stage Ⅲ gastric cancer after D2 surgery[J]. J Cancer,2018,9(1):81-91.

[3] 黄凯,焦守峰.术前 CT 淋巴结定位联合纳米炭示踪技术在胃癌根治术中的应用[J].中国现代医学杂志,2019,29(9):62-65.

[4] 黄龙昌,张烨,王彤.纳米炭染色定位在结直肠癌手术中应用的研究进展[J].中国医药导报,2019,16(18):34-37.

第十八节　消化道息肉内镜治疗护理配合技术

内镜下息肉电凝电切术是利用高频电流产生的热效应使组织蛋白及血管发生凝固,达到息肉切除效果的治疗技术。包括内镜息肉高频电切除术、内镜息肉止血夹辅助切除术、内镜息肉尼龙绳套扎辅助切除术、内镜息肉橡皮圈套扎术、内镜息肉冷切除术和内镜息肉钳除术等。

【适应证及禁忌证】

1. 适应证　应根据患者的情况和息肉大小、形态、病理组织学检查结果全面考虑。

(1)无严重慢性疾病,能耐受内镜检查及治疗者。

(2)消化道单发或多发性息肉,息肉大小能被不同口径的电凝电切圈套器套取者,息肉直径一般应<2cm。

(3)病理组织学证实为非浸润型者。

(4)多发性息肉数目在 30 个以内。

(5)局限于黏膜层的早期癌可适用于内镜下摘除。

2. 禁忌证

(1)患者体质差,有严重心肺疾病,无法耐受内镜检查、治疗者。

(2)有出血倾向,出、凝血时间延长,血小板减少或凝血酶原时间延长,经治疗无法纠正者。

(3)息肉基底部过大,一般指胃息肉基底>2cm 或大肠息肉基底>1.5cm 者。

(4)息肉型癌已浸润恶化者。

(5)已安装心脏起搏器或置入金属瓣膜者(相对禁忌)。

(6)患者及家属不合作者。

【操作流程】

1. 物品准备

(1)常规物品准备:内镜主机、负压吸引设施、二氧化碳供应系统、氧气供应系统、治疗碗、无菌手套、纱布、牙垫、一次性检查垫、一次性注射器、无菌治疗巾等。

(2)设备及器械准备:高频电设备(图 3-18-1)、电子胃镜或电子结肠镜。

(3)附件准备:注射针、圈套器、负极板、止血夹、套扎

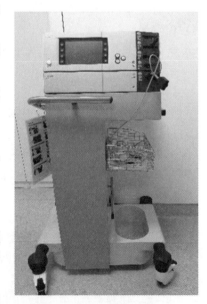

图 3-18-1　高频电设备

器、尼龙绳套扎器等。

2.患者准备

(1)检查前抽血查血常规、肝功能、血清四项及凝血四项,如服用阿司匹林、NASID类和抗血小板凝集药物者应与医师联系,视病情决定术前停药 7~10d。

(2)介绍内镜下息肉电凝电切术的基本过程,告知患者手术过程中可能会引起腹部不适,以及术中可能需要患者体位配合来达到最佳的内镜下息肉切除位置。

(3)上消化道息肉电凝电切术前禁食 6~8h。下消化道息肉电凝电切术术前需进行肠道准备(同结肠镜检查前准备)。

(4)下消化道息肉电凝电切术术前肠道准备禁用甘露醇导泻,以免肠道内有易燃气体产生,导致通电时爆炸。必须使用者,应以惰性气体彻底置换肠内积气。

(5)金属、首饰等交给家属保管。安装心脏起搏器者须确认无影响或经专科调试后方可行治疗。

(6)上消化道息肉电凝电切术术前 15min 含服麻醉祛泡药(同胃镜检查前服药方法)。

(7)息肉较大或一次准备切除多枚息肉需建立静脉通道,防止有出血、穿孔等风险。

(8)行上消化道息肉电凝电切除者,患者需取左侧卧位(同胃镜检查)。行下消化道息肉电凝电切除者,患者取左侧卧位,术中根据医生要求变换体位。

3.手术步骤及护理配合

(1)高频发生器负极板贴于下肢肌肉丰富处,避开瘢痕、毛发。并观察高频发生器接触是否良好,高频指示灯显示绿色,则说明连接正常。

(2)医师根据自身的经验和患者息肉的大小、数量、位置等选择手术方式。进镜或退镜至息肉处,变换患者体位至合适位置,使息肉充分显露,置于视野中央。

①对于≤5mm 的息肉可行内镜息肉冷切除术(图 3-18-2)。内镜息肉钳除术可用于直径<3mm 的息肉。

②对于>2cm 的消化道息肉:a.圈套器切除术,即黏膜下注射切除法,至局部黏膜肿胀、发白,张开圈套器,套进息肉,依据息肉的形状决定圈套点,蒂长者可保留残根 0.5~1.0 cm,蒂短者圈套于蒂与息肉交界处,无蒂息肉套在基底稍上方,然后轻柔、缓慢收紧圈套器,感觉套住息肉,适度收拢圈套器后则可通电切割分开黏膜下层,然后切除病灶。b.套扎器法,内镜头安装套扎器,对准所要切除的病变吸引后,橡皮圈套住病变形成亚蒂样息肉,再在橡皮

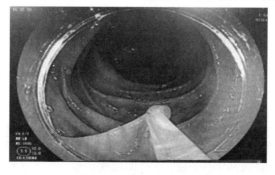

图 3-18-2　息肉冷切除

圈下圈套电切包括橡皮圈在内的病变。该法操作简便,电切过程中视野清晰,易于把握切除深度,局部损伤小,手术出血及并发症较少,较为安全。c.尼龙绳套扎法,助手将一个尼龙绳挂在勒扎环柄上后,将尼龙绳收到外套管内并将其插入活检孔中。进入内镜视野后露出尼龙绳,通过调节内镜,使尼龙绳套住息肉根部,助手收紧尼龙绳结扎住息肉根部,然后释放尼龙绳完成圈套过程,待病变发绀变色后,在结扎处的上方再行电凝电切术,回收组织(图3-18-3)。

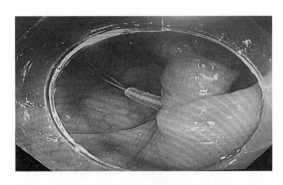

图3-18-3 尼龙绳勒扎息肉根部

③对于粗蒂息肉,通过内镜钳道将止血夹放置内镜前端,夹住息肉蒂柄,后在止血夹上方行圈套进行切割。金属止血夹结扎有蒂息肉能有效预防内镜电切除时引起的出血,可提高内镜电切除息肉的安全性。

④>2cm的消化道息肉,可进行内镜黏膜下剥离术,以达到将病灶完整切除的目的。

(3)仔细观察确认电切手术部位无出血、穿孔等撤出内镜。

(4)术中密切观察患者面色、神情。告其如有不适请伸手示意。

【注意事项】

1. 内镜下息肉冷切时一定注意圈套器收缩力度及圈套息肉的根部位置,以免导致出血。

2. 套扎器切除法一定要评估好息肉的大小,以免造成息肉过大套扎不完整,增加手术风险。

【拓展知识】

安装起搏器的患者在行高频电凝电切治疗时,有其特殊危险性。因为高频电刀及其产生的电磁干扰可改变起搏频率和起搏方式,从而诱发恶性心律失常,故术前一日或当日应由心内科电生理组医师将起搏器调至voo模式(固定频率型心室起搏模式),并对患者进行心电监护。

【术后护理】

1. 一般护理

(1)术后根据息肉大小、数目、形态、部位等情况,嘱患者卧床休息3~7d,严密观察患者的生命体征,评估患者生理舒适度。及时评估患者有无并发症的发生,出血患者有无呕血、黑粪等症状。穿孔者注意腹痛、腹部体征、生命体征的变化。

(2)避免剧烈运动14d,如跑步、踢球、健身、爬楼梯、爬山等。

(3)食用无渣半流饮食(粥、面条、蛋类、菜汁)7d,14d内忌生、硬、有刺激性的食物,禁止吸烟、饮酒、喝浓茶和咖啡,以免诱发创面出血。

(4)服用阿司匹林、波立维、氯吡格雷或相关抗凝药、活血药物者在专科医师指导下继续停药 7d。

(5)7d 内不能洗热水澡,14d 内不能用热水泡脚,1 个月内避免长时间用力下蹲或做屏气动作,不做重体力劳动,避免出血。如有剧烈腹痛、呕血、黑粪或其他急腹症,到急诊科就诊。

(6)保持大便通畅。

2. 常见并发症护理 出血及穿孔是消化道息肉切除术后常见并发症,另外糖尿病的患者警惕低血糖发生。

(1)出血:胃息肉切除术后出血发生率为 0.2%～7%,肠息肉切除术后出血发生率为 0.67%～3.3%。术后即刻出血(24h 内)的主要原因是息肉切除过程中电凝不完全,而迟发性出血是指息肉切除 24h 后发生,常在 3～7d 发生,多为切除局部血痂脱落所致,一般能自行止血,出血量多时应立即补充血容量,内镜下止血治疗。

①术后观察患者有无呕血、黑粪、恶心、呕吐,有无心悸、出冷汗等症状。

②根据术中情况给予心电监护、吸氧,观察生命体征的变化,出现心率快、血压低时提示出血可能。

③及时建立 2 条及以上静脉通路,做好配血、输血准备,及时遵医嘱输血、补液维持有效循环血量。

(2)穿孔:多见于胃底息肉及结肠息肉切除术后。穿孔的原因包括圈套器误套正常黏膜、过度烧灼、圈套器与对侧肠壁接触、息肉顶端与对侧肠壁接触等。可发生在切除术时,也可发生在术后 1～3d。手术当时的穿孔可以用钛夹夹闭穿孔创面,穿孔发生在腹腔时应尽早行修补、局部切除或造口等手术治疗。临床表现为剧烈腹痛、腹肌紧张常呈板状,排气消失,严重者出现感染性休克。

①术后给予胃肠减压,禁食水,遵医嘱应用抗菌药物预防感染。

②密切观察生命体征及神志及体温的变化,是否出现发热、血压下降、脉搏加快、面色苍白、腹痛加剧,以及腹肌紧张、压痛、反跳痛表现,如发现患者剧烈腹痛或体格检查发现腹部呈板状腹、肠鸣音减弱或消失现象,立即报告医师,并配合医师及时处理。

3. 心理护理 术后给予心理支持,帮助患者情绪放松,解除焦虑,让患者及家属了解本病的相关知识及预后情况。

【健康教育】

1. 忌烟酒及辛辣刺激饮食,合理进行饮食,进流食或少渣饮食 1 周,逐渐过渡至半流食、易消化的普食。

2. 术后 1 个月内避免重体力劳动及剧烈活动,一旦出现腹痛、腹胀、黑粪、呕血等情况及时就诊。

3. 避免长途旅行、跑步等剧烈活动,并保持大便通畅。必要时口服缓泻药物。

4. 保持心情舒畅,避免情绪紧张。

参 考 文 献

[1] 王奎,舒小芮,蒋芳,等.应用尼龙绳套扎联合高频电凝切除粗蒂结肠息肉的临床应用[J].现代医药卫

生,2019,35(10):1547-1548.

[2] 李峥,高山,杨伟.内镜下使用尼龙绳或钛夹辅助切除大肠粗蒂息肉切除术中的疗效及安全性对比研究
[J].哈尔滨医药,2021,41(2):11-12.

[3] 邓睿,关磊,曹东东,等."带刻度"尼龙绳装置在肠道带蒂息肉尼龙绳套扎术中的应用价值[J].现代消化
及介入诊疗,2022,27(4):475-478.

[4] 谢娇,王雯,李达周,等.冷热圈套器内镜下黏膜切除术对结直肠息肉疗效及安全性比较[J].胃肠病学和
肝病学杂志,2019,28(11):1262-1266.

[5] 徐鹏.内镜下结肠息肉切除治疗的研究体会[J].中国保健营养,2019,29(1):61.

[6] 细井董三.标准内镜检查[M].沈阳:辽宁科学技术出版社,2013.

第十九节　内镜下黏膜(肿物)挖除护理配合技术

内镜下黏膜挖除术(ESE)主要用于不超过 3cm×3cm 向消化道腔内生长为主的良性或低度恶性黏膜下肿瘤(如间质瘤、类癌、平滑肌瘤等)。通过内镜切开瘤体表面黏膜,分离后并挖除瘤体,甚至消化道全层切除的方法切除瘤体,切口通过内镜缝合。

【适应证及禁忌证】

1. **适应证**　主要适用于固有肌层来源、未累及浆膜层、突向腔内生长的消化道黏膜下肿瘤(SMT)。一般适用于直径≥2 cm,术前 EUS 和 CT 检查确定肿瘤突向腔内的 SMT。直径<2 cm,但起源较深,内镜圈套切除困难的肿瘤,可行 ESE。

(1)能耐受胃镜检查及全身静脉麻醉,病变直径在 5 cm 以下,表面无溃疡、出血,超声胃镜示回声均匀,无转移者。

(2)术前检查怀疑或病理学检查证实良性但患者不能规律随访或随访期内瘤体短时间增大较快。

(3)术前检查怀疑或活组织病理学检查证实存在良性或低度恶性的间质瘤、类癌。

(4)有症状(如出血、梗阻)的消化道黏膜下肿瘤。

(5)无严重慢性疾病,能耐受内镜检查及治疗者。

2. **禁忌证**

(1)患者体质差,有严重心、肺疾病,无法耐受内镜检查、治疗。

(2)有出血倾向,出、凝血时间延长,血小板减少或凝血酶原时间延长,经治疗无法纠正。

(3)超声胃镜或腹部 CT/MRI 显示病变向腔外生长无法行挖除术者。

(4)明确发生淋巴结或远处转移的病变。

(5)病变过大(直径>5cm)或术前评估内镜切除后穿孔概率较高且内镜无法闭合者。

(6)已安装心脏起搏器或置入金属瓣膜(相对禁忌)。

(7)患者及家属不合作。

【操作流程】

1. **物品准备**

(1)常规物品准备:内镜主机、负压吸引设施、二氧化碳供应系统、氧气供应系统、治疗碗、无菌手套、纱布、牙垫、一次性检查垫、一次性注射器、无菌治疗巾、乙醇棉签、乙醇纱布碗、刀片等。

(2)附件准备:高频电刀主机、注射针、针式切开刀、IT2 刀、HooK 刀、Dual 刀、圈套器、热

止血钳、负极板、止血夹、透明帽、喷洒管、异物钳等。

(3)特殊装备：麻醉机、麻醉用药、心电监护仪、供氧与吸氧装置、麻醉用负压吸引装置。

(4)药品准备：配制好所需黏膜下注射用药，如玻璃酸钠注射液、亚甲蓝注射液、肾上腺素、生理盐水溶液、麻醉用药等。

2. 患者准备

(1)行上消化道 ESE 者需禁食水 12h,行下消化道 ESE 者需准备肠道。

(2)术前女士不宜化浓妆。摘除手表、手机、项链、耳环等随身物品。美甲者甲床指甲油需要刮除，以方便监护。

(3)心脏起搏器植入者需经心血管内科调试。

(4)治疗时携带完整病历，包括所有化验单及内镜相关资料。

(5)核对患者姓名、性别、年龄、手术项目、体重等信息。详细了解病史和各项检查情况，有无禁忌证等。向患者及家属讲解 ESE 治疗的目的、方法、基本操作过程、优越性，消除恐惧、紧张心理，并签署同意书。

(6)行上消化道 ESE 者检查前 10min 含服盐酸达克罗宁胶浆(含 2min)。行下消化道 ESE 者需更换肠镜裤。

(7)建立静脉通道，首选右上肢。

(8)评估 ESE 手术耗时，如术中耗时较长，给予骨隆突处垫防压疮垫，一般超过 3h 者应实施导尿术。

(9)麻醉前评估，签署麻醉同意书。如为上消化道 ESE 协助麻醉师行术前气管插管。

(10)上消化道 ESE 体位同胃镜检查，患者需取左侧卧位。下消化道 ESE 体位同肠镜检查，患者取左侧卧位，背向医师，臀下垫垫巾。骨隆突处垫软海绵垫，如髋部、膝部、脚踝等。

3. 手术步骤及护理配合

(1)贴负极板于肌肉丰富处，如小腿后侧或臀部，避开瘢痕、毛发，检查接触是否良好。

(2)生命体征监护，连接电极片，左臂进行血压测量，右手指测血氧饱和度，保持呼吸道通畅，及时吸出口腔分泌物。术中密切观察生命体征变化，观察并记录输液情况。

(3)术者常规行内镜检查，确定病变。

①标记：用 Dual 刀或氩气在距离病变边缘 0.3～0.5cm 处点状环绕热凝固标记，助手在配合术者使用 Dual 刀时要把握好出刀的长度，一般头端外露 1mm 为宜。

②黏膜下注射：沿标记点给予足够黏膜下注射，使黏膜充分隆起。

③切开病变外侧黏膜：应用 Hook 刀沿标记点外侧切开黏膜。

④原切除病变用 IT 刀逐层分离肿瘤周围组织，挖除过程中多次黏膜下注射。

⑤创面处理：切除肿瘤后应用 APC 或热活检钳凝固止血法处理可见的小血管，金属夹闭合大的血管断端及穿孔。如需要创面止血可喷洒生物蛋白胶黏合剂。仔细观察确认电切部位无出血、穿孔等并发症后撤出内镜。

(4)回收标本，展开固定并拍照留图，保证标本完全浸在固定液内，以免影响病理切片。

(5)医师完成病理申请后，进行二人查对，将病理标签贴至病理瓶上，规范登记至病理本并送检。

【注意事项】

1. 结肠 ESE 治疗一般不需麻醉，患者需取左侧卧位，必要时协助术者进行体位改变，利用肠道重力方便术者进行肠道 ESE 手术。

2. 术后将患者送至恢复室，与恢复室护士交班。

3. 气管插管全麻患者待患者意识恢复、生命体征平稳，填写手术交接单，方可撤去监护仪。医师与家属陪同患者回病房。与病房护士交接班。

【拓展知识】

术后建议患者分别于术后 3 个月、6 个月和 12 个月内镜检查随访 1 次，此后每年复查 1 次内镜，并行肿瘤指标和相关影像学检查，警惕肿瘤复发。

【术后护理】

1. 一般护理

(1)安全交接：气管插管全麻患者待患者意识恢复、生命体征平稳，填写手术交接单，方可撤去监护仪。医师与家属陪同患者回病房。与病房护士交接班。

(2)病情观察

①密切观察患者生命体征。观察患者有无发热症状，监测患者血常规，给予及时对症处理。

②密切观察患者术后是否有腹痛、腹胀、恶心、呕吐、便血等症状。

(3)症状护理

①注意观察患者术后面部表情，认真听取患者主诉，针对患者疼痛情况进行疼痛评估量表并做好记录，遵医嘱给予镇痛药物治疗。

②若加用口服药告知患者正确的服药方法及服药时间，咽喉部不适者切勿用力咳嗽，必要时可配合氧气雾化吸入治疗。

③若患者术后留置有胃管，返回病房后应妥善固定好胃管，防止胃管折叠扭曲受压，保持引流通畅，观察引流液的量、颜色、性质，及时倾倒及更换负压引流瓶，并向患者及家属讲解置管期间的注意事项，预防脱管。

(4)休息指导：患者返病房后应尽量卧床休息，减少活动，护士给予术后健康宣教及心理护理。

(5)饮食指导

①术后遵医嘱常规禁食水 48～72h，遵医嘱给予静脉抑酸、抗炎、止血、胃黏膜保护药物及营养补液治疗，促进手术创面的愈合，并观察药物疗效及不良反应。

②遵医嘱静脉补液 3d 后如无并发症，则可少量喝水，进食温凉流质食物，后逐步过渡到半流质食、普食。

2. 常见并发症护理

(1)出血：是术后常见并发症，主要表现为腹痛、头晕、心悸、乏力、黑粪、呕血等，应及时建立 2 条及以上有效静脉通路，做好配血、输血准备，及时遵医嘱输血、补液维持有效循环血量。给予持续心电监护，持续低流量吸氧，严密观察睑结膜、甲床颜色及呕血、黑粪情况，并详细记录。呕血者，指导患者头偏向一侧，防止误吸，安抚患者及家属。

(2)穿孔：是术后常见并发症，主要表现为血压下降、脉搏变快、面色苍白、腹痛加剧，以及腹肌紧张、压痛、反跳痛表现，如发现患者剧烈腹痛或体格检查发现腹部呈板状腹、肠鸣音减弱或消失现象，立即报告医师并配合医师及时处理，密切观察生命体征及神志变化。

(3)腹痛：主要表现为不同程度的腹部疼痛，当患者出现上腹部胀痛不适时，要及时报告医师,并严密观察腹痛的性质和范围,监测患者生命体征情况。在诊断未明确时不可随便使用镇痛药物,可通过适当的活动、改变姿势、变化体位等缓解腹痛。明确诊断后,遵医嘱使用镇痛药物,用药后观察用药情况和反应。对患者进行心理护理。

(4)感染:严格无菌观念,包括护理各种引流管等,应严格遵守操作常规,注意手消毒,避免引起交叉感染。抗生素应现配现用,保证其效能。

【健康教育】

1. 饮食指导　忌烟酒,合理饮食,规律饮食,饮食宜清淡、易消化。避免进食生、冷、硬及刺激性食物,并保持大便通畅,必要时口服缓泻药物。

2. 休息及活动　术后 1 个月内避免重体力劳动及剧烈活动,注意休息,保持心情愉快,避免情绪紧张,一旦出现腹痛、腹胀、黑粪、呕血等情况及时就诊。

3. 定期门诊复查　术后建议患者 3 个月、6 个月和 12 个月内镜检查随访 1 次,此后每年复查 1 次内镜,并行肿瘤指标和相关影像学检查,警惕肿瘤复发。

参 考 文 献

[1] Fujishiro M. Perspective on the practical indications of endo-copic submucosal dissection of gastrointesti-nal neoplasms[J]. World J Gastroenterol,2008,14(27):4289.

[2] Yamamoto H. Technology insight:endoscopic submucosal dissection of gastrointestinal neoplasms[J]. Nat Clin Pract Gastroenterol Hepatol,2007,4(9):511.

[3] 张献梅,丁岩冰,肖炜明,等.内镜黏膜下挖除术治疗胃间质瘤的手术配合和护理[J].实用临床医药杂志,2010,14(22):17-18.

[4] 吕国恩,邹文书,梁宇通,等.纵行切口在内镜黏膜下挖除术治疗上消化道黏膜下肿瘤的疗效分析[J].消化肿瘤杂志(电子版),2016(2):72-76.

[5] 周平红,钟芸诗,李全林.中国消化道黏膜下肿瘤内镜诊治专家共识(2023 版)[J].中国实用外科杂志,2023(3):241-251.

第二十节　内镜下黏膜切除护理配合技术

内镜黏膜切除术(EMR)内镜下确定病变边界,进行标记,通过黏膜下注射或其他方法将黏膜下层与固有肌肉层分离,然后用圈套器将黏膜病灶整块或分块切除,并回收病变,最后处理创面的技术。用于胃肠道表浅肿瘤的诊治。

【适应证及禁忌证】

1. 适应证　应根据患者的情况和息肉大小、形态、病理组织学检查结果全面考虑。

(1)无严重慢性疾病,能耐受内镜检查及治疗者。

(2)直径<2cm 的黏膜下肿瘤。

(3)无淋巴结转移、浸润度较浅直径<3cm 的早癌。

(4)侧向发育的肿瘤或者宽基底的肿瘤。

(5)部分结构异常的情况,比如异位胰腺等。

2. 禁忌证

(1)患者体质差,有严重心、肺疾病,无法耐受内镜检查、治疗者。

（2）有出血倾向，出、凝血时间延长，血小板减少或凝血酶原时间延长，经治疗无法纠正者。

（3）肿物表面有明显溃疡或瘢痕。

（4）超声内镜提示癌已浸润到黏膜下层 2/3 以上。

（5）安装心脏起搏器或置入金属瓣膜者（相对禁忌）。

（6）患者及家属不合作者。

【操作流程】

1. 物品准备

（1）常规物品：内镜主机、负压吸引设施、二氧化碳供应系统、氧气供应系统、治疗碗、无菌手套、纱布、牙垫、一次性检查垫、一次性注射器（2 支）。

（2）设备及器械准备：治疗内镜（孔道 3.2mm，带附送水）、高频电设备、注射针（图 3-20-1）、Dual 刀（图 3-20-2）、热止血钳（图 3-20-3）、圈套器、负极板、止血钛夹（图 3-20-4）、透明帽（图 3-20-5）等。

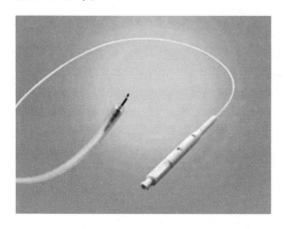

图 3-20-1　注射针

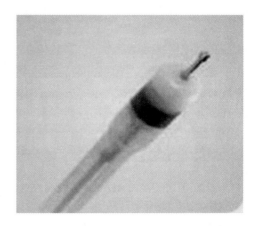

图 3-20-2　Dual 刀

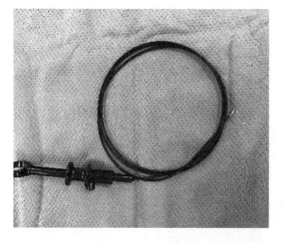

图 3-20-3　热止血钳

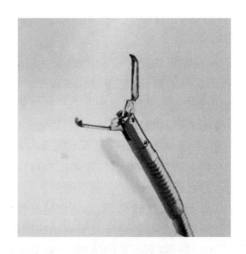

图 3-20-4　止血钛夹

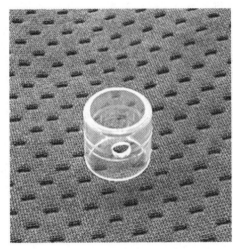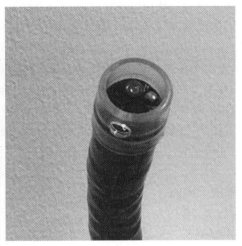

图 3-20-5　透明帽

（3）药品准备：配制好所需黏膜下注射用药，包括亚甲蓝注射液、肾上腺素、生理盐水溶液等（生理盐水 250ml＋盐酸肾上腺素注射液 1mg＋亚甲蓝注射液 0.2ml）。

2. 患者准备

（1）行上消化道 EMR 者禁食水 12h。行下消化道 EMR 者需准备肠道，禁用甘露醇导泻，以免肠道内有易燃气体产生，导致通电时爆炸。必须使用者，应以惰性气体彻底置换肠内积气。

（2）术前女士不宜化浓妆，摘除手表、手机、项链、耳环等随身物品。安装心脏起搏器者未经心内科调试不能行 EMR。

（3）治疗时携带完整病历，包括所有化验单及内镜相关资料（3 个月内血常规、生化、凝血、术前四项、心电图、胸片、麻醉评估、知情同意及上次内镜检查报告）。

（4）核对患者姓名、性别、年龄、手术项目、体重等信息。详细了解病史和各项检查情况，有无禁忌证等。向患者及家属讲解 EMR 治疗的目的、方法、基本操作过程、优越性，消除恐惧、紧张心理，签署同意书。

（5）更换宽松衣物，行下消化道 EMR 者更换肠镜裤。

（6）行上消化道 EMR 者需含服祛泡药。

（7）建立静脉通道，监测并记录生命体征。

（8）如需麻醉者，术前行麻醉前评估，签署麻醉同意书。

（9）行上消化道 EMR 患者体位同胃镜检查，患者需取左侧卧位。行下消化道 EMR 患者体位同肠镜检查。患者取左侧卧位，术中根据医师要求变换体位。

3. 手术步骤及护理配合

（1）术者操作内镜，充分暴露病变。护士选择合适注射针，对病变部位进行注射，使基底充分隆起。根据病变的大小选择合适的圈套器，套入病变根部后，护士边收圈套器，边进外套管，保持外套管前端位置固定。术者选择电切模式，在术者踩下脚踏开关的同时护士慢慢收紧圈套进行电切，速度适宜。用热止血钳或 APC 对创面出血血管进行电凝止血，也可使用金属夹机械压迫止血。仔细观察确认电切部位无出血、穿孔等撤出内镜。

（2）回收标本，使用昆虫针将标本展开固定于标本板上（充分暴露标记点）并拍照留图（拍照前取下透明帽，用乙醇棉签擦净镜头），将标本放入合适的标本盒内送病理（确保标本在固定液中，将标本反扣在盒内，上面用湿纱布按压，防止标本浮出水面）。

（3）术中观察患者面色、神情，静脉通路是否通畅。

（4）待手术即将结束前告知麻醉医师停止给麻醉药物。

（5）术后待患者清醒送至恢复室，严密监测生命体征，患者持续低流量吸氧，头偏向一侧，做好气道护理，保持呼吸道通畅，防止呕吐物误吸入气管引起窒息。

（6）气管插管全麻患者待患者意识恢复拔除气管导管后送至恢复室，待生命体征平稳，填写手术交接单后方可撤去监护仪器。医师送患者回病房。与病房护士交接班。全麻插管患者须有麻醉医师陪同。

【注意事项】

1. 贴负极板于肌肉丰富处，如小腿后侧或腰大肌，避开瘢痕、毛发，检查是否接触良好。

2. 小儿、耐受性差及不合作者可在麻醉下进行，并严密监测生命体征。

3. 切除过程中圈套器收缩不可过快，防止出血。

【术后护理】

1. 一般护理

（1）安全交接：患者术后需在恢复室观察 30min，待清醒后平车返回病房，与病房护士做好安全交接。

（2）病情观察

①密切监测生命体征，若体温＞38℃应及时通知医师，监测患者血常规，做好物理降温及药物治疗。

②密切观察患者腹部有无压痛、反跳痛、肠鸣音等情况，密切观察患者术后是否有腹痛、腹胀、恶心、呕吐、便血等症状。

（3）症状护理

①注意观察患者面部表情，认真听取患者主诉，观察有无腹胀、腹痛、恶心、呕吐等，针对患者疼痛情况进行疼痛量表评估并记录，遵医嘱给予镇痛药物治疗。

②术后出现短暂咽喉部疼痛及异物感，告知患者勿用力咳嗽，可于数日内症状缓解，必要时遵医嘱给予口服含片或雾化吸入治疗。

（4）休息指导：患者安返病房后应卧床休息，护士给予健康宣教，协助采取侧卧位，防止恶心、呕吐时出现误吸。

（5）饮食护理：术后禁食、禁水 48～72h，遵医嘱给予静脉抗感染、抑酸、营养补液治疗，待病情好转，饮食由禁食水－禁食－流食－半流食－正常饮食，忌粗糙、刺激性食物，同时根据大便的性状调整饮食。无腹泻者可进高蛋白质、高热量、低脂肪、维生素丰富和易消化饮食。

2. 常见并发症护理

（1）出血：是术后常见并发症。若患者出现头晕、心悸、冷汗、呕血、黑粪、剧烈腹痛等情况，及时向医师汇报，遵医嘱给予急查血常规、血生化、凝血功能、交叉配血等。开放静脉通路，建立 2 条及 2 条以上静脉通路，持续低流量吸氧，持续心电监护，并予以止血、抑酸及纠正电解质平衡等对症治疗。详细记录出血的颜色及量，同时应嘱咐患者禁食水，绝对卧床休息。

（2）腹痛：出现腹痛症状，需要检查疼痛位置。如果只是单纯左上腹疼痛，没有波及 1/4 腹部或者是整个腹部,一般无须进一步检查,可抬高床头 30°～45°缓解腹痛,遵医嘱使用镇痛药物,用药后观察用药情况和反应。对患者进行心理护理,消除紧张情绪。

(3)穿孔:是术后最严重的并发症。如果术后患者出现明显腹痛,并且疼痛范围扩散到整个腹部,需考虑穿孔或出血的可能,此时需要进行腹部立位平片检查,观察腹腔内是否有游离积气。还可通过超声或 CT 观察腹腔内游离物质的属性,一旦发生,及时报告医师处理,大多数患者经禁食水、胃肠减压、补液、抗感染等治疗而痊愈。

【健康教育】

1. 饮食指导　指导患者少食多餐,忌粗糙、辛辣刺激性食物。食管、胃内镜下黏膜切除术患者出院后须继续口服胃黏膜保护药,且规律用药。

2. 休息与活动　指导患者出院后应注意休息,勿做剧烈运动,避免长时间热水盆浴。保证充足睡眠,避免劳累,注意保暖,避免受凉。适当体育锻炼,增强体质,可做有氧运动,预防疾病复发。

3. 定期门诊复查　腺瘤性息肉已被公认为癌前病变,一旦发现,应及时切除并定期随访,建议息肉切除后 6～12 个月内复查内镜。

参 考 文 献

[1]　许峰.内镜下黏膜切除术与高频电凝套扎术治疗胃肠道息肉的疗效及安全性[J].皖南医学院学报,2018,37(5):36-38.

[2]　王福成,王宇,张野.内镜下氩离子凝固术在胃息肉治疗的应用效果分析[J].中国医疗器械信息,2018,24(23):71-73.

[3]　王彩霞.上消化道肿瘤切除术护理[J].中国现代药物应用,2016,10(8):202-203.

[4]　黄薇,王丽,池祥波,等.内镜下黏膜切除术(EMR)治疗消化道息肉的疗效观察及护理体会[J].饮食保健,2019,6(7):240-241.

第二十一节　内镜黏膜下剥离护理配合技术

内镜下黏膜剥离术(ESD)是用于治疗消化道早癌及癌前病变,使更多的消化道病变能够一次性地在内镜下大块完整切除的主要手术方式。

【适应证及禁忌证】

1. 适应证　应根据患者的情况和病变大小、形态、病理组织学检查结果全面考虑。

(1)无严重慢性疾病,能耐受内镜检查及治疗者。

(2)消化道巨大平坦息肉(直径>2cm)。

(3)早期上消化道肿瘤,如食管重度不典型增生、原位癌、黏膜内癌;胃腺瘤伴有重度不典型增生,各种分化类型的黏膜内癌,伴有溃疡病灶的黏膜内癌、溃疡直径<3.0cm;十二指肠腺瘤伴重度不典型增生,不同分化类型的黏膜内癌。

(4)黏膜下肿瘤,内镜超声检查确定来源于黏膜肌层或位于黏膜下层的肿瘤,通过 ESD 治疗可完整剥离病灶;对来源于固有肌层的肿瘤,ESD 切除病灶的同时往往伴有消化道穿孔,不主张勉强剥离,但通过内镜下修补术可成功缝合创面,同样可使患者免于开腹手术。

（5）结直肠非浸润生长的＞2cm的侧向发育肿瘤。

（6）尚未累及肌层的直径＜1.0cm的类癌。

（7）EMR术后复发或残留。

2. 禁忌证

（1）患者体质差，有严重心、肺疾病，无法耐受内镜检查、治疗者。

（2）有出血倾向，出、凝血时间延长，血小板减少或凝血酶原时间延长，经治疗无法纠正者。

（3）病变基底部黏膜下注射后抬举不良者。

（4）已有深层及远处转移的病例。

（5）肿瘤表面有瘢痕。超声内镜提示癌已浸润到黏膜下层2/3以上。

（6）安装心脏起搏器或置入金属瓣膜者（相对禁忌）。

（7）患者及家属不合作者。

【操作流程】

1. 物品准备

（1）常规物品：内镜主机、负压吸引设施、二氧化碳供应系统、氧气供应系统、治疗碗、无菌手套、纱布、牙垫、一次性检查垫、一次性注射器、无菌治疗巾、乙醇棉签、乙醇纱布、碗、刀片等。

（2）麻醉设备：麻醉机、麻醉用药、心电监护仪、供氧与吸氧装置、麻醉用负压吸引装置。

（3）设备及器械准备：治疗内镜（GF-Q260J）、高频电刀主机、注射针、IT2刀（图3-21-1）、HooK刀（图3-21-2）、Dual刀、圈套器、热止血钳、负极板、止血夹、异物钳、放大胃镜、黑帽、透明帽、喷洒管、牙线（3-21-3）等。

（4）药品准备：配制好所需黏膜下注射用药，包括玻璃酸钠注射液、亚甲蓝注射液、肾上腺素、生理盐水溶液等（生理盐水250ml＋盐酸肾上腺素注射液1mg＋亚甲蓝注射液0.2ml），使用2个10ml注射器抽取亚甲蓝溶液备用。

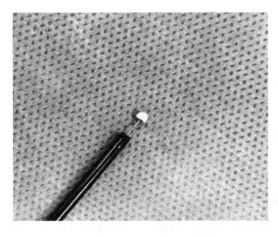

图3-21-1　IT2刀

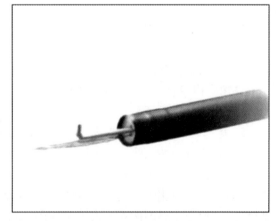

图3-21-2　HooK刀

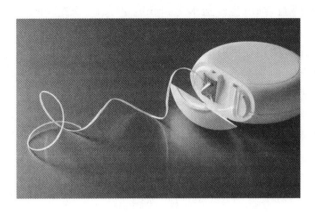

图 3-21-3　牙线

2. 患者准备

(1)行上消化道 ESD 者禁食水 12h。行下消化道 ESD 者需准备肠道,禁用甘露醇导泻。以免肠道内有易燃气体产生,导致通电时爆炸。必须使用者,应以惰性气体彻底置换肠内积气。

(2)术前女士不宜化浓妆,摘除手表、手机、项链、耳环等随身物品。安装心脏起搏器者未经心内科调试不能行 ESD。

(3)治疗时携带完整病历,包括所有化验单及内镜相关资料(3 个月内血常规、生化、凝血、术前四项、心电图、胸片、麻醉评估、知情同意及上次内镜检查报告)。

(4)核对患者姓名、性别、年龄、手术项目、体重等信息。详细了解病史和各项检查情况,有无禁忌证等。向患者及家属讲解 ESD 治疗的目的、方法、基本操作过程、优越性,消除恐惧、紧张心理,并签署同意书。

(5)更换宽松衣物。行下消化道 ESD 者更换肠镜裤。

(6)行上消化道 ESD 者需含服祛泡药。

(7)建立静脉通道,监测生命体征,记录生命体征。

(8)评估 ESD 手术耗时,如术中耗时较长,一般超过 3h 者应实施导尿术。

(9)行上消化道 ESD 患者体位同胃镜检查,患者需取左侧卧位,双腿屈曲,与身体成 90°,行下消化道 ESD 患者体位同肠镜检查,患者取左侧卧位,背向医师。双腿屈曲贴近腹部,臀部往后移动,靠近医师,方便检查。骨隆突处垫软海绵垫,如髋部、膝部、脚踝等。如术中耗时较长应及时给予翻身,注意查看皮肤有无压红现象,严防压疮。同时注意患者保暖。

(10)行麻醉前评估,签署麻醉同意书。如为食管 ESD,应协助麻醉师行术前气管插管。

3. 手术步骤及护理配合

(1)贴负极板于肌肉丰富处,如小腿后侧或臀部,避开瘢痕、毛发。检查接触是否良好。

(2)生命体征监护,连接电极片,左臂进行血压测量,右手指测血氧饱和度,持续低流量吸氧,保持呼吸道通畅,及时吸出口腔分泌物。术中密切观察生命体征变化。观察并记录输液情况,遵医嘱给予补充琥珀酰明胶注射液等胶体液,填写护理记录单。

(3)术者常规行色素内镜检查(佩戴黑帽并给予防水胶带粘贴固定),确定病变,对边界不清晰的病变助手应该配合术者给予黏膜表面染色,明确其与正常黏膜的交界,食管病变染色使用卢戈碘溶液(20ml 注射器抽取生理盐水 17.5ml＋卢戈碘溶液 2.5ml,使用喷洒管喷洒,对疑似病变部位进行染色检查,观察其是否拒染),胃及肠黏膜染色使用靛胭脂(20ml 注射器抽取靛胭脂黏膜染色剂 15ml,使用喷洒管喷洒,对疑似病变部位进行染色检查,观察其是否拒染)。标记:用 Dual 刀或氩气在距离病变边缘 0.3～0.5cm 处点状环绕热凝固标记,助手在配合术者使用 Dual 刀时要把握好出刀的长度,一般头端外露 1mm 为宜。碘染后用维生素 C 脱碘(生理盐水 19ml＋维生素 C 0.25g/1ml),靛胭脂黏膜染色剂无须脱色。更换治疗内镜。拿取注射针连接抽取好的亚甲蓝注射器排气后黏膜下注射,沿标记点给予足够黏膜下注射,使黏膜充分隆起(对于黏膜抬举较差时可遵术者意见使用玻璃酸钠注射液注射:用 50ml 注射器抽取玻璃酸钠注射液 1 支 3ml＋配制好的亚甲蓝注射液 27ml 抽吸至 10ml 注射器中备用)。使用 Dual 刀环切(食管用短 Dual、胃用长 Dual):在标记点外约 0.5cm 处用 Needle-Knife 或 Flex-Knife 做一圈环形切口。剥离:使用 IT 刀或钩刀至黏膜下层环行剥离黏膜。在剥离过程中应该视剥离病灶区隆起情况陆续黏膜下注射以使病变黏膜充分隆起。创面处理:配合术者对创面进行严密止血,防止术后迟发出血。根据术者要求可使用电热止血钳、金属夹、APC 处理创面血管。视创面出血情况遵术者意见可喷洒生物蛋白胶(外用冻干人纤维蛋白黏合剂:打开包装,切记灰色瓶盖液体溶灰色瓶盖粉末,红色瓶盖液体溶红色瓶盖粉末后分别抽吸至对应颜色注射器内备用)。仔细观察确认电切部位无出血、穿孔等撤出内镜。

(4)结肠 ESD 治疗一般不需麻醉,进行结肠 ESD 治疗时,患者需取左侧卧位,必要时改变体位,利用肠道重力方便术者进行肠道 ESD 手术。

(5)回收标本,使用昆虫针将标本展开固定于标本板上(充分暴露标记点)并拍照留图(拍照前取下透明帽,取乙醇棉签擦净镜头),将标本放入合适的标本盒内送病理(确保标本在固定液中,将标本反扣在盒内,上面用湿纱布按压,防止标本浮出水面)。

(6)医师完成病理申请后,进行二人查对,将病理标签贴至病理瓶上,规范登记至病理本并送检。

(7)术后待患者清醒后拔除气管导管后将患者送至恢复室,严密监测生命体征,患者持续低流量吸氧,保持呼吸道通畅。

(8)气管插管全麻患者待患者意识恢复、生命体征平稳,填写手术交接单,方可撤去监护仪。医师送患者回病房。与病房护士交接班。全麻插管患者须有麻醉师陪同。

【注意事项】

1. 内镜下黏膜剥离术手术时长相对较长,注意术中皮肤护理。

2. 术后将患者送至恢复室,与恢复室护士交班。

3. 气管插管全麻患者待患者意识恢复、生命体征平稳,填写手术交接单,方可撤去监护仪。医师与家属陪同患者回病房。与病房护士交接班。

【拓展知识】

术后建议患者分别于术后 3 个月、6 个月和 12 个月内镜检查随访 1 次,此后每年复查 1 次内镜,并行肿瘤指标和相关影像学检查,警惕肿瘤复发。

【术后护理】

1. 一般护理

(1)安全交接:气管插管全麻患者待患者意识恢复、生命体征平稳,填写手术交接单,方可撤去监护仪。医师与家属陪同患者回病房。与病房护士交接班。

（2）病情观察

①密切观察患者生命体征。观察患者有无发热症状，监测患者血常规，及时对症处理。

②密切观察患者术后是否有腹痛、腹胀、恶心、呕吐、便血等症状。

（3）症状护理

①注意观察患者术后面部表情，认真听取患者主诉，针对患者疼痛情况进行疼痛评估量表并做好记录，遵医嘱给予镇痛药物治疗。

②若加用口服药告知患者正确的服药方法及服药时间，咽喉部不适者切勿用力咳嗽，必要时可配合氧气雾化吸入治疗。

③若患者术后留置有胃管，返回病房后应妥善固定好胃管，防止胃管折叠扭曲受压，保持引流通畅，观察引流液的量、颜色、性质，及时倾倒及更换负压引流瓶，并向患者及家属讲解置管期间的注意事项，预防脱管。

（4）休息指导：患者安全返回病房后应尽量卧床休息，减少活动，护士给予术后健康宣教及心理护理。

（5）饮食指导

①遵医嘱术后常规禁食水 48～72h，遵医嘱给予静脉抑酸、抗感染、止血、胃黏膜保护等药物及营养补液，促进手术创面的愈合，并观察药物疗效及不良反应。

②遵医嘱静脉补液 3d 后如无并发症，则可少量喝水，进食温凉流食，后逐步过渡到半流食、普食。

2. 常见并发症护理

（1）穿孔：是术后常见并发症，主要表现为血压下降、脉搏变快、面色苍白、腹痛加剧，以及腹肌紧张、压痛、反跳痛表现。如发现患者剧烈腹痛或体格检查发现腹部呈板状腹、肠鸣音减弱或消失现象立即报告医师并配合医师及时处理，密切观察生命体征及神志变化。

（2）出血：是术后常见并发症，主要表现为腹痛、头晕、心悸、乏力、黑粪、呕血等，应及时建立 2 条及以上有效静脉通路，做好配血、输血准备，及时遵医嘱输血、补液维持有效循环血量。给予持续心电监护，持续低流量吸氧，严密观察睑结膜、甲床颜色及呕血、黑粪情况，并详细记录。呕血者，指导患者头偏向一侧，防止误吸，安抚患者及家属。

（3）腹痛：主要表现为不同程度的腹部疼痛，当患者出现上腹部胀痛不适时，要及时报告医师，并严密观察腹痛的性质和范围，监测患者生命体征情况。在诊断未明确时不可随便使用镇痛药物，可通过适当的活动、改变姿势、变化体位等缓解腹痛。明确诊断后，遵医嘱使用镇痛药物，用药后观察用药情况和反应。对患者进行心理护理。

（4）感染：严格无菌操作，包括护理各种引流管等，应严格遵守操作常规，注意手消毒，避免引起交叉感染。抗生素应现配现用，保证其效能。

【健康教育】

1. 饮食指导　规律饮食，宜清淡并少食多餐，进少渣半流饮食，少进食韭菜、芹菜等粗纤维食物，避免服用非甾体类抗炎药等对食管及胃黏膜刺激性大的口服药。保持大便通畅。必要时口服缓泻药物。

2. 休息与活动　术后 1 个月内禁止重体力劳动，注意休息，避免长途旅行、跑步等剧烈活动。保持心情舒畅，避免紧张情绪。

3. 定期门诊复查　术后建议患者每 3 个月、6 个月和 12 个月内镜检查随访 1 次，此后每年复查 1 次内镜,并行肿瘤指标和相关影像学检查,警惕肿瘤复发。

参 考 文 献

[1] 杨玉芹,李洁.ESD 术前术后护理[J].饮食保健,2016,3(16):139.
[2] 孔令敏,丁岩冰,邓彬,等.45 例内镜黏膜下剥离术治疗消化道黏膜及黏膜下病变的护理[J].实用临床医药杂志,2010,14(8):29-30.
[3] 栾琰.ESD 术后的护理查房[J].西南国防医药,2011,21(5):533-534.2011.05.028.
[4] 郁苗,万丽.ESD 术前术后护理[J].饮食保健,2016,3(15):185.

第二十二节　经口内镜食管下段括约肌切开护理配合技术

经口内镜食管下括约肌切开术(POEM),为经口内镜下黏膜下注射后,切开黏膜层建立隧道开口,内镜经隧道开口进入黏膜下层进行剥离并在黏膜肌层与固有肌层之间建立一条长 10~12cm 的隧道,隧道内用电刀切开食管下段与贲门的固有肌层,处理创面后封闭隧道开口的技术。

【适应证及禁忌证】

1. 适应证　应根据患者的基本情况和各项检查全面考虑。

(1)无严重慢性疾病,能耐受内镜检查及治疗者。

(2)确诊为贲门失弛缓症并影响生活质量者。

(3)特殊贲门失弛缓症,食管明显扩张呈 S 或 U 形的患者,术前接受过其他治疗(如球囊扩张术、肉毒素注射和支架治疗等)的患者。

(4)需要通过食管隧道进入纵隔过胸腔行 NOTES 术后。

2. 禁忌证

(1)患者体质差,有严重心、肺疾病,无法耐受内镜检查、治疗者。

(2)有出血倾向,出、凝血时间延长,血小板减少或凝血酶原时间延长,经治疗无法纠正者。

(3)因食管黏膜下层严重纤维化而无法成功建立黏膜下隧道者。

(4)食管下端或齿状线附近有明显炎症或巨大溃疡者。

(5)安装心脏起搏器或置入金属瓣膜者(相对禁忌)。

(6)患者及家属不合作者。

【操作流程】

1. 物品准备

(1)常规物品准备:负压吸引设施、二氧化碳供应系统、氧气供应系统、治疗碗、手套、无菌纱布、一次性护理垫、一次性注射器,以及抢救设备和抢救物品等。

(2)附件准备:麻醉机、麻醉用药、心电监护仪、供氧与吸氧装置、单独的负压吸引装置、常规气道管理设备(简易呼吸囊、麻醉咽喉镜与气管内插管用具等),以及抢救设备及药品。

(3)特殊准备:治疗内镜、高频电刀主机、注射针、三角刀(图 3-22-1)、Dual 刀、热止血钳、负极板、止血钛夹等。

(4)药品准备:配制好所需黏膜下注射用药,如亚甲蓝注射液、肾上腺素、生理盐水溶液等(配比方法:0.1ml亚甲蓝注射液+1ml盐酸肾上腺素+250ml生理盐水)。

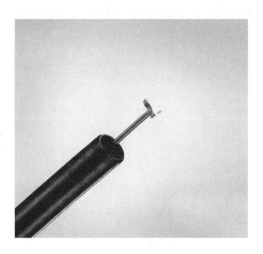

图 3-22-1　三角刀

2. 患者准备

(1)治疗时携带完整病历,包括所有化验单及与手术相关资料。

(2)金属物品、首饰、活动义齿等交由家属保管。安装心脏起搏器者未经心内科调试不能行POEM。

(3)核对患者姓名、性别、年龄、手术项目、体重等信息。详细了解病史和各项检查情况,有无禁忌证等。向患者及家属讲解POEM治疗的目的、方法、基本操作过程、优越性,消除恐惧、紧张心理,并签署同意书。

(4)禁食48h以上,禁水4h。必要时术前内镜下清除食管内残留内容物。

(5)经口内镜下肌切开术术前15min含服麻醉祛泡药。

(6)在患者右手处建立静脉通道,监测并记录生命体征。

(7)行麻醉前评估,家属签署麻醉同意书。护士协助麻醉医师进行气管插管。

3. 手术步骤及护理配合

(1)患者取平卧右肩抬高位,右肩部垫软枕。左肩着力点垫防压疮垫。头偏向左侧,口角向下便于患者口水流出,下颌垫垫巾。嘱患者轻轻咬住牙垫,并根据患者胖瘦调节牙垫松紧,必要时使用约束带固定患者体位。

(2)高频发生器负极板贴于腰大肌处,使负极板充分与皮肤贴合。避开瘢痕、毛发,并观察高频发生器接触是否良好。

(3)生命体征监护,连接电极片,左臂进行血压测量,右手指测血氧饱和度,保证呼吸机管路通畅。及时吸出口腔分泌物。术中密切观察生命体征变化。观察并记录输液情况,遵医嘱补充琥珀酰明胶注射液等胶体液,填写护理记录单。

(4)术者操作内镜,术者评估病变后,确定好注射部位后,术者在护士的配合下,将注射针通过活检孔道传递到病变处。护士在病变10~12cm处伸出针芯,行黏膜下注射,一边注射一边口述黏膜下注射液多少毫升。等注射完成后收回针芯，退出内镜注射针。再以高频电切刀以倒 T 形切开黏膜，切开长度以内镜能顺利进入黏膜下层为宜。术者在护士的配合下，用三角刀沿食管黏膜下层自上而下边注射边分离，在黏膜下层和肌层之间形成一纵行隧道，在剥离时速度不宜过快，遇到较大血管时先用热止血钳进行止血。进而再用三角刀切开环形肌至胃食管连接部下方 2cm，切的过程为由浅而深切断所有环形肌束。观察确认电切部位无出血、穿孔等撤出内镜，用金属夹纵行封闭黏膜切口（图 3-22-2）。

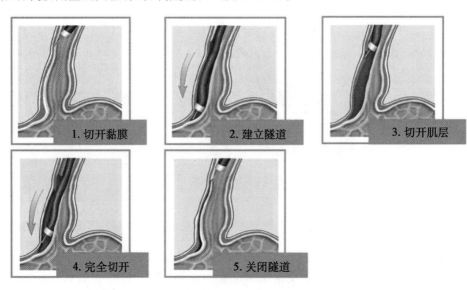

图 3-22-2　操作示意图

（5）术后送至恢复室，严密监测生命体征，患者持续低流量吸氧，保持呼吸道通畅。在恢复室恢复时，患者如觉得剑突处疼痛，可轻声予以安慰，如疼痛难以忍受时，则应报告医师及时处理。

（6）气管插管全麻患者待患者意识恢复、生命体征平稳，填写手术交接单后方可撤去监护仪器。医师送患者回病房。与病房护士交接班。全麻插管患者须有麻醉师陪同。

【注意事项】

1. 贲门失弛缓术后一般需要半卧位，禁食 12h，给予静脉营养支持，抑制胃酸分泌等，24h 后若无恶心、呕吐、疼痛等不适症状，可少量进食流食 1 周，注意进食的温度适中，不宜过烫，若无不适症状，1 个月后可缓慢过渡为正常饮食。

2. 需要注意休息，规律饮食，避免暴饮暴食，一般在 3 个月后复查，如复查结果正常，1 年后再次复查，根据复查结果医师会告知下一次复查时间。

【拓展知识】

1. 黏膜损伤可以使用夹子、纤维蛋白胶以及内镜缝合装置（如 OTSC）封闭。

2. 术中出血可以通过镜下电凝控制，大多数胸腔积液和气胸能够自发消退，只有严重的胸腔积液才需要引流。

3. 纵隔炎通常需要手术引流，迟发出血需要持续观察，必要情况下内镜下隧道内止血或者输血。

4. 有症状的胃食管反流可以使用质子泵抑制药。

【术后护理】

1. 一般护理　患者术后卧床休息,必要时给予 2～4 L/min 低流量氧气吸入,动态监测患者体温、脉搏、血压、呼吸、血氧饱和度,观察有无颈部及胸前皮下气肿,以及胃肠减压管引流情况等,严密观察患者吞咽困难症状是否好转,食物能否通过食管很快进入胃内。

2. 常见并发症护理　纵隔积气、气胸、出血等是 POEM 术后常见并发症,术后多关心患者,询问有无心悸、气紧、胸闷不适,勤查看颈部、胸部形态,若有皮下气肿应及时报告医师。术后还需严密观察有无消化道出血,如呕血、黑粪。

3. 引流管护理　术中留置胃管,术后予以胃肠减压,注意观察引流液的颜色、量、性质。妥善固定导管,尽量避免导管过度移动刺激食管、咽喉部引起不适。

4. 疼痛护理　POEM 术虽为微创技术,但在建立人工"隧道"、肌肉切开等有创操作过程中,仍会损伤组织,致术后疼痛。患者主诉疼痛时,注意观察疼痛的部位、疼痛的性质、疼痛持续时间,根据疼痛标尺及疼痛脸谱判断疼痛分值,及时报告医师,给予对症处理,如抬高床头,利用重力膈肌下降,降低胸腔压力,减轻疼痛,必要时给予药物治疗。

5. 饮食指导　避免过早进食,以防食物通过未愈合的隧道口进入隧道。应禁食水 3d,经全肠外营养补足机体所需能量,防止发生低血糖。3 d 后逐渐进流食,1 周后半流质饮食,禁食粗纤维或生、冷刺激性食物。患者进食后 1～2 h 内抬高床头 15°～30°,同时避免进行增高腹压的动作,如用力咳嗽、呃逆、弯腰等,以减少胃食管反流的发生。

【健康教育】

少食多餐、饮食细嚼,避免过冷过热和刺激性饮食。对精神紧张者可予以心理治疗。部分患者采用 Valsalva 动作,以促使食物从食管进入胃内,解除胸骨后不适。

参 考 文 献

[1] 王楠钧,令狐恩强,柴宁莉,等.经口内镜下肌切开术治疗贲门失弛缓症术式选择标准的临床研究[J].中华胃肠内镜电子杂志,2017,4(3):109-113.

[2] 令狐恩强,熊英,柴宁莉,等.经口内镜肌切开术标准操作程序[J].中华胃肠内镜电子杂志,2015,2(4):25-29.

[3] 李惠凯,令狐恩强.经口内镜下肌切开术治疗贲门失弛缓症的新进展[J].中华腔镜外科杂志,2012,5(5):399-401.

[4] 令狐恩强,秦治初,孟曼,等.经口内镜下肌切开术后食管隧道切口愈合情况的临床研究[J].中华腔镜外科杂志,2013,6(1):47-50.

[5] 邱晓珏,丁伟伟,张宝晶.探讨经口内镜下肌切开术患者焦虑原因分析及个性化护理干预的效果观察[J].中国煤炭工业医学杂志,2015,18(11):1933-1935.

[6] 李世群,李琳.经口内镜下贲门括约肌切开术治疗贲门失弛缓症 10 例的护理配合[J].海南医学,2013,24(5):774-775.

[7] 李彬超,宋志红,仲圆圆,等.POEM 治疗贲门失弛缓症患者的围手术期护理[J].深圳中西医结合杂志,2022,32(8):134-136.

[8] 令狐恩强.经口内镜下肌切开术中食管下括约肌切开的新概念[J].中华腔镜外科杂志(电子版),2012,5(5):345-346.

[9] 马晓冰,令狐恩强,李惠凯,等.经口内镜下肌切开术治疗贲门失弛缓症安全性和有效性的影响因素[J].南方医科大学学报,2016,36(7):892-897.

第二十三节　内镜下肉毒毒素注射护理配合技术

肉毒杆菌毒素具备嗜神经性,能够有效抑制运动神经周围末梢中突触前膜对乙酰胆碱的释放,造成肌肉出现松弛性麻痹,进而缓解强直与痉挛症状。内镜下注射肉毒杆菌毒素治疗贲门失弛缓症患者可以减轻患者吞咽困难、胸骨后不适,疼痛与食管反流等临床症状。这种治疗方法痛苦小、安全性高且费用低。该种治疗的围术期护理对于患者的康复而言,具有积极影响。

【适应证及禁忌证】

1. 适应证

(1)特别适合于体质弱的患者。

(2)年龄较大、儿童等不适宜手术的患者。

(3)多次气囊扩张效果差的患者。

2. 禁忌证

(1)合并食管黏膜糜烂、溃疡的患者。

(2)食管狭窄的患者。

(3)真菌性食管炎等患者。

【操作流程】

1. 用物准备

(1)常规物品准备:弯盘、活检钳、纱布、套管针、尿垫、胃镜检查仪、气囊扩张器、5ml注射器、干棉签、心电监护仪、牙垫、急救车。

(2)附件准备:硬化剂注射针。

(3)特殊准备:肉毒毒素100 U按量稀释药液,双人核对,登记于毒麻药品本。

(4)药物准备:0.9%氯化钠注射液、盐酸肾上腺素,以及利多卡因糖浆10ml。

(5)床位准备:可移动平车。

2. 患者准备

(1)术前禁食、禁水8h。

(2)患者带好X线钡剂、胃肠动力监测、血常规、血型、凝血时间等各项检查报告。

(3)操作前协助医师详细向患者及家属说明可能出现的并发症,并签署治疗知情同意书。

(4)检查前30min指导患者口服链霉蛋白酶溶液,15min含服麻醉药。

(5)取左侧卧位,头部略向前倾,两腿屈曲,解松领扣和裤带。

(6)建立静脉通道。

(7)以约束带约束患者右手腕部、右腿大腿膝盖上方10cm处,以防坠床。

(8)使用有松紧带的牙垫,护士协助患者将牙垫咬好固定,为患者连接心电、血氧、血压等监护,嘱患者用鼻吸气、口呼气。

3. 手术步骤及护理配合

(1)术者常规送入胃镜,找准注射部位,通过活检孔道将硬化剂注射针插入至内镜先端后,护士将已抽好稀释的肉毒杆菌毒素(100U 以 5ml 生理盐水稀释)连于注射针上导管内排尽空气。

(2)插管至咽喉部位时嘱患者做吞咽动作,如出现恶心可行深呼吸。

(3)使用气囊扩张器时按医师指导缓慢增加扩张压力。

(4)术者对准注射部位后,护士根据术者的指令将注射针头推出,并垂直于黏膜面刺入注射针,注入固有肌层,通常位于贲门齿状线上方约 0.5cm,分别于 3、6、9、12 点的位置各注射 10 U。

(5)注射时,应固定镜身防止镜身反弹而影响注射深度。

(6)术中严密观察患者面色、呼吸、脉搏、血压及内镜所见,如出现出血或休克立即停止扩张或注射,配合医师全力抢救。

【注意事项】

1. 操作结束后,告知患者注意事项,嘱患者不要用力反复咳嗽或做恶心动作,以免引起出血。

2. 术后留观 24～48h,严密观察有无食管穿孔、贲门黏膜撕裂、上消化道出血等并发症发生。如患者出现呕血、便血、胸骨后剧烈疼痛、生命体征异常应及时通知医师。

3. 术后减少活动,禁食水 24h,给予静脉补充机体所需营养。如患者无出血症状可按温凉流食→半流食→软食→普食顺序逐渐恢复饮食。禁食刺激性食物。

【拓展知识】

内镜下注射肉毒毒素治疗贲门失弛缓症前,心理干预、术中的手术配合、术后个性化护理是十分重要的 3 个环节。术前充分准备工作是治疗成功的关键,通过内镜护士营造温馨、安静的治疗环境,耐心、细致地解释,消除患者的恐惧、焦虑、抑郁情绪,增强患者对治疗成功的信心,使患者在愉快、放松的状态下接受治疗,有利于治疗的顺利完成。术中的护理配合也是治疗成功的重要保障,护士必须熟练掌握内镜注射针使用,治疗中与操作医师配合默契,动作迅速、一气呵成。而且,护士要熟练使用注射针,注射针管前端在注射前和注射后及时退回鞘内,防止损伤内镜,造成不必要内镜损害。同时,要有应对突发事件的能力,严密观察患者的病情变化,术后的饮食指导和健康教育是巩固治疗效果的有力保障,能有效促进患者康复,避免并发症发生,针对不同患者的不同情况,帮助患者制订不同的健康指导方案,是减少患者再复发的关键。

【术后护理】

1. 一般护理

(1)术后患者必须卧床休息 24h,其间严密观察生命体征的变化,有无胸痛、腹痛、呕血、黑粪等现象,发现问题及时报告医师。

(2)术后禁食水 24h 后,贲门口局部可出现水肿、肌肉痉挛,应保证患者生理需要量补充一定量的水、电解质,待病情好转后可进食少许温热流食,并逐渐过渡到无渣温热半流食、软食,禁用刺激性食物及粗糙食物。

(3)术后评估患者疼痛状态,按照世界卫生组织将疼痛等级分为五级。

0 度:不痛。

Ⅰ度:轻度痛,为间歇痛,可不用药。

Ⅱ度:中度痛,为持续痛,影响休息,需用镇痛药。

Ⅲ度:重度痛,为持续痛,不用药不能缓解疼痛。

Ⅳ度:严重痛,为持续剧痛伴血压、脉搏等变化。

若使用镇痛药物,应关注患者的意识状态及精神变化,评估患者有无跌倒/坠床风险,告知患者注意事项。

2. 常见并发症护理

(1)胸骨后刺痛:部分患者可出现短暂性的轻度胸骨后疼痛或上腹疼痛,考虑为注射所致,一般均可耐受,若不能耐受,可评估患者疼痛等级,告知医师进行处理,如使用哌替啶等麻醉药物应关注患者的意识状态及精神变化。

(2)出血:主要表现为不同程度的腹痛、头晕、心悸、乏力、呕血、便血或黑粪。术后应密切观察患者生命体征、面色及意识变化,如有头晕、心悸、乏力、口干、黑粪等症状,应立即行大便隐血试验、血常规、凝血功能等相关检查,观察大便的颜色、性质及量。指导患者绝对卧床休息,安慰患者及家属,减轻紧张、恐惧等不良情绪。

(3)穿孔:主要表现为突然上腹部剧烈疼痛,持续加重,常伴反射性呕吐、一时性晕厥,伴皮下气肿,腹部 X 线片提示有膈下游离气体。术后应严密观察患者生命体征、有无腹痛及腹膜刺激征等。一旦发生,及时报告医师处理,大多数患者经禁食水、胃肠减压、补液、抗炎等非手术治疗而痊愈。

【健康教育】

本病病因不十分清楚,可能与遗传、自身免疫、感染或环境因素有关。根据患者病情及相关情况对其进行宣教,帮助其建立良好的饮食习惯,勿暴饮暴食,进食时细嚼慢咽,宜食高维生素、少脂、易消化饮食,忌食生、冷、硬、刺激性食物(如油炸食品、辣椒、浓茶、饮料等),规律的作息时间、保持乐观稳定的情绪、注意饮食卫生、养成良好的习惯,对疾病的恢复至关重要。

参 考 文 献

[1] 段微秀,唐海燕,华中昌,等.冠状动脉支架植入术患者出院后护理干预措施研究[J].海南医学,2014,20(14):2175-2178.

[2] 许丽.贲门失弛缓症内镜下肉毒素注射治疗的护理配合[J].吉林医学,2010,31(7):994.

[3] 刘春雨,于凌燕,李春花.内镜下注射肉毒杆菌毒素治疗贲门失弛缓症的护理[J].重庆医学,2009,38(8):1008.

[4] 林瑞华,汤远兴.内镜下注射肉毒毒素 A 治疗贲门失弛缓症的护理[J].医学理论与实践,2013,26(11):1504-1505.

第二十四节　消化道狭窄内镜扩张护理配合技术

消化道狭窄是指良、恶性病变或术后瘢痕所引起的消化道良、恶性狭窄,常导致完全或不完全消化道梗阻,引起厌食和消化、吸收及排泄功能障碍,以及营养缺乏、水电解质紊乱、消瘦、恶病质等。

消化道狭窄内镜下扩张术是在内镜直视下或借助内镜引出导丝,放置扩张器,达到扩张狭窄的消化道管腔、缓解症状的一种治疗手段。主要用于食管、胃、肠道及胆道狭窄的治疗,包括内镜下探条扩张和球囊扩张两种方式。

十二指肠乳头球囊扩张术又称内镜下 Oddi 括约肌扩张术,是在不破坏乳头括约肌及保持其完整性的前提下,通过专用扩张球囊扩大十二指肠乳头括约肌,以通畅胆总管入口、方便器械进出、缓解狭窄和治疗相关疾病的方法。其既保留了括约肌的功能,又可以减少出血和穿孔的发生。

【适应证及禁忌证】

1. 适应证　各种原因引起食管、贲门部狭窄而出现吞咽、进食困难者;幽门、十二指肠壶腹慢性狭窄引起明显胃潴留者;直肠狭窄引起排便困难者。

(1)良性狭窄

①上消化道狭窄:术后吻合口狭窄、腐蚀性食管炎、医源性狭窄(憩室切除术后、内镜下黏膜切除术后、食管静脉硬化剂治疗后、放疗后)、食管蹼、消化性溃疡瘢痕狭窄、贲门失弛缓症。

②下消化道狭窄:术后吻合口狭窄、炎症性肠病、憩室炎、痔核切除术后等。

(2)恶性狭窄

①上消化道狭窄:食管癌、贲门癌、胃窦癌;肺癌及恶性淋巴瘤等淋巴结转移导致外压性食管狭窄。

②下消化道狭窄:结肠癌、直肠癌、肿瘤转移所致的直肠狭窄。

(3)内镜十二指肠乳头球囊扩张

①有出凝血功能障碍者。

②胆总管下端狭窄较长,EST 不能将狭窄段完全切开的患者。

③胆管乳头瘘,经瘘口切开受限的患者。

④因憩室原因乳头切开方向控制困难的患者。

⑤因有明确的内镜下乳头括约肌切开禁忌者。

2. 禁忌证

(1)急性心肌缺血、严重心律失常、严重心肺功能不全。

(2)消化道急性穿孔。

(3)狭窄部位有活动性溃疡、瘘管和较大的憩室者。

(4)狭窄伴有重度急性炎症者。

(5)内镜检查无法达到狭窄部位或视野不清者。

(6)管腔狭窄过长者。

(7)患者不能配合者。

(8)内镜十二指肠乳头球囊扩张禁忌证

①有 ERCP 禁忌证者。

②严重心、肺、肾、脑等器官功能障碍者。

③胆管下段严重瘢痕性狭窄不宜扩张者。

④包括胰管在内的胆道炎症性疾病。

【操作流程】

1. 物品准备

(1)常规物品准备。

(2)附件准备:X 线机,氧气管或氧气瓶,吸引器,心电、血压及血氧监测仪,抢救设备等。

（3）特殊准备：直视型内镜，包括活检孔在 2.8mm 以上、导引钢丝、扩张器（图 3-24-1）、钩刀（图 3-24-2）、带膜或不带膜内支架。

（4）药品准备：造影剂、局部麻醉药、解痉药、止血药、0.9％氯化钠注射液、灭菌注射用水、75％乙醇等。

（5）体位准备：上消化道狭窄体位同胃镜检查，下消化道狭窄体位同肠镜检查。

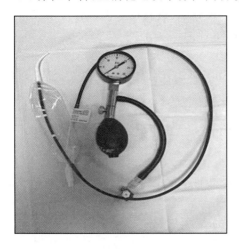

图 3-24-1　扩张器

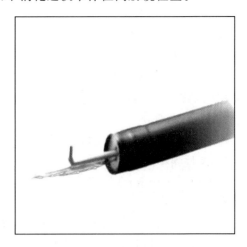

图 3-24-2　钩刀

2. 内镜十二指肠乳头球囊扩张物品准备

（1）常规准备：同 ERCP 术。

（2）附件准备：胆道扩张球囊（图 3-24-3）、专用压力枪（图 3-24-4）。胆道扩张球囊的类型：球囊导管的长度有 3cm、4cm，直径有 6mm、8mm、10mm、12mm、15mm，可通过 0.035in 的导丝（检查专用压力枪注射、吸引情况是否良好）。

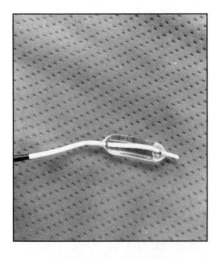

图 3-24-3　胆道扩张球囊

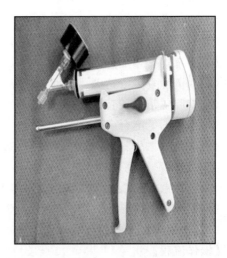

图 3-24-4　专用压力枪

（3）药品准备：造影剂、局部麻醉药、解痉药、止血药、0.9％氯化钠注射液、灭菌注射用水、75％乙醇等。

（4）体位准备：移动检查床，使患者肝胆胰腺区域处于摄片范围内，尽量避免中途位置调整，减少无效辐射。

3. 患者准备

（1）术前检查

①常规检查：治疗时携带完整病历，包括所有化验单及内镜相关资料。

②内镜检查：有无喉返神经麻痹及其程度；肿瘤部位及长度；狭窄部位及长度；有无瘘孔形成（必要时经活检孔注水观察患者有无咳嗽）；狭窄与食管入口的距离（颈部食管狭窄时）；狭窄与贲门的距离（下部食管狭窄时）。

③上消化道造影检查：肿瘤部位及长度；狭窄部位及长度；有无食管纵轴的偏位；有无瘘管形成及其部位和方向。

④肿瘤浸润或转移的相关检查：如 CT、MRI 检查等。

（2）胃肠道准备：上消化道狭窄准备同胃镜检查，下消化道狭窄准备同肠镜检查。狭窄严重不适宜口服泻药者给予清洁灌肠。

（3）向患者及家属说明扩张治疗的目的和可能发生的并发症，签署治疗同意书。

（4）咽部麻醉：检查前 15min 含服达克罗宁胶浆 10ml，不可耐受者用 2％～4％利多卡因或丁卡因咽部喷雾，有麻醉药过敏史者不用或慎用。

（5）对胃肠蠕动强者可在检查前 15min 遵医嘱给予解痉药物。对精神紧张者可给予镇静药物。

4. 手术步骤及护理配合

（1）探条扩张法

①术者行常规内镜检查，确定狭窄部位及长度，助手将导丝软性头端递于术者，于内镜直视下或 X 线透视下将导丝经活检孔道插入通过狭窄部位 15～20cm。

②术者缓慢退出内镜，助手固定导丝防止发生移位。术者选择中空的探条扩张器沿导丝送入，视情况或直至探条扩张器体部通过狭窄段。

③停留数分钟后术者退出扩张器，助手仍需固定导丝，以此逐步增加探条扩张器直径。

④扩张结束后将探条扩张器和导丝一同拔出。

⑤术者再次进镜检查确认狭窄扩张程度及确定有无出血和穿孔。

（2）可变球囊扩张器

①术者行常规内镜检查，确定狭窄部位及长度，助手将导丝软性头端递于术者，于内镜直视下或 X 线透视下将导丝经活检孔道插入通过狭窄部位 15～20cm。

②助手遵医嘱选择合适的可变球囊扩张器并沿导丝经活检孔道缓慢送入，于内镜直视下或 X 线透视下可变球囊扩张器通过狭窄段。

③术者缓慢推动可变球囊扩张器直至骑跨于狭窄段处。

④助手遵医嘱缓慢加压至相应压力，停留数分钟后缓慢放气。

⑤术者将可变球囊扩张器插入内镜活检孔道，于内镜直视下观察黏膜撕裂情况，如无明显效果可于 2min 后再次充气扩张。

⑥内镜十二指肠乳头球囊扩张术中配合

· 常规配合同 ERCP。

· 根据胆管的直径、结石的大小和数量来选择大小合适的球囊型号。沿导丝插入球囊,在 X 线监视下,使球囊中部处在狭窄处的中部,也可 1/3 的球囊位于乳头外,连接压力表,根据术者要求缓慢注入造影剂,一般 2~8 个大气压,在 X 线监视下,见球囊腰部消失,持续不超过 1min,抽出造影剂。

· 球囊插入前充分湿润并保持球囊的负压状态,以便通过乳头开口,通过乳头开口狭窄段之前不得使其充盈,以免球囊膨出影响通过狭窄段。加压时不可过大过快,以免造成胆漏和乳头开口撕裂。应在术者的指导下从 2 个大气压开始逐渐加压。

(3)钩刀松解

①术者行常规内镜检查,确定狭窄部位及长度。

②助手将钩刀头端递于术者,于内镜直视下对狭窄行环形放射状切开,切开深度直至与正常食管切线位一致,在食管自身肌层的张力作用下达到狭窄段的扩张松解。

③切开后助手将钩刀从活检孔道缓慢拔出。

④术者镜下确认狭窄扩张程度及确定有无出血和穿孔。

(4)激素注射

①术者行常规内镜检查,进镜后,采用白光内镜寻找病变位置,可用放大胃镜＋NBI 进一步观察,确定病变后助手使用食管专用注射针抽取 10mg/ml 曲安奈德,注射可采用"多点多次法"(将 0.2ml 浓度为 10mg/ml 曲安奈德分别于术后第 3、7、10 天,间隔 1cm 注射于创面)和"多点单次法"(将 0.5~1.0 ml 浓度为 10mg/ml 曲安奈德呈线状均匀注射于创面)。

②操作完成后,观察食管有无明显出血、穿孔,然后吸气退镜。

【注意事项】

1. 护士术前核对患者基本信息,确认诊疗项目及相关检查结果。注意完成碘过敏实验、抗生素过敏实验,防止患者进行碘造影过程出现过敏反应,并签署知情同意书。

2. 术日晨禁食水,下消化道狭窄患者同肠镜准备。已行钡剂检查者须待钡剂排空后 3~7d 再行检查,幽门梗阻患者应禁食 2~3d,必要时术前洗胃。

3. 对于长期服用抗凝药物、非甾体抗炎药(NSAID)、活血药物等患者,应停药 5~7d;服用其他抗血小板凝聚药物等,应停药 7~10d;术日晨停用降血糖药,但可正常服用降压药。

4. 术前指导患者体位摆放及呼吸训练(鼻吸口呼及术中吞咽等)方法。

5. 术中注意无菌操作,导丝、乳头切开刀等使用后及时盘旋固定,防止附件散开。

6. 术者镜下确认狭窄扩张程度及确定有无出血和穿孔。

【拓展知识】

1. 所有扩张可在内镜直视下完成,避免盲目扩张导致穿孔。

2. 对于术后吻合口狭窄应注意观察狭窄口情况,如有可疑,应取活检送病理检查。

3. 早期扩张,因早期瘢痕组织形成相对较少,扩张后狭窄不易回缩。

4. 扩张时应根据狭窄口大小、长度、张力及患者疼痛情况逐级扩张,尽量避免穿孔、消化道大出血、吻合口撕裂等发生。

5. 若狭窄长度较长、腔轴扭曲时,可采取分段扩张,并视狭窄口扩张情况决定是否行再次扩张。

6.肿瘤引起的恶性狭窄可在扩张治疗基础上,结合其他治疗,如放疗、化疗等。必要时,置入带膜支架,以最大限度地改善患者的生存质量。

【术后护理】

1. 一般护理

(1)安全交接:患者术后需在恢复室观察半小时,待清醒后平车返回病房,与病房护士做好安全交接。

(2)病情观察

①密切监测生命体征,若体温>38℃应及时通知医师,做好物理降温及药物治疗。

②注意观察患者面部表情,认真听取患者主诉,有无腹胀、腹痛、恶心、呕吐等,针对患者疼痛情况进行疼痛量表评估并记录,遵医嘱给予镇痛药物治疗。

③术后出现短暂咽喉部疼痛及异物感,告知患者勿用力咳嗽,可于数日内症状缓解,必要时遵医嘱给予口服含片或雾化吸入治疗。

④休息指导:患者安全返回病房后应卧床休息,护士给予健康宣教,协助采取侧卧位,防止恶心、呕吐时出现误吸。

(3)饮食护理:饮食不当可发生堵塞、支架移位、变形等不良反应,故应指导患者合理饮食,术后 2h 禁食,12h 进食少量流食,1 周内以流食为主,进食后直立 1h,勿立即卧床。如果半流质食物及软食均没有障碍时,可以逐渐尝试食用普食。术后半个月内,需要禁冷食、冷饮,防止支架遇到冷物后出现收缩,进而发生脱落。术后患者禁食硬质、粗粮等食物,防止食物在支架内留存或者使食管发生堵塞。

(4)体位护理:指导术后患者卧床休息时应取头高足低半斜坡卧位,减少食物反流,避免大幅度转身、弯腰动作,放置高位支架者,应指导患者头部勿过度摇摆,防止支架磨破大血管而出血。

(5)口腔护理:保持患者口腔清洁,按时督促患者刷牙、漱口,预防口舌炎及口腔溃疡的发生。

2. 常见并发症护理

(1)胸部疼痛:对于疼痛程度较轻的患者,可以通过调节患者体位,使其保持舒适,或者应用患者喜爱的物品,转移患者的注意力,胸部疼痛会在术后 3～7 d 内逐渐消失。如果患者的耐受能力较差,需要采用药物进行镇痛。

(2)出血:因为手术属于侵入性操作,手术器械会损伤患者的食管黏膜,支架和黏膜会产生摩擦,病变位置会因为扩张、撕裂等出现出血,可以通过止血药物和抑酸药处理出血情况,然后告知主治医师。

(3)支架移位:进食不规范、发生剧烈性咳嗽、过低地放置支架等情况都会引发支架移位情况,术后饮用温开水,不要食用冷食、粗糙性食物。有效固定支架,如果患者进食困难,需要告知医师,通过内镜调整支架,同时,将新的支架置入其中。

(4)反流:患者在进食时,需要采取坐位或者半坐位。进食后,仍然需要保持 1h 的坐位或者站位。在休息时,需要抬高床头 15°～30°,如果患者发生反流情况,可以给予患者抑酸药、黏膜保护药进行治疗,可以使用反流支架预防反流等并发症的发生。

(5)恶心呕吐:由于支架刺激,特别是超过 10cm 的支架易发生。遵医嘱给予甲氧氯普胺注射液肌内注射,并注意观察用药后的效果,呕吐有无改善,有否将支架吐出等。

【健康教育】

1. 告知患者术后观察有无皮下气肿、胸痛、呼吸或吞咽困难等。

2. 做好健康教育工作,增强患者对健康知识及对本身疾病的了解,按医嘱继续服药,定期复查。

3. 告知患者狭窄扩张术后均有不同程度的疼痛,一般 2～3d 后症状会消失。如突然胸痛难忍,应立即就诊。

4. 加强饮食指导,告知患者术后饮食应少量多餐,细嚼慢咽,避免暴饮暴食,出院后以清淡饮食为宜。忌烟酒,注意劳逸结合。

5. 如术后再次出现吞咽困难,可再次行扩张治疗,两次治疗间隔一般以 1 周为宜。

<h2 style="text-align:center">参 考 文 献</h2>

[1] 张震,陈巍峰,秦文政,等.内镜下放射状切开治疗食管吻合口良性狭窄的临床初探[J].中华消化内镜杂志,2016,33(4):208-210.

[2] 周胡涛.曲安奈德局部注射治疗早期食管癌内镜黏膜下剥离术后食管狭窄的临床效果[J].临床合理用药,2021,14(1):81-82.

[3] 刘冉冉,程克纪,胡馨月,等.曲安奈德局部注射治疗食管癌(早期)ESD 术后食管狭窄的临床研究[J].现代消化及介入诊疗,2019,24(2):174-177.

[4] 王莹,罗红来,厉琴,等.食管狭窄胃镜下扩张加曲安奈德注射治疗的效果观察[J].现代消化及介入诊疗,2019,24(11):1322-1324.

[5] 叶小芳,孙建萍,王璐,等.内镜下放射状切开术治疗食管内镜黏膜下剥离术后狭窄的护理配合操作[J].实用临床医药杂志,2022,26(14):22-25.

[6] 王程浩,韩永涛.2020 年中国临床肿瘤学会《食管癌诊疗指南》解读[J].肿瘤预防与治疗,2020,33(4):285-290.

[7] 张春莲,王利明,姚运河,等.经内镜食管狭窄扩张及支架置入术的护理[J].求医问药,2012,10(11):203-204.

[8] 陈可,朱文成,沈云娜,等.内镜下球囊扩张术治疗十二指肠瘢痕狭窄疗效分析[J].中国内镜杂志,2007,13(11):1222-1223.

[9] 吴杰,贾叶贵,李红燕,等.十二指肠溃疡瘢痕狭窄梗阻内镜下球囊-扩张治疗 28 例[J].世界华人消化杂志,2005,13(13):1635-1636.

[10] 赵俭昌,姚瑞.胃镜直视下上消化道狭窄扩张术 82 例[J].实用医药杂志,2011(7):620.

第二十五节　消化道狭窄金属支架置入护理配合技术

消化道狭窄是一种临床常见的消化系统病变,主要是由于消化道肿瘤、消化道手术、幽门不全梗阻等因素所致,其狭窄部位以食管、贲门、胃、十二指肠、结肠为主,严重影响患者的生活质量和身心健康。消化道支架置入治疗是临床治疗消化道狭窄的主要手段。临床上分上消化道、下消化道金属支架置入术,前者包含食管、贲门金属支架置入;后者包含结肠金属支架置入。十二指肠属于上消化道,但是金属支架置入方法与结肠金属支架置入相同。十二指肠放支架难度相对不大,但需根据十二指肠放支架原因而定,比如十二指肠降段,或者十二指肠球部狭窄、占位。如果是恶性狭窄,存在支架容易移位情况,放置过程中或放置后,是否放到位及长度,一般需根据狭窄程度而定。若过窄,需要在 X 线下或内镜配合通过导丝转换,甚至需要局部少量扩张后,才能导入支架。支架长短是根据狭窄部位、长度而定。若是球部问题,一般十二指肠支架近端需放在胃内,放在幽门口胃窦端,即通过幽门口可以观察到支架,另一端可能根据狭窄部位而定。如果是良性狭窄,需考虑支架放到一定程度,是否可以回收,均取决于十二指肠段病变位置,以及操作空间。总体而言,十二指肠放置支架,较放置结肠、食管支架难度高。

消化道狭窄支架置入术,是在人体消化系统管道置入金属支架,从而达到治疗目的的技术。

一、上消化道狭窄金属支架置入护理配合技术

食管癌、贲门癌是一种常见的消化系统恶性肿瘤,随着恶性肿瘤细胞的侵袭性生长和增殖,狭窄、进食困难程度也随之增加。对于不愿行手术治疗或不能手术切除肿瘤的晚期患者而言,金属支架置入术是最简单有效的姑息治疗方法,可一定程度解决狭窄问题,改善患者生活质量,为进一步治疗创造条件。

【适应证及禁忌证】

1. 适应证

(1)失去手术机会的晚期食管癌、贲门癌引起的食管狭窄,造成进食障碍或伴有食管、气管、纵隔瘘的患者。

(2)食管、贲门癌术后或放疗引起的瘢痕狭窄及肿瘤复发引起的狭窄。

(3)部分良性食管狭窄复发扩张治疗无效的患者,包括贲门失弛缓症及其术后吻合口狭窄、化学灼伤的瘢痕狭窄等。

(4)高龄或伴有其他疾病,一般情况差,不能承受外科开胸手术的食管癌患者。

2. 禁忌证

(1)急性心肌缺血、严重心律失常、严重心肺功能不全者。

(2)消化道急性穿孔者。

(3)狭窄部位有活动性溃疡、瘘管和较大的憩室者。

(4)狭窄伴有重度急性炎症者。

(5)内镜检查无法达到狭窄部位者。

(6)狭窄部位或视野不清者。

(7)管腔狭窄过长者。

(8)患者不能配合。

【操作流程】

1. 物品准备

(1)常规物品,包括内镜主机、负压吸引设施、二氧化碳供应系统、氧气供应系统、电子胃镜或小儿胃镜、治疗碗、手套、纱布、牙垫、一次性检查垫、一次性注射器等。

(2)食管金属支架(图 3-25-1)、钢导丝、斑马导丝、卡尺、异物钳等。

(3)必要时备氧气瓶、心电监护仪等。

(4)局麻药(盐酸达克罗宁胶浆)、灭菌注射用水、润滑剂等。

(5)协助患者左侧卧位。

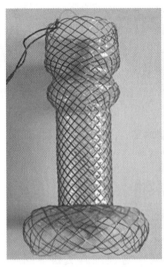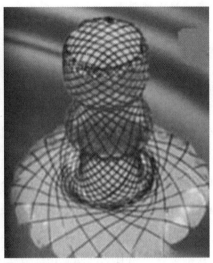

图 3-25-1　食管金属支架

2. 患者准备

(1)术前检查

①常规检查:治疗时携带完整病历,包括所有化验单及内镜相关资料。

②内镜检查:有无喉返神经麻痹及其程度;肿瘤部位及长度;狭窄部位及长度;有无瘘孔形成;狭窄与食管入口的距离(颈部食管狭窄时);狭窄与贲门的距离(下部食管狭窄时)。

③上消化道造影检查:肿瘤部位及长度;狭窄部位及长度;有无食管纵轴的偏位;有无瘘管形成及其部位和方向。

④肿瘤浸润或转移的相关检查:如 CT、MRI 检查等。

(2)术前禁食 12h 以上。已做钡剂检查者须待钡剂排空后(3~7d)再做胃镜检查。幽门梗阻患者应禁食 2~3d,必要时术前洗胃。食管内有食物残留时应术前清理。

(3)向患者及家属说明金属支架治疗的目的和可能发生的并发症,签署治疗同意书。

(4)检查前 15min 含服达克罗宁胶浆 10ml,不可耐受者用 2%~4%利多卡因或丁卡因咽部喷雾,有麻醉药过敏史者不用或慎用。有活动义齿者取下交家属保管。

【手术步骤及护理配合】

1. 协助患者戴牙垫。

2. 术者行常规内镜检查,确定狭窄部位及长度,助手将导丝软性头端递于术者,于内镜直视下将导丝经活检孔道插入通过狭窄部位 15~20cm(图 3-25-2)。

3. 术者缓慢退出内镜,助手固定导丝防止发生移位。

4. 再次核实支架类型、规格与治疗所需一致。润滑支架前端,经导丝引导,将支架经口放置于食管,至所需深度,暂停。递胃镜给医师,在胃镜直视下调整支架位置直至准确。使支架远近端超过病变上下沿约 2cm 为宜。松开安全帽,右手固定置入器保持支架位置,左手退出外套管,将支架全部释放,将支架置入器和导丝一并退出体外,必要时进一步调整支架位置。行十二指肠镜检查,医师在内镜下找到狭窄处,在 X 线下用导丝引导切开刀插入并通过狭窄处,并注入造影剂,了解狭窄部位的形态、长度及肠腔走行等情况。通过导丝与切开刀的置换,

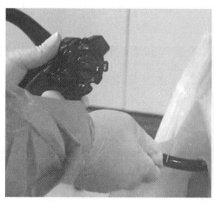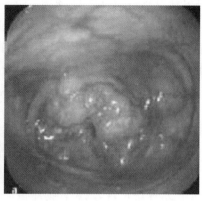

图 3-25-2　消化道狭窄示意图

将导丝留在狭窄部位。选择合适的十二指肠支架,沿导丝置入,十二指肠支架的外管标记带应超过狭窄部位远端至少 4cm,定位良好后缓慢释放,在 X 线下见支架完全展开。术中严密观察患者的生命体征,如有异常及时通知医师。

5. 术者再次进镜检查确认狭窄扩张程度及确定有无出血和穿孔。

6. 操作完成后,观察食管有无明显出血、穿孔,然后吸气退镜。

【注意事项】

1. 护士术前核对患者基本信息,确认诊疗项目及相关检查结果。注意完成抗生素过敏实验,并签署知情同意书。

2. 患者术前一日需要禁食水 6～8h。术日晨禁食水。

3. 对于长期服用抗凝药物、非甾体抗炎药(NSAID)、活血药物等患者,应停药 5～7d;服用其他抗血小板凝聚药物等,应停药 7～10d;术日晨停用降血糖药,但可正常服用降压药。

4. 手术体位为左侧卧位,左臂放在背后头偏向右侧,右胸及右下垫软枕,使身体倾斜 30°,右腿骑枕,左腿伸直,双手自然放于身体两侧。

【拓展知识】

1. 生物相容性和耐腐蚀性,同时具有记忆特性和超弹性。冰水中可软化,易于放入植入器中。在体内(33℃以上),支架可恢复原状,产生扩张力。

2. 可顺从消化道蠕动,既保持消化道通畅,又无太大不适感。

3. 支架两端圆滑,无尖角或毛刺,显著减少对管壁的损伤。

4. 被覆在支架表面的硅胶薄膜具有良好的生物相容性,可有效防止肿瘤肉芽生长。食管支架的防反流瓣可阻止胃液和食物反流。

【术后护理】

1. 一般护理

(1)病情观察:严密监测患者生命体征的变化,防止因食管支架的刺激诱发心肺疾病。患者术后常会出现胸痛、恶心、呕吐等症状,可对症治疗。

(2)心理护理:加强心理护理,使其认识到支架治疗术后吞咽功能可得到良好的恢复,生活质量明显改善,以增强患者的信心,消除患者紧张、焦虑、抑郁、恐惧等不良情绪。耐心解释疼痛的原因,使其放松心情,积极配合各项护理操作。指导患者采用深呼吸、冥想的方法转移注意力,缓解疼痛感。

(3)胸痛的处理:术后患者多有胸骨后疼痛,与置入支架的膨胀性刺激有关,可持续 1～2 周,可遵医嘱适当给予镇痛药物治疗。

(4)食物反流的处理:支架安置如跨过贲门应适当给予抑酸药,嘱餐后不要平卧,睡觉时将枕头垫高或半卧位,避免食物反流。

(5)饮食护理:术后禁食 24h,1 周内进食流食,1 周后逐渐过渡到半流食、软食,宜少食多餐、细嚼慢咽。不要进食干、硬、大块及粗纤维的食物,以免导致支架堵塞,尽量选择营养丰富的食物。忌烫热、冷酸性食物,防止食管支架热胀冷缩或腐蚀,造成支架变形移位或脱落。进食前后饮少量温水冲洗食管,以免食物滞留堵塞。

2. 常见并发症的护理

(1)远期并发症有肿瘤向支架两端的过度生长或经支架网眼向腔内生长。也可经破损的支架被膜向腔内生长,这种情况可用腔内放疗、激光或电烧治疗,亦可植入第二个支架。

(2)良性狭窄的远期并发症为内膜过度增生,可用腔内放疗、激光或电烧治疗,亦可留置第二个支架。

【健康教育】

1. 指导患者少量多餐,逐渐增加食量,进食富有营养的高蛋白、高维生素的半流质饮食,仔细咀嚼,慢慢咽下,以免引起阻塞。

2. 避免过冷食物,以防支架变形移位;避免粗糙、坚硬、富含纤维和黏性食物,以防食物卡在支架上,阻塞支架管腔。

3. 嘱患者在进食后保持直立位半小时左右,休息时要抬高床头 15°～30°呈半卧位以减少反流。

4. 给予黏膜保护药和抑酸药减轻症状。

参 考 文 献

[1] 彭东旭,王庆强,蔡雨霏.食管支架植入术治疗晚期食管癌患者的临床效果[J].中国医药指南,2020,18(33):12-14.

[2] 魏便霞,刘丹,杨荟玉,等.腐蚀性上消化道狭窄的治疗效果及并发症[J].河南医学研究,2020,29(17):3126-3128.

[3] 曹磊,刘娟,王蕾,等.球囊扩张及金属支架置入治疗晚期食管癌食管狭窄的疗效观察[J].实用癌症杂志,2020,35(6):951-954.

二、下消化道狭窄金属支架置入护理配合技术

结肠癌属于胃肠道中常见的恶性肿瘤,结肠癌合并肠梗阻时,可导致肠腔高度膨胀,肠壁血供障碍,引起肠壁坏死、穿孔;同时,由于肠内容物淤积,细菌繁殖,产生大量毒素并引起腹腔内感染。结肠癌腹腔镜术前通过置入金属支架,可有效保护患者的生理排便功能。此为过渡性治疗手段。金属自膨支架对于解除结肠梗阻是一种既有效又安全的方法,可用于不可切除结肠癌或肠外恶性肿瘤所致肠梗阻的姑息治疗,也可用于手术风险较高患者的过渡性治疗。

【适应证及禁忌证】

1. 适应证

(1)病变部位在左半结肠和横结肠远端。

(2)以病变长度<10cm 的病变为宜。

(3)病变位于肛门 3cm 以上。

2. 禁忌证

(1)急性心肌缺血、严重心律失常、严重心肺功能不全。

(2)消化道急性穿孔。

(3)疑有小肠广泛粘连、梗阻。

(4)梗阻结肠已坏死、穿孔。

(5)结肠位置位于直肠远端,距肛门较近,或伴重度内痔出血。

(6)溃疡性结肠炎出血期。

(7)多节段肠肿瘤。

(8)内镜检查无法达到狭窄部位或视野不清者;管腔狭窄过长者。

(9)患者不能配合。

【操作流程】

1. 物品准备

(1)常规物品:内镜主机、负压吸引设施、二氧化碳供应系统、氧气供应系统、电子结肠镜、治疗内镜(孔道 4.2mm)、治疗碗、手套、纱布、牙垫、一次性检查垫、一次性注射器等。

(2)X 线机、肠道金属支架(图 3-25-3)、斑马导丝等。

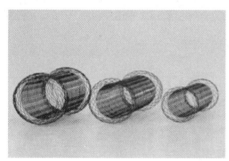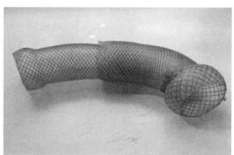

图 3-25-3　肠道金属支架

(3)必要时备氧气瓶、心电监护仪等。

(4)造影剂(碘海醇注射液)、局麻药(利多卡因乳膏)、灭菌注射用水、润滑剂等。

(5)协助患者取左侧卧位或仰卧位。

2. 患者准备

(1)有活动义齿者取下交家属保管。

(2)术前检查

①常规检查:治疗时携带完整病历,包括所有化验单及内镜相关资料。

②肿瘤浸润或转移的相关检查,如 CT、MRI 等。

（3）术前需行肠镜、CT 扫描及造影定位。了解病变性质、部位、长度、程度及弯曲程度。

（4）术前禁食水、胃肠减压，给予清洁灌肠。

（5）向患者及家属说明金属支架治疗的目的和可能发生的并发症，签署治疗同意书。

（6）术前 1 周停止使用阿司匹林、华法林等抗凝药物和其他非甾体类药物。

3. 手术步骤及护理配合

（1）协助患者戴牙垫，并注意保护患者隐私。

（2）内镜检查，确定肿瘤部位及长度。内镜无法通过狭窄段时，在 X 线透视下经内镜注入造影剂确定狭窄部位及长度。

（3）术者经内镜活检孔道插入导丝。导丝越过狭窄段，在斑马导丝引导下导入造影导管，越过狭窄段肠道。之后与医师配合退出导丝，保持造影导管位置固定，经造影导管注入 60% 泛影葡胺，观察肠道狭窄的长度、程度、弯曲度等。以此为依据选择使用支架的规格型号。重新顺造影导管插入斑马导丝，导丝越过狭窄段肠道，医护配合退出造影导管（图 3-25-4）。

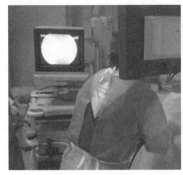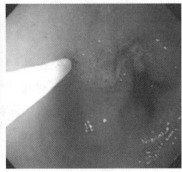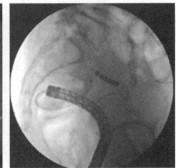

图 3-25-4　操作示意图

（4）必要时行狭窄部位球囊狭窄扩张术。保留并固定好导丝位置。

（5）检查金属支架的规格、型号、有效期等。

（6）拔出支架前端金属固定钢丝。以润滑剂润滑支架前端，生理盐水冲洗支架内腔道。

（7）经导丝引导，将支架经钳道置入肠道，在肠镜直视及 X 线透视下将支架置入至远端越过狭窄段肠道口侧 2cm。

（8）松开安全帽，左手固定置入器保持支架位置，右手退出外套管，将支架全部释放，将支架置入器和导丝一并退出患者体外。

（9）再次在肠镜下及 X 线透视下观察支架位置及支撑效果。必要时使用异物钳调整支架位置，保证支架上下沿均超越病变边沿约 2cm。

（10）操作完成后，观察食管有无明显出血、穿孔，然后吸气退镜。

【注意事项】

1. 护士术前核对患者基本信息，确认诊疗项目及相关检查结果。注意完成抗生素过敏试验，并签署知情同意书。

2. 患者术前一日需要禁食水 6～8h。术日晨禁食水。

3. 对于长期服用抗凝药物、非甾体抗炎药（NSAID）、活血药物等患者，应停药 5～7d；服用其他抗血小板凝聚药物等,应停药7～10d;术日晨停用降血糖药,但可正常服用降压药。

4. 手术体位为左侧卧位,左臂放在背后头偏向右侧,右胸及右下垫软枕,使身体倾斜30°,右腿骑枕,左腿伸直,双手自然放于身体两侧。

【拓展知识】

1. 生物相容性和耐腐蚀性,同时具有记忆特性和超弹性。冰水中可软化,易于放入植入器中。在体内(33℃以上),支架可恢复原状,产生扩张力。

2. 可顺从消化道蠕动,既保持消化道通畅,又无太大不适感。

3. 支架两端圆滑,无尖角或毛刺,显著减少对管壁的损伤。

4. 被覆在支架表面的硅胶薄膜具有良好的生物相容性,可有效防止肿瘤肉芽生长。食管支架的防反流瓣可阻止胃液和食物反流。

【术后护理】

1. 一般护理

(1)病情观察:严密监测患者生命体征的变化,术后患者卧床休息1～3d,避免剧烈活动引起支架移位或脱落。患者术后常会出现腹痛、恶心、呕吐等症状,可对症治疗。

(2)心理护理:加强心理护理,使患者消除紧张、焦虑、抑郁、恐惧等不良情绪。耐心解释疼痛的原因,使其放松心情,积极配合各项护理操作。指导患者采用深呼吸、冥想的方法转移注意力,缓解疼痛感。

(3)饮食护理:术后禁食24h,1周内进食流食,1周后逐渐过渡到半流食、软食,宜少食多餐、细嚼慢咽。不要进食干、硬、大块及粗纤维的食物,以免导致支架堵塞,尽量选择营养丰富的食物。忌烫热、冷及酸性食物,防止食管支架热胀冷缩或腐蚀,造成支架变形移位或脱落。

(4)排便护理:下消化道支架置入术患者要保持大便通畅,避免用力排便,必要时可以规律服用缓泻药,以免粪便团块阻塞直肠,并防止大便干燥阻塞支架引发肠梗阻。观察患者的大便次数、量、性状;有无腹痛、腹胀、便血及肛门停止排便、排气等。若出现腹痛、腹胀或肛门停止排便、排气等症状应及时就医,行腹部X线检查排除肠道穿孔、肠道支架移位等。

2. 常见并发症护理　消化道支架植入手术有可能会出现消化道出血的症状,也会存在明显的疼痛反应。术后患者可能会出现胃食管反流,还可能出现消化不良的症状。消化道支架手术之后一定要安心静养,恢复期间要合理膳食,术后恢复得比较好,才能够有效地减少并发症的发生。

【健康教育】

1. 饮食不当可发生再狭窄或支架移位、变形等。故应指导患者合理饮食,1周内以流质饮食为主,以后逐渐过渡为半流质软食。

2. 进食后勿立即卧床,进食应细嚼慢咽,少食多餐,避免吞食粗纤维、黏性食物,如元宵、年糕等。

3. 临床中使用的金属支架为钛镍记忆合金支架,此支架置放时处于收缩状态,置入消化道内感应周围温度,体温37℃情况下逐渐扩张。因对温度记忆敏感,护理时须特别注意患者不可饮用冰水,避免饮用低于37℃的饮料,记忆支架温度降低,可自动回缩出现滑脱。

4. 正常体温条件下,支架存在一定宽度,饮食应避免进食不易消化或体积较大食物。

5. 进食后嘱患者多饮温开水,以冲洗食管,减少食物滞留管腔。

参 考 文 献

[1] 徐菱遥,杨丙信,杨黎冰,等.内镜下消化道支架置入术治疗消化道狭窄的临床效果[J].临床医学研究与实践,2020,12(5):111-113.

[2] 覃冬林,陈丽芬,黄理,等.用内镜下消化道支架置入术对消化道狭窄患者进行治疗的效果研究[J].当代医药论丛,2020,18(10):1-2.

[3] 沈宏,季峰.无 X 射线监视内镜下消化道支架置入治疗消化道狭窄的疗效和安全性[J].浙江大学学报(医学版),2018,47(6):643-650.

[4] 范志宁,刘真真.消化道支架在消化道疾病诊治中的应用[J].微创医学,2015,10(1):1-6.

第二十六节 消化内镜超级微创食管体表皮肤移植护理配合技术

消化内镜超级微创食管体表皮肤移植是将患者自体皮肤制成环绕在食管全覆膜支架上的皮片,然后经口内镜下置入食管支架,将皮片移植固定在食管创面上,以预防食管环周早癌术后狭窄的技术。

【适应证及禁忌证】

1. 适应证 肿瘤局限在黏膜层和没有淋巴转移的黏膜下层,病变范围>3/4 环周甚至全周的早期食管癌患者。

2. 禁忌证

(1)病变隆起试验阴性(基底部注射生理盐水后局部无明显隆起),提示病变基底部的黏膜下层与基层间有粘连,肿瘤可能已浸润至肌层组织。

(2)心脏、大血管手术术后服用抗凝药、血液病、凝血功能障碍者,在凝血功能没有得到纠正前,严禁行内镜黏膜下剥离术(ESD)治疗。

【操作流程】

1. 物品准备

(1)常规物品准备:内镜主机、负压吸引设施、二氧化碳供应系统、心电监护仪、麻醉机、供氧与吸氧装置、麻醉用负压吸引装置,以及治疗碗、无菌手套、无菌纱布、牙垫、一次性检查垫、一次性注射器、无菌治疗巾等。

(2)特殊准备:GIF-H260Z 放大胃镜、GIF-Q260J 治疗胃镜、高频电刀主机、整形器械包等。

(3)附件准备:Dual 刀、三角刀、热止血钳、注水泵、圈套器、黑帽、透明帽、喷洒管、黏膜下注射针、食管全覆膜支架、钩子、外套管、三腔空肠营养管等。

(4)药品准备:玻璃酸钠注射液、亚甲蓝注射液、复方碘溶液黏膜染色剂(备用,注意浓度配制准确,浓度过浓有可能刺激食管导致痉挛,影响内镜操作。浓度过淡则可能使病灶着色不明显,褪色过快,影响判断)。配制维生素 C 1g+50ml 生理盐水溶液(备用,用以中和碘染色剂)。备生理盐水 500ml 和冰生理盐水(0~4℃)500ml,冰生理盐水 500ml+去甲肾上腺素 8mg 内镜黏膜下剥离术(ESD)术中冲洗(备用)。

2. 患者准备

(1)术前做血生化、血常规、凝血功能、胸片或胸部 CT 及心电图检查,经麻醉医师全面评估,可以行镇静/麻醉下内镜检查,并签署手术知情同意书。

(2)了解患者心肺功能,有无急性上呼吸道感染等麻醉禁忌证,口服抗凝药物需停用 2 周以上。

(3)术前常规禁食、禁饮 4～6h,双下肢需进行备皮。

(4)患者左侧体位,左侧骨隆突出处垫防压疮水凝胶垫,同时暴露腿部供皮区皮肤。

3. 手术步骤及护理配合

(1)内镜黏膜下隧道剥离术的配合(图 3-26-1):步骤为冲洗、染色、标记、剥离创面处理。快速准确地剥离病变黏膜,剥离后 ESD 创面良好处理,有利于移植皮片的存活。予稀释的复方碘溶液自下而上喷洒病变食管染色,确定病变范围并标记,为避免碘对正常食管黏膜的灼伤,病灶范围标记后立即予维生素 C 稀释液食管腔喷洒中和碘染色剂。ESD 剥离过程中创面出血,调节注水泵流速 400～500ml/min,更换 0～4℃肾上腺素生理盐水冲洗,使小血管收缩,利于创面止血。

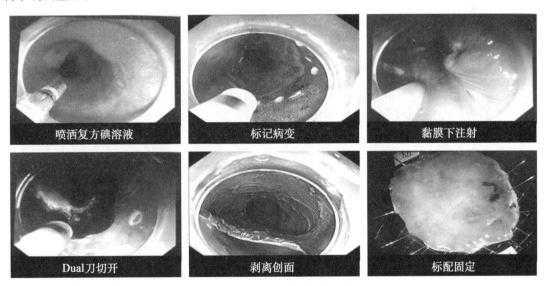

图 3-26-1　内镜黏膜下隧道剥离术过程

(2)自体皮片移植的配合(图 3-26-2):皮片大小需根据 ESD 创面大小估算。协助整形科医师铺无菌手术台,并对患者腿部皮肤进行取皮,取下来的皮肤缝合成袖套状,修剪皮肤薄厚,袖套状皮肤套在食管全覆膜支架上(图 3-26-3),供皮区皮肤需用凡士林纱布覆盖,促进肉芽生长,对患者腿部创面进行加压包扎。

(3)释放支架的配合:内镜下配合医师将金属支架缓慢释放食管 ESD 术后创面,最后放入三腔空肠营养管。

【注意事项】

1. 因供皮区创面加压包扎,术中严密观察患者足背动脉搏动是否良好,皮肤骨隆突出处垫防压疮水凝胶垫防止压疮发生。

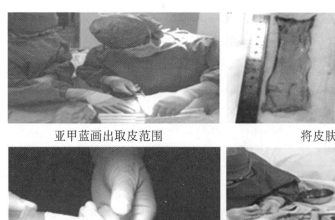

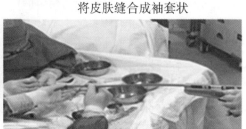

亚甲蓝画出取皮范围　　　　　　　　　将皮肤缝合成袖套状

修剪皮肤薄厚　　　　　　　　　　　袖套状皮肤套在支架上

图 3-26-2　自体皮片移植过程

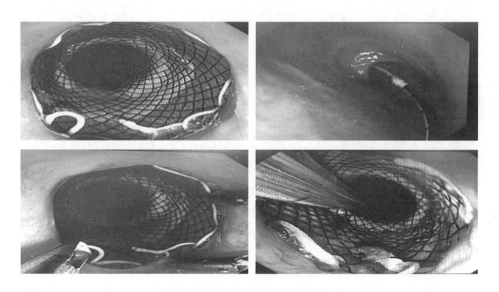

图 3-26-3　内镜下支架释放图片

2. ESD 剥离创面出血时禁用蒸馏水作为冲洗液冲洗,因蒸馏水为低渗液,冲洗 ESD 创面可加重创面水肿而加重术中出血。

【拓展知识】

1. 皮瓣移植是整形外科的一项重要技术,皮瓣是由具有带蒂血液供应的皮肤及其附着的皮下组织所组成,自体组织构成的皮瓣几乎不会发生排斥反应,但需患者戒烟(烟中含有尼古丁,会影响皮瓣存活)。

2. 术后通过电话微信随访,定时推送信息复查,避免术后支架脱落发生狭窄。

【术后护理】

1. **腿部供皮区的护理** 出血的预防和护理。由于大腿取皮面积较大,有可能会发生大面积渗血,采用加压包扎疗法,供皮区用沾有盐酸肾上腺素＋生理盐水混合液打湿,用油纱布覆盖创面,并用无菌纱布和棉垫进行加压包扎(图 3-26-4),卧床休息并患肢制动,每天观察创面。如创面渗出液为红色较多时,则通知医师查看创面。重视空气消毒,每天用空气消毒机消毒1h,严格执行消毒隔离制度和无菌技术操作,切断一切感染源。

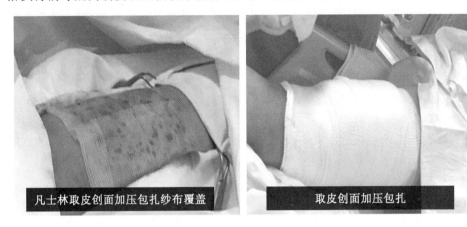

凡士林取皮创面加压包扎纱布覆盖　　　　取皮创面加压包扎

图 3-26-4　腿部供皮区加压包扎

2. **高热护理** 患者植皮术后如出现高热,遵医嘱查血常规及血培养,静脉抗炎、补液治疗,间断物理降温,及时补充液体,防止退热大汗引起虚脱,随时更换衣物及清洁床单位,注意保暖,防止受凉,随时观察体温变化。

3. **疼痛的护理** 皮肤是感觉神经末梢分布最密集的部位之一,取皮面积范围大,造成组织和神经损伤,导致疼痛因子的释放。食管环周早癌内镜黏膜下隧道剥离术联合自体皮片移植术,疼痛的部位有两处,一处是腿部供皮区的疼痛,二是食管环周早癌剥除后创面和支架置入后引起的疼痛。疼痛明显,严重影响患者的情绪和睡眠,排除食管穿孔后遵医嘱给予镇痛药物的治疗,在做护理操作时尽量避免碰触患者腿部伤口创面,可以将患肢抬高,避免右侧卧位,避免创面受压引起的疼痛。由于食管处创面伤口不易于观察,要定期复查胃镜,观察食管创面处的伤口恢复情况,并要保持病房安静,给予患者心理支持,转移患者疼痛注意力,可以通过看书、看电视、听音乐、和家人聊天来转移注意力,减轻疼痛。

4. **管道护理** 术后为了手术部位创面的愈合及生长,给予留置三腔空肠营养管,通过肠内营养给患者补充能量,并给予胃肠减压,减轻腹部不适。最有效的营养支持方法是肠内营养,该方法既可以有效避免因肠外营养手术对患者造成的创伤及感染,又可以减少并发症的发生,且禁忌证少。做好管道护理指导,多管道妥善固定,记录好外露刻度,做好交班与评估,防止管道不慎脱落、移位等不良事件的发生。每日更换鼻胶贴,并观察鼻腔及皮肤情况,做好清洁及护理工作,必要时给予甘油涂抹,预防破损。防止管道堵塞,使用前后先用温水预充管道,保持通畅,肠内营养液在无菌条件下配制,调好速度及温度,防止引起腹部不适,营养液当日使用,过期不能使用,防止变质。

5. **口腔护理** 患者术后需暂时禁食且带有空肠营养管,口腔容易滋生细菌,早晚两次口腔护理,并观察患者口腔及鼻腔黏膜,特别是管道压迫处皮肤的变化,每天给予更换鼻胶贴,在鼻腔黏膜处可以使用鱼肝油滴鼻液或甘油涂抹,预防干裂或皮损。由于空肠管比起胃管要粗硬,所以对咽喉部不适感会更明显,可以遵医嘱给予雾化,以此减轻患者的不适症状。患者病情缓解后,可指导患者定期使用漱口液漱口。

6. 心理护理　术后主动与患者沟通,及时解答患者提出的问题,做好心理疏导及疼痛宣导,指导患者进行呼吸运动,放松身心,可以听轻音乐等方式分散其注意力,同时指导家属对患者进行监督、关怀及陪伴,减轻患者恐惧感,缓解患者的紧张及焦虑情绪,增强患者自信心,鼓励患者积极配合治疗。

7. 术后并发症的观察

(1)ESTD 术后出血、穿孔:此为 ESTD 最常见的并发症,术后注意观察患者面色及呼吸,有无胸闷、气急等食管迟发穿孔和出血并发症。

(2)支架移位和脱落:常表现为胸骨后异物感突然消失,胸 X 线片检查提示支架移位至胃腔。术后过早过度活动或进食冷流质饮食等,可致支架移位或滑脱,使移植的自体皮肤脱落,影响存活率。术后嘱患者避免过早过度活动,不进食冷流质饮食。

8. 康复指导与随访

(1)注意休息,避免劳累,做好居家鼻饲护理指导,防止期间堵管或脱管的发生,其后可适当恢复流食(果汁、牛奶、豆浆等),保持大便通畅,避免剧烈运动,避免长时间热浴、泡脚等。

(2)术后 1 个月内每周复查胃镜,出现异常情况及时来院复查。术后 4 周复查胃镜,移除覆膜食管支架。

参 考 文 献

[1]　邹家乐,柴宁莉,令狐恩强,等.自体皮片移植术预防食管环周早癌内镜黏膜下隧道剥离术后食管狭窄的临床研究[J].中华消化内镜杂志,2019,36(4):33-37.
[2]　令狐恩强.消化内镜隧道技术专家共识(2017,北京)解读[J].中华胃肠内镜杂志,2017(11):159-160.
[3]　屈要萍,孙银平,夏绍翠.烧伤后瘢痕挛缩畸形行植皮术后的护理体会[J].中国医疗美容,2020,10(2):91-93.
[4]　唐煜凤.围手术期心理护理干预对手外伤患者术后疼痛的影响[J].护理研究,2020,3(5):131-132.
[5]　孙月梅,刘群.围手术期心理护理干预对术后镇痛效果的影响研究[J].中国医药指南,2017,10(7):268-269.
[6]　潘丽云,邱明晓.食管狭窄患者经鼻细胃镜放置鼻空肠营养管的护理配合及效果评价[J].基层医学论坛,2019,23(9):1314-1315.

第二十七节　内镜下贲门缩窄治疗护理配合技术

内镜下贲门缩窄术(PECC)是在内镜下利用套扎器套取贲门周围松弛的黏膜,黏膜脱落后形成瘢痕,从而使贲门紧缩达到缩窄的目的,从而减轻反流。主要应用于因胃、十二指肠内容物反流进入食管引起的食管炎症性病变。

【适应证及禁忌证】

1. 适应证

(1)年龄 18—80 岁。

(2)有典型胃食管反流症状和(或)食管外症状等。

(3)药物治疗不满意或不愿意长期服用药物者。

(4)术前胃镜检查、24h pH-阻抗监测和食管高分辨率测压明确胃食管反流症诊断。

(5)食管裂孔疝直径＜2cm。

2. 禁忌证

(1)经活检证实为巴雷特食管或早癌患者。

(2)曾接受过胃折叠术等外科手术治疗,正常生理解剖结构已被破坏者。

(3)食管裂孔直径＞3 cm。

(4)反流性食管炎 LA-D 级合并食管狭窄。

(5)内镜阴性的非糜烂性反流性食管炎。

(6)严重的吞咽困难或食管动力障碍。

(7)严重的心功能异常及肺部疾病。

(8)孕妇及哺乳期妇女。

【操作流程】

1. 物品准备

(1)常规物品准备:内镜主机、负压吸引设施、二氧化碳供应系统、氧气供应系统、电子胃镜、治疗碗、手套、纱布、牙垫、一次性检查垫、一次性注射器等。

(2)附件准备:六环套扎器、止血夹等。

(3)药品准备:局麻药(盐酸达克罗宁胶浆)、灭菌注射用水等。

2. 患者准备

(1)治疗时携带完整病历,包括所有化验单及内镜相关资料。

(2)随身金属、首饰、活动义齿等贵重物品交由家属保管。

(3)核对患者姓名、性别、年龄、手术项目、体重等信息。详细了解病史和各项检查情况,有无禁忌证等。向患者及家属讲解 PECC 治疗的目的、方法、基本操作过程、优越性,消除恐惧、紧张心理,并签署同意书。

(4)禁食禁饮 6h 以上。放松心情,避免紧张焦虑情绪。

(5)术前 15 min 含服麻醉祛泡药。

(6)建立静脉通道,监测生命体征并记录。

(7)行麻醉前评估,签署静脉麻醉同意书。

(8)由麻醉医师为患者行静脉给药深度静脉麻醉。

(9)患者取左侧卧位,口角向下便于患者口水流出,下颌垫垫巾。嘱患者轻轻咬住牙垫,并根据患者胖瘦调节牙垫松紧,后背垫三角枕,必要时使用约束带固定患者体位。

(10)生命体征监护,连接电极片,左臂进行血压测量,右手指测血氧饱和度,持续低流量吸氧,保持呼吸道通畅,及时吸出口腔分泌物。术中密切观察生命体征变化。观察并记录输液情况。

3. 手术步骤及护理配合

(1)常规行内镜检查。

(2)术者操作内镜对病变进行评估,评估后助手将六联发套扎器安装于胃镜上。

(3)经口进入食管下段,确定好套扎部位,明确胃食管接合部。

(4)在内镜引导下,充分吸引黏膜及部分肌层,释放套扎环进行套扎(图 3-27-1),用金属夹固定套扎环的底部(图 3-27-2)。

(5)术后送至恢复室,严密监测生命体征,患者持续低流量吸氧,保持呼吸道通畅。

(6)患者意识恢复、生命体征平稳后,方可撤去监护仪器。医师送患者回病房。与病房护士交接班。

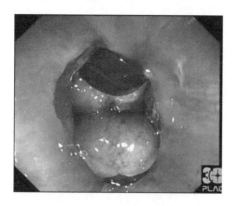

图 3-27-1　释放套扎环套扎

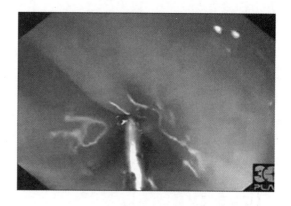

图 3-27-2　金属夹固定套扎环底部

【注意事项】

1. 安装套扎环在内镜上时,不可过紧或过松。

2. 吸引黏膜时不可过多,也不可过少。

3. 释放时须立刻释放,不能慢慢释放。

4. 用金属夹时要确保夹子在套扎环下面。

【拓展知识】

1. 典型胃食管反流症状为反酸、灼热。

2. 食管外症状,包括胸痛、胸闷、吞咽困难和吞咽疼痛;其他症状包括咽喉炎、鼻炎、慢性咳嗽、哮喘、牙齿腐蚀症、睡眠障碍或焦虑、抑郁。

【术后护理】

1. 一般护理

(1)活动及饮食指导:卧床休息 4～6h 后可下床活动,术后第 1 天禁食水,第 2 天进食流食〔牛奶、豆粉、蛋白粉、藕粉、小米汤(不含米粒)、鸡汤(去油去渣)、排骨汤等〕,2 周后逐渐过渡至半流食(烂面条、面片汤、稀米粥、鸡蛋羹、豆腐脑),少食多餐。避免剧烈呕吐,防止套扎环脱落。

(2)严密观察生命体征:术后 3～5d 观察有无手术部位(胸骨后、剑突下)疼痛,必要时遵医嘱给予镇痛药物治疗。

(3)腹胀背痛:部分患者术后出现腹胀及肩膀后背疼痛等症状,一般 3～5d 消失。这是由于胃肠功能减弱,胃胀气刺激贲门缩窄处疼痛神经反射至肩背部。

(4)术后常规给予质子泵抑制药抑酸治疗:奥美拉唑 20mg 口服,每天 2 次。注意观察药物疗效和不良反应。

2. 常见并发症护理　贲门缩窄术术中术后可能会出现出血、胃穿孔、食管狭窄和感染等并发症。

(1)出血:观察患者有无呕血、黑粪。术中有出血患者返回病房后给予心电监护,低流量吸氧,嘱患者出现恶心、心悸、大便颜色异常等症状及时通知护士,并详细记录。发现出血征兆及时建立 2 条及以上静脉通路,做好配血、输血准备,遵医嘱输血,补液维持有效循环量。

(2)穿孔及感染:表现为发热、呕血、黑粪或便血等,严重者可有失血性休克的表现。密切观察生命体征及神志变化,是否出现血压下降、脉搏加快、面色苍白、腹痛加剧,以及腹肌紧张、压痛、反跳痛表现,如发现患者剧烈腹痛或体格检查发现腹部呈板状腹、肠鸣音减弱或消失,立即报告医师并配合医师及时处理。

(3)食管狭窄:吞咽困难是贲门狭窄的主要症状,伴有疼痛、体重减轻和进食后食物反流,如出现上述情况及时就诊。

【健康教育】

1. 术后避免提重物或做扩胸运动 7d,避免剧烈运动 14d。

2. 注意休息,避免生冷、辛辣、刺激等食物,酸甜食物尽量少吃,少食多餐,不饱食,饭后适量活动,睡前 3h 不进食。

3. 适量活动,包括散步、慢跑、广场舞、太极拳等,每次 30 min,以微微出汗为宜。

4. 术后 3 个月门诊随访,半年复查胃镜。

参 考 文 献

[1] 令狐恩强,王宇菲,王潇潇.内镜下贲门缩窄术治疗胃食管反流病的报道一例[J].中华腔镜外科杂志(电子版),2013,6(6):468-469.

[2] 胡海清,柴宁莉,令狐恩强,等.经口内镜下贲门缩窄术治疗胃食管反流病的临床研究[J].中华胃肠内镜电子杂志,2016,5(3):65-67.

[3] 杜明慧,季锋,李春霞,等.内镜下贲门缩窄术治疗胃食管反流病患者的护理体会[J].中华胃食管反流病电子杂志,2018,5(4):176-178.

[4] 陈文妹,邝继孙,孔灿灿,等.内镜下贲门缩窄术治疗胃食管反流病的临床价值[C]//2019 中国中西医结合学会消化内镜学专业委员会第一届第四次学术交流会摘要集,2019:52-53.

[5] 李治仝,季锋,韩新巍,等.经口内镜下贲门缩窄术治疗胃食管反流病食管外症状的效果观察[J].中华消化杂志,2019,39(6):405-406.

第二十八节　上消化道非静脉曲张出血内镜治疗护理配合技术

非静脉曲张性消化道出血是指除食管胃底静脉曲张破裂出血以外的各种病因导致的消化道出血。临床主要表现因出血量、出血部位、出血速度、患者的全身情况差异而不同。常见为呕血、黑粪、贫血症状、循环血容量不足等表现,严重时威胁患者的生命。大多数能通过药物和内镜治疗达到止血的目的,少数患者因药物和内镜治疗无效或存在外科手术治疗的原发疾病则需要外科手术治疗。内镜止血具有见效快、经济等优点,内镜护士的操作配合是内镜治疗成功的重要保证。

【适应证及禁忌证】

1. 适应证

(1)消化性溃疡出血。

（2）急性胃黏膜病变并出血。

（3）血管畸形并出血。

（4）良恶性肿瘤并出血。

（5）息肉出血。

（6）息肉切除、EMR、ESD 术后出血。

（7）贲门黏膜撕裂。

（8）过敏性紫癜、血液病等。

2. 禁忌证

（1）严重心肺疾病,如严重心律失常、急性心肌梗死、重度心力衰竭、哮喘发作期、呼吸衰竭不能平卧、脑卒中等无法耐受内镜检查的患者。

（2）休克、昏迷者。

（3）怀疑食管、胃、十二指肠急性穿孔。

（4）严重精神失常,明显意识障碍不合作的精神病患者。

（5）急性炎症(尤其腐蚀性炎症)、内镜不能插入的患者。

（6）癫痫发作期。

【操作流程】

1. 物品准备

（1）常规物品准备:内镜主机、负压吸引设施、二氧化碳供应系统、氧气供应系统、治疗碗、手套、纱布、牙垫、一次性检查垫、一次性注射器等。

（2）设备准备:心电监护仪、吸氧装置、独立负压吸引装置。

（3）器械准备:内镜高频电主机、内镜下注射针、热活检钳、氩气电极软管、金属夹数个、负极板等。

（4）药品准备:止血药物($1:10\ 000$ 肾上腺素生理盐水、$1:10\ 000$ 去甲肾上腺素生理盐水、凝血酶)、灭菌注射用水、西甲硅油乳剂等内镜下使用药物;静脉输入的止血药及扩充血容量的液体。

2. 患者准备

（1）患者须急查心电图、血常规、凝血、血清四项、血生化、血型并备血。

（2）胃镜检查术前禁食 $6 \sim 8h$。急诊镜检的时间越早越好,一般于末次呕血或柏油样便后内镜检查的诊断符合率较高。

（3）评估患者病史,生命体征、神志、出血量等。

（4）评估患者心理状态,患者及家属因突发出血精神压力大,恐慌、焦虑、烦躁,失去信心,做好解释工作,护士给予安慰、鼓励,争取积极配合,抓紧时机抢救治疗。

（5）简单介绍治疗出血的方法、术中可能引起的不适。向患者说明检查目的及配合检查须注意的事项,如何配合医师治疗,尽量不干呕,鼻吸气口呼气,放慢呼吸。

（6）向家属讲解内镜下止血的必要性、优点、操作步骤、可能出现的不良反应、风险及并发症。与家属签署术前知情同意书。

（7）局部麻醉,检查前 15 min 含服达克罗宁胶浆 $3 \sim 5$ ml(有麻醉药过敏史者禁用)。

（8）建立静脉通道,持续心电监护。

（9）术前精神紧张者可根据病情给予地西泮 10mg 肌内注射。

(10)患者应有急诊科医师及家属陪同。

3. 手术步骤及护理配合

(1)药物喷洒止血法:适用于黏膜表面出血量小的渗血(图 3-28-1、图 3-28-2)。

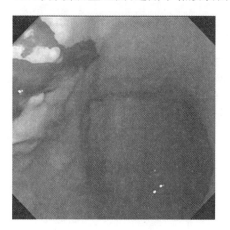

图 3-28-1　止血药喷洒术前

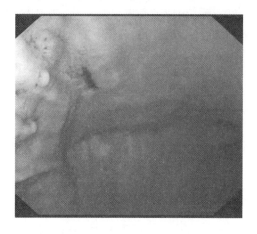

图 3-28-2　止血药喷洒术后

①器具:大容量注射器。

②药物:1∶10 000 肾上腺素生理盐水或 1∶10 000 去甲肾上腺素生理盐水。

③操作:内镜下对准出血点,通过活检孔道直接推入。

④注意事项:止血药喷洒后避免过度吸引,止血药应充分浸泡出血部位。

(2)注射止血法:用于血管活动性出血,于血管旁和血管内注射(图 3-28-3、图 3-28-4)。

①器具:内镜注射针、10ml 注射器。

②药物:1∶10 000 肾上腺素生理盐水(盐酸肾上腺素 2mg＋生理盐水 18ml)。

③操作:内镜下找准出血点,注射针通过活检孔道对准出血点周围进行多点注射,一般注射 3~6 点位,每次 1~2ml,平均用量 6~10ml。胃镜下注射肾上腺素可促使出血处血管快速收缩,从而达到止血的目的。

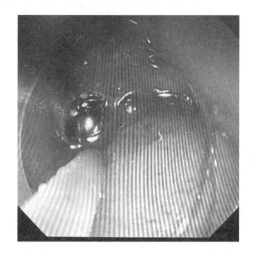

图 3-28-3　注射止血术前

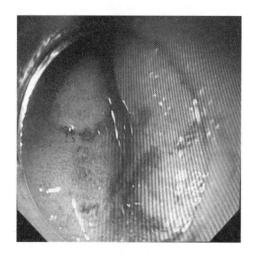

图 3-28-4　注射止血术后

④注意事项:注射止血药时应用监护仪监测,关注患者的血压、心率等生命体征。

(3)物理止血法:适用于小的动静脉破裂止血、息肉切除术后出血(图 3-28-5、图 3-28-6)。

①器具:金属夹。

②操作:内镜下确定出血点后,由活检孔道置入金属夹,对准出血点血管进行准确夹闭。金属夹能够准确地钳夹住出血血管,通过阻断血流、封闭创口,从而快速有效止血。

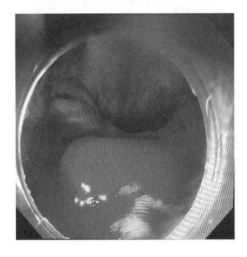 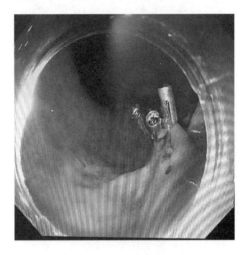

图 3-28-5　物理止血术前　　　　　　　　　　图 3-28-6　物理止血术后

③注意事项:置入金属夹时应在镜下充分打开,避免金属夹触碰到黏膜再出血,夹闭时应快速果断,防止金属夹损坏或脱落造成出血。

(4)氩等离子凝固(APC)止血法:适用于非搏动性血管出血的止血、大面积黏膜面弥漫性出血、肿瘤出血、糜烂出血、溃疡出血、EMR,以及 ESD 术后创面处理等,见图 3-28-7、图 3-28-8(详见内镜氩等离子凝固术护理配合技术)。

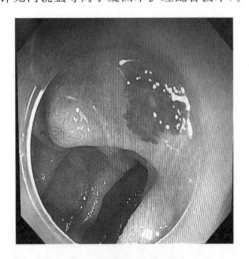 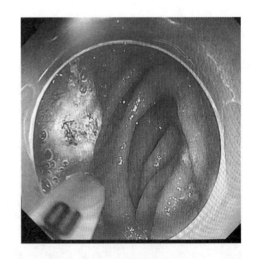

图 3-28-7　氩等离子凝固术前　　　　　　　　图 3-28-8　氩等离子凝固术后

①器械:氩等离子凝固器、高频电治疗仪、氩气电极软管、负极板等。

②操作:连接好高频电治疗仪电源,将负极片贴在患者臀部或小腿后侧,打开程序选择,进入 APC 程序,遵医嘱调节氩气流量、功率,一般流量为 0.5~2.0L/min,氩气电凝功率为 30~40W。检查 APC 电极软管是否通畅,前端是否破损。从活检孔道插入氩气导管,镜下观察充分显露出血灶,导管头端伸出至出血灶上方 0.3~0.5cm,踩脚踏每次 1~3 秒进行止血。

③注意事项:禁用于静脉曲张破裂出血。

(5)高频电凝止血法:适用于出血灶确定、溃疡止血、糜烂出血、面积较小或有明确的小动脉出血(图 3-28-9、图 3-28-10)。

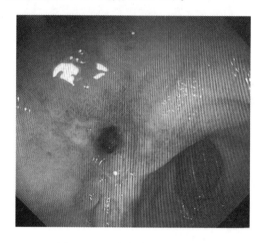

图 3-28-9 高频电凝止血术前

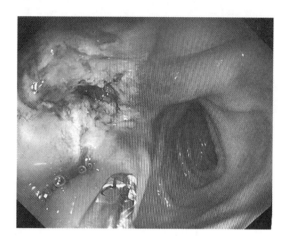

图 3-28-10 高频电凝止血术后

①器械:高频电治疗仪、热活检钳。

②操作:内镜下先用灭菌注射用水将出血表面冲洗干净,清除血凝块,热活检钳夹闭数秒进行止血。

③注意事项:烧灼时出血点周围黏膜血管凝固发白,出血若还继续可反复凝血。

【术后护理】

1. 一般护理

(1)病情监测

①生命体征:有无心率加快、心律失常、脉搏细弱、血压降低、脉压变小、呼吸困难、体温不升或发热必要时进行心电监护。

②精神和意识状态:有无精神疲倦、烦躁不安、嗜睡、表情淡漠、意识不清甚至昏迷。

③观察皮肤和甲床色泽,肢体温暖或是湿冷,周围静脉特别是颈静脉充盈情况。

(2)体位与保持呼吸道通畅:大出血时,患者取平卧位并将下肢略抬高,以保证脑部供血。呕吐时头偏向一侧,防止窒息或误吸;必要时,用负压吸引器清除气道内的分泌物、血液或呕吐物,保持呼吸道通畅,给予吸氧。

(3)饮食护理:对急性大出血患者应禁食。对少量出血,无呕吐、无明显活动出血患者,可选用温凉、清淡无刺激性流食。止血后应给予患者营养丰富、易消化的半流食、软食,开始少量多餐,以后改为正常饮食。同时应嘱咐患者定时进餐,避免过饥、过饱,避免进食过冷过热食物,避免粗糙刺激性食物,规劝患者戒烟、酒。

(4)安全的护理:轻症患者可起身稍事活动,可上厕所大小便。但应注意有活动性出血时,患者常因如厕在排便时或便后起立时晕厥,指导患者坐起、站立时动作缓慢;出现头晕、心悸、出汗时立即卧床休息并告知护士;必要时由护士陪同如厕或暂时改为在床上排泄。重症患者应加强巡视,用床栏加以保护。

(5)心理护理:观察患者有无紧张、恐惧或悲观、沮丧等心理反应,特别是慢性病或全身性疾病致反复出血者,有无对治疗失去信心而不合作。解释安静休息有利于止血,关心、安慰患者。抢救工作应迅速而不忙乱,以减轻患者的紧张情绪。经常巡视,大出血时陪伴患者,使其有安全感。

2. 并发症的护理

(1)出血:迅速建立静脉通道,宜选择粗大血管,快速备血,根据生命体征适当加快补液速度。在心率、血压基本平稳后可减慢速度,以免补液量大引起肺水肿或再次出血。补液过程中注意晶体和胶体的搭配,输血时严格三查十对,及时观察是否有输血反应并及时处理。

(2)感染:术后应用抗生素,监测体温变化,严格无菌操作,减少感染风险。

(3)营养失调:出血的患者营养状况较差,选择高蛋白、低脂肪、多维生素饮食,少量多餐,不宜过饱。

【健康教育】

1. 指导患者平时吃高蛋白、多维生素、易消化软食,避免辛辣、刺激、粗糙及硬脆的食物,少食多餐,饮食清淡少油腻,禁烟酒,保持大便通畅,并观察大便颜色。

2. 保持乐观情绪及良好的心理状态,精神放松,愉快生活,避免生气、急躁等不良情绪,作息规律,不熬夜,不剧烈运动。

3. 遵医嘱按时服药,特殊药物讲解用药注意事项及不良反应,年龄大或智力低下患者向家属讲解清楚。

4. 定期复查,如患者出现大便异常或身体不适及时就医。

参 考 文 献

[1] 朱泽雪.内镜下金属钛夹联合药物局部注射对溃疡性上消化道出血患者应激反应的影响[J].河南医学研究,2020,29(16):2978-2979.

[2] 雷丽肖.胃镜下肾上腺素注射结合钛夹治疗溃疡性上消化道出血患者的疗效[J].现代诊断与治疗,2020,31(18):2978-2979.

[3] 中国医师协会内镜医师分会消化内镜专业委员会.急性非静脉曲张性上消化道出血诊治指南(2018年,杭州)[J].中华医学杂志,2019,99(8):571-578.

第二十九节　内镜氩等离子体凝固护理配合技术

氩离子凝固治疗术(APC)是一种非接触性电凝固技术,其通过非接触型高频凝固装置,内镜下利用特殊装置通过氩气的离子化将能量导向靶组织表面,产生高温凝固、血管闭塞,从而达到止血效果的技术。其不仅可以用于治疗消化道出血,而且对息肉、血管畸形、Barrett食管、糜烂出血性胃炎等的治疗也有较好的疗效,且作用快速。

【适应证及禁忌证】

1. 适应证

(1)胃肠道息肉,尤其适用于扁平广基且直径≤1.5 cm 的息肉。

(2)胃肠道出血,包括溃疡性出血、血管畸形、肿瘤出血等。

(3)食管疾病,包括 Barrett 食管、晚期食管癌恶性狭窄、食管内支架置入后网眼和支架上下端再狭窄等。

(4)胃肠道早期肿瘤,尤其是小灶性早期及无法手术切除者做姑息性治疗。

(5)其他适应证,包括 Dieulafoy 溃疡、疣状胃炎等。

2. 禁忌证

(1)大出血伴有休克,或消化道积满血液影响视野时。

(2)食管和(或)胃底静脉出血、Mallory-Weiss 综合征引起的广泛出血。

(3)合并急性或慢性心肌缺血、严重心律失常、严重肺部疾病、出血性疾病、其他严重的全身性疾病及不合作者。

【操作流程】

1. 物品准备

(1)常规物品准备:内镜主机、负压吸引设施、二氧化碳供应系统、氧气供应系统、治疗碗、无菌手套、纱布、牙垫、一次性检查垫、一次性注射器、无菌治疗巾等。

(2)麻醉设备:麻醉机、麻醉用药、心电监护仪、供氧与吸氧装置、麻醉用负压吸引装置。

(3)特殊准备:高频电刀主机(带氩气发生器)、氩气喷管(图 3-29-1)、负极板等。

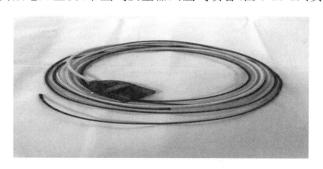

图 3-29-1　氩气喷管

2. 患者准备

(1)检查前抽血查血常规、血生化、血清四项、凝血四项等,如服用阿司匹林、华法林等抗凝药或活血药应与医师联系,视病情决定术前停药 7~10d。

(2)简单介绍氩离子凝固治疗术基本过程及术中可能引起的不适。

(3)上消化道 APC 治疗者禁食 6~8h。下消化道息肉 APC 治疗者术前需进行肠道准备。

(4)上消化道息肉电凝电切术术前 15 min 含服麻醉祛泡药。

(5)右上肢建立静脉通道。

(6)行上消化道 APC 治疗者患者体位同胃镜检查,患者需取左侧卧位。行下消化道 APC 治疗患者体位同肠镜检查。

3. 手术步骤及护理配合

(1)打开氩气钢瓶阀门,控制氩气流量为 1～4L/min。

(2)贴负极板于下肢肌肉丰富处。

(3)遵医嘱调节氩气流量、功率,将氩离子凝固器导管递于术者,术者将导管伸出内镜头端,直至出血灶上方 0.3～0.5cm 处,以每次 1～3s 的时间施以氩离子凝固治疗。氩离子凝固治疗后,出血病灶呈现泛白、泛黄甚至出现炭化样改变。

(4)术中注意保持氩气刀管道的通畅,避免出现折痕;注意清除刀头粘连物。

【注意事项】

1. 因为应用的是高频电,且为单极电凝固原理,故不宜用于安装心脏起搏器的患者。

2. 操作过程中尽量避免电极头与组织的接触,以免堵塞氩气管及因与凝固组织粘连而损伤创面。

3. 操作过程始终保持靶部位与电极头为最近距离,而其他部位尽量远离电极头,以达到最大的治疗效果及避免伤及其他正常组织。

【拓展知识】

1. 要选择合适的导管连接到氩离子凝固器,将电极板置于患者股部、小腿或臀部,确保充分地接触。

2. 根据需要选择初步的氩气流量与高频电功率参数,治疗过程中可进一步调整。

3. 术后根据情况禁食 24h 以上,恢复饮食从凉流食开始,整个恢复时间需要 7～14d。

【术后护理】

1. 一般护理

(1)密切观察患者生命体征,询问患者主诉,观察患者有无头晕、胸闷、气促等,发现病情变化及时告知医师。

(2)遵医嘱用药,应用质子泵抑制药及胃黏膜保护药,或适当应用抗生素预防感染。观察药物疗效和不良反应。

(3)14d 内避免剧烈运动。

(4)APC 术后患者腹胀较为明显,这是由于内镜注气过多及 APC 治疗产生的气体所致,少数患者可产生黏膜下气肿。嘱患者采取侧卧位,便于气体排出。

(5)部分接受 APC 治疗的患者于治疗后存在治疗部位的隐痛。据报道其发生率约 12.5%,该症状多于治疗后数小时至数天后自行缓解,多数情况下无须特殊处理。

2. 常见并发症护理 目前普遍认为 APC 损伤深度有限,不良反应较少,安全性高,但仍可能发生黏膜下气肿、气腹、胃肠胀气、治疗部位疼痛、出血及罕见消化道穿孔。

(1)穿孔:为 APC 严重并发症。肠壁较薄的组织容易发生穿孔,另外操作不当,如内镜注气过多和吸收较少,引起疼痛性肠型扩张也易导致穿孔。穿孔后引起急性腹膜炎,甚至会导致休克。应密切观察患者腹痛症状及生命体征,是否出现血压下降、脉搏变快、面色苍白、腹痛加剧,以及腹肌紧张、压痛、反跳痛表现,重视患者主诉,及时报告医师并配合医师及时处理。

(2)黏膜下气肿:可表现为无症状的局部黏膜下气泡,较为常见。多由于治疗时探头直接用力抵触靶组织表面引起,该并发症不需要特殊处理,3～5d 多能自然吸收。术后嘱患者卧床、避免用力,保持排便通畅,减少咳嗽、屏气等增加腹压的动作。观察患者出现头晕、气促、胸闷等症状,及时通知医师处理。腹胀症状明显时给予肛管排气。

(3)疼痛：术后根据 NRS 疼痛评估量表及时评估患者疼痛症状。轻度疼痛给予心理安抚、听轻音乐或聊天转移注意力等方法；以上措施不能缓解的疼痛及时通知医师给予镇痛处理，并保证患者良好睡眠。

(4)出血：密切观察患者有无呕血及黑粪。如出现黑粪、心率快、血压下降等症状时，立即备血、急查血常规、交叉配血，建立双静脉通路，加快输液速度，必要时给予输血。

【健康教育】

1. 保持大便通畅，教会患者及家属相关知识，讲明合理饮食的重要性。切忌饮酒、浓茶及咖啡，禁食辛辣、刺激、油腻食物，不能食用产气食物，增加蔬菜、水果的摄入，术后 1 周避免食用猪肝、菠菜等食物，以影响对便血的观察。

2. 减少咳嗽、屏气等增加腹压的动作。观察大便的颜色、性状和量，如发现异常及出现呕血、便血等症状及时就诊。

3. 定期复查胃肠镜。

参 考 文 献

[1] 潘菲.胃镜下高频电切联合等离子体凝固术对消化道息肉患者术后疼痛及胃肠功能的影响[J].中国医学创新,2022,19(36):33-36.

[2] 李华,黄海辉.内镜下氩气凝固术与高频电刀联合治疗胃肠息肉的临床研究[J].中国医药科学,2015,5(9):37-39.

[3] 高建茹,张慧明,赵凯丰.无痛肠镜下氩离子凝固术治疗老年结肠多发息肉 61 例临床分析[J].解放军医药杂志,2013,25(2):37-39.

[4] 沈杰,刘国正,陈洁玲,等.胃肠镜下高频电切联合氩离子电凝术治疗上消化道息肉疗效分析[J].局解手术学杂志,2019,28(7):572-575.

第三十节　消化道静脉曲张出血内镜硬化治疗护理配合技术

基于消化道静脉曲张位置、直径、危险因素分型，对曲张静脉注入硬化剂，使注射局部黏膜和血管发生化学性炎症，促进血管内血栓形成，血管周围黏膜坏死、纤维化，阻断血流并达到止血效果的技术。

【适应证及禁忌证】

1. 适应证

(1)食管静脉曲张破裂出血或药物止血无效者。

(2)食管静脉曲张反复出血，全身状况差，不能耐受外科手术治疗者。

(3)择期预防食管静脉曲张出血者。

(4)食管静脉曲张手术治疗后无效或复发者。

2. 禁忌证

(1)心、肺、脑、肾严重功能不全者。

(2)严重出血、出血性休克未纠正或全身情况极差者。

（3）不能配合和不能耐受内镜检查者。

【操作流程】

1. 物品准备

（1）常规物品准备：内镜主机、负压吸引设施、二氧化碳供应系统、氧气供应系统、治疗碗、手套、纱布、牙垫、一次性检查垫、一次性注射器、无菌治疗巾等。

（2）特殊准备：一次性注射针。

（3）药品准备：硬化剂（聚桂醇注射液）等。

2. 患者准备

（1）治疗时携带完整病历，包括所有化验单及内镜相关资料。

（2）询问病史，判断静脉曲张程度。给予患者心理护理，避免操作过程中出现出血而引起患者恐慌。

（3）向患者及家属交代手术的必要性和风险性，取得家属和患者的签署手术同意书。

（4）术前禁食、禁饮 6～8h（大出血时因患者常以呕血为主要表现，可根据情况）。术前10～15 min 口服达克罗宁胶浆，如在清醒状态下进行治疗，可于术前遵医嘱适量给予解痉药、镇静药。

（5）建立静脉通路，根据情况备血，避免失血性休克。

3. 手术步骤及护理配合

（1）根据患者情况可预抽好硬化剂聚桂醇注射液备用。

（2）术中嘱患者保持平稳，使用鼻子吸气，嘴巴呼气，以分散注意力。如有不适，嘱患者伸手示意。如患者无法配合可先停止进镜，等调整好呼吸再继续，必要时给予吸氧。观察患者有无咬紧牙垫，以防牙垫松开咬坏内镜。

（3）待术者选择注射治疗部位后，助手将预冲好的硬化注射针递予术者经内镜活检孔送入，注射器内留有一定的空气，避免药液浪费。调整好位置及角度后，听术者口令推出注射针，当术者将注射针穿刺入静脉，并确定注射针在静脉内后助手快速推动注射器，将硬化剂注入静脉内，并一边推动注射器一边报注射硬化剂的量。

（4）当注射完毕后遵医嘱收针，让注射针缓慢离开血管，观察注射点是否有喷血、渗血等情况，确认注射点无出血或已经凝固后拔除注射针，术者吸除食管胃内的分泌物及血液，待术者确认操作结束退出内镜后，助手才能处理丢弃硬化注射针（图 3-30-1）。

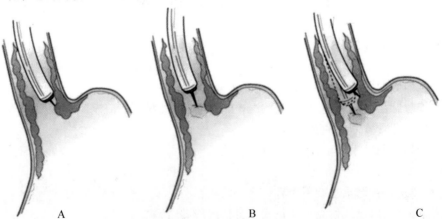

A   B   C

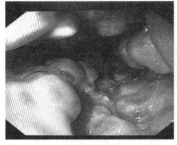
A.治疗前

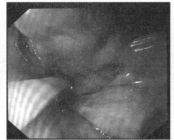
B.治疗中

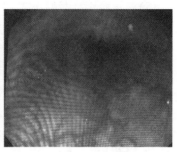
C.治疗后

图 3-30-1　消化道静脉曲张硬化剂治疗

(5)术中严密观察患者面色、神情、输液情况。定时监测血压,如有异常立即通知医师。操作中嘱患者口角放低,使呕吐物及口水自然流出。

【注意事项】

1. 护士术前核对患者基本信息,确认诊疗项目及相关检查结果,并检查有无签署治疗知情同意书。

2. 术前禁食、禁饮 6～8h(大出血时因患者常以呕血为主要表现,可根据情况)。

3. 对于长期服用抗凝药物、非甾体抗炎药(NSAID)、活血药物等患者,应停药 5～7d;服用其他抗血小板凝聚药物等,应停药 7～10d;术日晨停用降血糖药,但可正常服用降压药。

4. 术前指导患者用鼻腔吸气,口腔呼气,术中如果出现恶心、呃逆的反应时,不要用力过猛,深呼吸做呼气动作,能使症状得到有效缓解。另外,有唾液溢出不要吞咽,由其自行流出;在治疗过程中与医护默契的配合可有效减轻不适,不宜做出大幅度动作,不要憋气、剧烈呕吐,以免影响治疗效果。手术卧位为左侧卧位,颈部前倾,这样有利于医师用右手持镜经口进入胃内,左手弯曲,右手自然放于体侧,两腿弯曲,全身放松。

5. 术中注意无菌操作。

【拓展知识】

1. 术中配合医师,按医生在内镜下寻找的曲张静脉血管选取合适注射部位,将穿刺针以 30°角进针(角度过大,穿刺针容易贯穿血管,使药物注到血管外;角度过小,穿刺针难以刺入血管)。注射过程中要特别注意注射硬化剂和更换注射器时,动作应迅速准确,硬化剂应现用现取,保证封堵效果。

2. 术后恢复饮食后从"水-流食-硬化口腔半流食"的原则上进行过渡,为强化记忆,为患者发放饮食过渡卡,卡片包括禁食时间段、流食时间段、硬化口腔半流食时间段,并附详细食物类型,督促患者遵医嘱按时间要求执行,确保患者安全,避免诱发再次出血。

【术后护理】

1. 一般护理

(1)减少运动,多卧床休息,作息规律,防止劳累。

(2)保持环境安静、整洁、舒适,保证睡眠,注意保暖。

(3)治疗后 6～8h 方可进食,但 24h 内应以温凉的稀饭、面条等柔软食品为宜。

(4)禁生、冷、硬和有刺激性的食物。

(5)禁止吸烟、喝酒、浓茶和咖啡,以免诱发注射点出血。

(6)加强营养。

2. 常见并发症护理

(1)出血:严密观察患者生命体征的变化,血压、脉搏、呼吸及尿量,有无恶心、呕吐、上腹不适等情况,观察有无呕血、黑粪等。治疗后大出血,遵医嘱给予止血、质子泵抑制药等药物治疗,指导患者卧床休息,并避免任何导致腹压增加的因素,定期监测血常规、凝血功能、便常规和隐血试验等,发现异常及时处理。

(2)穿孔:主要表现为突然上腹部剧烈疼痛,持续加重,常伴反射性呕吐、一过性晕厥,伴皮下气肿,X线腹部平片提示有膈下游离气体。术后应严密观察患者生命体征、有无腹痛及腹膜刺激征等,一旦发生,及时报告医师处理。

(3)疼痛:部分患者在硬化注射治疗后会有胸痛表现,医护人员应当对患者疼痛的部位进行严密监测,询问疼痛的时间、强度及疼痛的性质等,给予患者心理上的安慰,告知患者疼痛的原因,数日后会逐渐缓解,打消患者的顾虑。对胸痛严重不可耐受者,遵医嘱给予镇痛治疗。

(4)发热:遵医嘱给予抗生素治疗预防感染,严密监测体温变化。确保病房内空气的流通和室内的温度适宜,当患者出现高热的情况,遵医嘱及时给予对症处理。

(5)食管狭窄:硬化剂注射导致食管正常黏膜屏障被破坏,刺激形成胶原沉积及瘢痕组织,发生慢性炎症及瘢痕挛缩,使食管腔发生狭窄,食管蠕动受限。术后应指导患者合理饮食,少食多餐,进食温软饮食,宜细嚼慢咽,忌坚硬、粗糙、生冷、过烫、辛辣的食物,切勿暴饮暴食,观察患者有无吞咽困难等表现,发现异常及时进一步处理,必要时行胃镜下球囊扩张术。

【健康教育】

1. 饮食　加强营养,进食高蛋白、高热量、高维生素、低脂、无渣流质或半流质饮食,避免进辛辣及刺激性食物,避免暴饮暴食及食用粗糙的食物。避免饮酒,饮酒可加重肝损伤,诱发出血;禁食辛辣食品,辛辣食品具有强烈的刺激作用,因此葱、蒜、胡椒、芥末、辣椒等均应少食。口服药物应研粉冲服。有肝性昏迷先兆者,应限制蛋白质摄入,腹水、水肿患者宜进低盐饮食,限制液体和钠的摄入。定时进食,少量多餐。

2. 休息与活动　生活要有规律,避免精神过度紧张,饭后休息 30~60 min。

3. 用药　告诉患者及家属药物的名称、剂量、用法、作用与不良反应,一般出院带药为卡维地洛及质子泵抑制药。服用卡维地洛的患者,要教会患者自我监测脉搏的方法,如脉搏低于每分钟 55 次,需暂停卡维地洛。质子泵抑制药需饭前半小时空腹服用。嘱患者坚持按医嘱服药,以促进注射部位黏膜愈合,降低门静脉压力,预防复发。

4. 避免诱发因素　按饮食原则进食,预防出血、肝性脑病等并发症。慎用或禁用诱发出血的药物,如乙酰水杨酸、咖啡因、保泰松、利血平等。

5. 复诊　出院后 1 个月、3 个月、6 个月,到医院复查内镜。如果内镜复查后没有明显的静脉曲张,可以延长至 1 年复查 1 次。若出现感染、腹水、肝性脑病及食管静脉再次出血,应及时就医,尤其在季节转换时更应注意门诊随访。

参 考 文 献

[1]　令狐恩强,刘迎娣,刘德良.消化道静脉曲张内镜规范化诊疗[M].北京:中国协和医科大学出版

社,2022.

［2］　赵毅,王晓伟.消化科护士规范操作指南[M].北京:中国医药科技出版社,2016.

［3］　尤黎明,吴瑛.内科护理学[M].北京:人民卫生出版社,2017.

［4］　令狐恩强,冯佳.组织粘合剂在食管胃静脉曲张内镜治疗中的应用[J].中华消化内镜杂志,2008(2):59-60.

［5］　李安全,周小微,陈嘉明,等.内镜治疗食管胃静脉曲张破裂出血的效果[J].中国医药科学,2012,12(23):173-177.

［6］　陈永宁.食管胃静脉曲张出血的内镜治疗[J].华夏医学,2002(1):122-124.

［7］　唐娟,黄晓琴.内镜下套扎术联合组织胶和硬化剂注射治疗食管胃底静脉曲张破裂出血的护理配合[J].实用临床医药杂志,2018,22(14):78-80,93.

第三十一节　消化道静脉曲张出血内镜组织胶治疗护理配合技术

　　胃底静脉曲张是因为门静脉高压所导致的胃底静脉血液循环不畅、血流压力增大,使胃底的静脉发生扩张、迂曲的疾病。胃底静脉曲张主要的病因是肝硬化导致的门静脉压力增高。肝硬化患者门脉压力比较高,导致流入肝的血流受阻,侧支循环建立,血管阻力增大,导致血管增粗,静脉迂曲变形,形成串珠样或蚓行样改变。门静脉海绵样变性、肝动脉门静脉瘘、非肝硬化门脉血栓、特发性质的门脉高压和布加综合征也是形成门脉高压,进而导致胃底静脉曲张的常见原因。胃静脉曲张比食管静脉曲张少见,约 20% 的门静脉高压症患者会发生,其分类方法有多种,最广泛使用的是 Sarin 分类,它是基于内镜下胃静脉曲张与食管静脉曲张的关系及其在胃内的位置,将胃静脉曲张分为食管胃静脉曲张和孤立性胃静脉曲张。

【适应证及禁忌证】

1. 适应证

(1)急性胃静脉曲张出血。

(2)有首次出血高危风险的胃静脉曲张的一级预防。

(3)胃静脉曲张出血的二级预防。

(4)急性食管静脉曲张出血其他方法无效。

(5)少见部位静脉曲张出血。

2. 禁忌证

(1)有上消化道内镜检查禁忌。

(2)难纠正的弥散性血管内凝血或多器官功能衰竭。

(3)患方未签署知情同意书。

(4)未控制的肝性脑病。

(5)严重肝肾功能损害或大量腹水。

【操作流程】

1. 用物准备

(1)常规物品准备:内镜主机、负压吸引设施、二氧化碳供应系统、氧气供应系统、治疗碗、手套、无菌纱布、牙垫、一次性护理垫、一次性注射器、无菌治疗巾、心电监护设备、吸氧装置、独立负压吸引装置等。

(2)附件准备:带附送水内镜、备独立储存内镜两条、内镜注射针。

(3)药物准备:聚桂醇注射液、组织胶注射液、50%葡萄糖注射液等。

2. 患者准备

(1)检查患者是否带有金属饰品及植入物,如活动义齿、眼镜等。

(2)协助患者摆放手术体位,取侧俯卧位。

(3)建立较粗静脉通道,尽量选择不影响手术的部位。

(4)使用有松紧带的牙垫,护士协助患者将牙垫咬好固定,嘱患者放松,用鼻吸气用口呼气。

(5)3个月内血常规、血生化、血清四项、凝血四项检验项目,心电图检查。

(6)高血压患者提前3h少量水送服降压药。

(7)年老体弱患者须有家属陪同。

3. 手术步骤及护理配合

(1)在不影响手术操作的前提下,尽量协助患者摆好舒适的体位。裸露部位适当遮挡,以保护患者隐私。

(2)根据患者情况遵医嘱可预抽好聚桂醇或50%葡萄糖注射液备用。

(3)提前将空针头插入聚桂醇瓶中,这样抽聚桂醇时减少瓶中负压,减少泡沫。

(4)根据术者习惯,50%葡萄糖用5ml注射器抽吸;聚桂醇用10ml注射器抽吸。

(5)提前将注射针用聚桂醇或50%葡萄糖冲管。

(6)医师进镜到注射部位后,护士将组织胶与注射针连接,按医嘱推胶0.5～2ml,更换注射器时要迅速,并同时报数。注射结束后立即用聚桂醇或50%葡萄糖冲管(图3-31-1)。

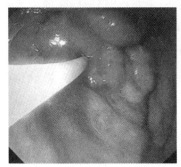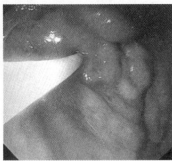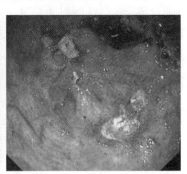

治疗前　　　　　　　　　治疗中　　　　　　　　　治疗后

图 3-31-1　胃底静脉曲张组织胶治疗

(7)术中严密观察患者面色、神情、输液情况。定时监测血压,如有异常立即通知医师。嘱患者将口角放低,使呕吐物及口水自然流出。

【注意事项】

1. 术前核对患者基本信息,确认诊疗项目及相关检查结果,检查前仔细询问患者慢病用药史,并签署知情同意书。

2. 检查前取下活动义齿,以防误咽。

3. 牙齿松动者给予牙线牵引固定,制作柔软牙垫,用纱布包裹牙垫,保护牙龈及牙齿。

4. 术前禁食、禁饮6～8h。术前10～15 min口服利多卡因胶浆,在清醒状态下行治疗,可于术前遵医嘱适量给予解痉药、镇静药(必要时)。

5. 指导患者体位摆放及呼吸训练(鼻吸口呼及术中吞咽等)方法。手中取侧俯卧位,左臂放在背后头偏向右侧,右胸及右下垫软枕,使身体倾斜30°,右腿骑枕,左腿伸直,双手自然放于身体两侧。

6. 术中注意无菌操作及观察生命体征。

7. 为保证患者安全,高龄且基础疾病较多者需由家属陪同,防止跌倒等不良事件发生。

【拓展知识】

1. 进镜　目前均使用单手法。术者面向患者,左手持内镜操纵柄,右手在距离镜端20cm处持镜,使镜面对准患者舌根部,将镜端自牙垫中插至咽后壁,左手调节旋钮方向,使之顺利到达咽喉部。嘱患者做吞咽动作,顺势轻柔地插入食管。切忌用暴力硬插。

2. 操作　插镜后,内镜直视下从食管上端开始循腔进镜,依次观察食管、贲门、胃体、胃窦、幽门、十二指肠。在退镜时依次从十二指肠、胃窦、胃角(低位翻转)、胃体、胃底贲门(高位翻转)、食管退出。依次顺序全面观察,应用旋转镜身、屈曲镜端等方法,观察上消化道全部,如黏膜色泽、光滑度、蠕动及内腔的形状等。如发现病变应确定其性质、范围及部位,并详细记录。进行摄影、活检及细胞学取材。

3. 摄影　摄影可通过计算机的视频采集程序来完成,只需踩下脚踏板即可完成病变部位的摄影工作。摄影应在观察完毕、活检前进行。摄影时应保持视野清楚,注意将病变目标的特征从不同方向显示,并使病变得到可显示部位的标志背景的衬托。

4. 退镜　检查结束前应抽吸胃内气体,同时退镜。

【术后护理】

1. 一般护理

(1)安全交接:返回病房,与病房护士做好安全交接。

(2)病情观察

①严密观察患者生命体征的变化。

②观察有无呕血、便血等治疗后大出血的情况。

(3)症状护理

①严密观察生命体征的变化,血压、脉搏、呼吸及尿量。

②保持大便通畅,大便后观察颜色、性状和量,大便颜色呈黑色或棕色,及时进行便常规和隐血试验,如呈阳性为出血,应禁食水,进行药物止血对症治疗。

③保持出入量平衡,观察有无呕血、便血,注意有无迟发性出血、溃疡、穿孔、狭窄等并发症出现,并给予积极处理。

④监测血常规指标,观察血红蛋白的变化,如有出血指征及时报告医师。

⑤遵医嘱应用抗生素,急诊组织胶治疗或门静脉压力过高时,遵医嘱应用血管活性药物。部分患者在组织胶注射治疗后会有胸痛,告知患者症状数日后会缓解,打消患者的顾虑,对于胸痛严重不可耐受者遵医嘱给予镇痛治疗。

(4)休息指导:减少运动,多卧床休息,作息规律,防止劳累;保持环境安静、整洁、舒适,保证睡眠,注意保暖。

(5)饮食护理:注射治疗后6～8h方可进食,但24h内应以温凉的稀饭、面条等柔软食品为宜。禁生、冷、硬和有刺激性的食物;禁止吸烟、喝酒、喝浓茶和咖啡,以免诱发注射点出血;并加强营养。

2.常见并发症护理

(1)异位栓塞：是最严重的并发症。一项较大样本量的研究发现，异位栓塞率为0.7%。注射针滞留曲张静脉内、粘针及注射套管堵塞发生率较低，且与操作者水平有关，经验丰富的医师基本不会出现上述情况。

(2)出血：常见包括排胶出血、注射针眼出血，后者多与操作不当或组织胶用量不足有关。内镜下组织胶注射治疗后，大部分患者在1～3个月内开始排胶，平均时间为术后23d，并在6～12个月基本排完，但亦有少数患者排胶过程长达1～2年。排胶出血的发生率为3.1%～14.2%。发生排胶出血的危险因素尚不清楚。研究显示，Child-Pugh评分越高、组织胶剂量越大（胃静脉曲张直径越粗），以及组织胶用量不足者发生排胶出血的风险越高。而术前借助CT等影像学技术评估曲张静脉容积，个体化设计组织胶用量，术中仔细确认曲张静脉封闭程度，可能有助于降低排胶出血的发生率。EUS可显示曲张静脉固化情况，对于判别排胶出血的原因有一定价值。

(3)门静脉或脾静脉血栓：发生率极低，虽然高达31.9%患者组织胶注射治疗后可出现菌血症，但多为一过性，真正引起症状、需要治疗的感染发生率仅约1%，且常见于急性出血期患者，而此类患者即使不发生感染也会接受抗生素治疗。

【健康教育】

1.饮食指导　加强营养，进食高蛋白、高热量、高维生素、低脂、无渣流质或半流质饮食，避免进辛辣及刺激性食物，避免暴饮暴食及食用粗糙的食物，因机械性损伤食管静脉和胃底静脉而导致出血；避免饮酒，饮酒可加重肝脏损伤，诱发出血；禁食辛辣食品，辛辣食品具有强烈的刺激作用，如葱、蒜、辣椒等。口服药物应研粉冲服。有肝性昏迷先兆者，应限制蛋白质摄入；腹水、水肿患者宜进低盐饮食，限制液体和钠的摄入。定时进食，少量多餐。

2.休息与活动　生活要有规律，避免精神过度紧张，饭后休息30～60 min。

3.用药指导　告诉患者及家属药物的名称、剂量、用法、作用与不良反应，一般出院带药为降门脉压药物及质子泵抑制药。服用降门脉压药物的患者，要教会患者自我监测脉搏的方法，如脉搏低于每分钟65次，需暂停降门脉压药物口服。质子泵抑制药需饭前半小时空腹服用。嘱患者坚持按医嘱服药，以促进套扎或注射部位黏膜愈合，降低门静脉压力，预防复发。

4.避免诱发因素　按饮食原则进食，预防出血、肝性脑病等并发症。慎用或禁用诱发出血的药物，如乙酰水杨酸、咖啡因、保泰松、利血平等。

5.病情观察　日常生活特别是排胶期间，观察大便，并教会患者及家属正确的判断方法。监测血红蛋白的变化，预防出血及并发症的发生。

6.定期复查　出院后1个月、3个月、6个月复查内镜，如果复查后没有明显的静脉曲张，可以延长至1年复查1次。若出现感染、腹水、肝性脑病及食管静脉再次出血，应及时就诊，尤其在季节转换时更应注意。

参 考 文 献

[1] 令狐恩强,刘迎娣,刘德良.消化道静脉曲张内镜规范化诊疗[M].北京:中国协和医科大学出版社,2022.

［2］赵毅,王晓伟.消化科护士规范操作指南［M］.北京:中国医药科技出版社,2016.

［3］尤黎明,吴瑛.内科护理学［M］.北京:人民卫生出版社,2017.

［4］曹传坤,孔德润.食管胃静脉曲张精准内镜治疗方法的选择［J］.世界华人消化杂志,2016,24(20):3164-3170.

［5］徐雷鸣.食管胃静脉曲张的内镜治疗进展［J］.老年医学与保健,2016,23(5):265-268.

第三十二节　消化道静脉曲张出血内镜套扎治疗护理配合技术

内镜下食管静脉曲张套扎术(EVL)是基于 20 世纪 50 年代的痔套扎术的技术演变而来。自 1986 年美国伊利诺伊大学医学院美国科罗拉多健康中心外科 Stiegmann 首先研发出原始食管静脉曲张套扎装置并提出内镜下食管静脉曲张套扎术一词,其后的一系列 EVL 后续研究进一步显示了该技术的优越性。套扎装置由套扎器、套扎圈组成,套扎器根据其一次操作可以释放套扎圈的数量,分为单发式和连发式,根据其释放发射套扎圈的机制,分为气动式、线动式和液压式套扎器。其中,套扎圈的材料为天然橡胶或者硅橡胶,对人体无不良作用,且使用了特别的配方,经过特殊的硫化工艺制作,具有耐强酸、强碱、高弹性、不易断裂、耐疲劳的特点。近年采用模压塑造成型法,使套扎圈外表更加光滑,保证了套扎圈的形状规整统一及操纵的可靠性。套扎圈的规格一般为内径 1.2～1.5mm,外径 5mm,厚度 1.5mm。

主要性能指标包括:弹性回缩力、抗断强度、耐疲劳性和伸长率。在使用中应特别注意其产品使用的有效期,目前临床上常用的是连发式、线动式套扎器,常见的有六环或七环套扎器。基本原理为预先将单个或多个特制高弹小"O"形橡胶圈扩张后,按顺序安装在圆管状套扎器外侧,然后再将套扎器套接在胃镜前端,送入食管,在内镜明视野状态下寻找并对准曲张的食管静脉,实施负压吸引,待曲张的食管静脉被完全吸入套扎器内侧呈"Ω"形时,释放套扎胶圈,依靠套扎胶圈自身的高弹性回缩力,从曲张静脉根部将其完整结扎,从而起到以下作用。①机械中断病变静脉血流,使静脉萎缩。②被套扎的静脉内血流停止,形成血栓并逐渐机化,局部发生炎症反应。累及曲张静脉的内膜,形成血栓,血管闭塞,然后组织缺血、坏死,黏膜逐渐脱落,局部形成浅表溃疡。③静脉管壁形成瘢痕和纤维化。④最终曲张静脉退化,达到废除曲张静脉的目的。同时,被套扎的静脉及其表面黏膜缺血坏死,7～14d 后组织脱落,局部形成浅溃疡;14～21d 愈合后留下结缔组织瘢痕,有进一步预防静脉曲张复发的作用。

【适应证及禁忌证】

1. 适应证

(1)食管静脉曲张 LDRf 分型 D1.0～D2.0 曲张静脉适用,最合适的直径为 0.4～1.5cm,当曲张静脉直径＞2.0cm 时,EVL 治疗后近期再发大出血风险增加。《肝硬化门静脉高压食管胃静脉曲张出血的防治指南》主张套扎治疗适应证为食管静脉曲张最大直径为 D1.0～D2.0,《消化道静脉曲张及出血的内镜诊断和治疗规范试行方案(2009 年版)》主张 D1.5～D2.0 应进行硬化治疗。

(2)急性食管胃静脉曲张破裂出血。

(3)食管静脉曲张出血的一级预防,既往有食管胃静脉曲张破裂出血史(二级预防)。

(4)外科手术等其他方法治疗后,食管静脉曲张再发急性出血。

2. 禁忌证

(1)肝性脑病≥2 期。

(2)有严重肝肾功能障碍、大量腹水、重度黄疸。

(3)静脉曲张直径>2cm。

(4)食管胃静脉曲张完全贯通者,胃静脉曲张直径>2cm(上部套扎会导致胃静脉曲张加重)。

(5)乳胶过敏者。

(6)环咽部或食管狭窄、穿孔者。

(7)有上消化道内镜检查禁忌者。

(8)未纠正的失血性休克者。

(9)患方未签署知情同意书。

(10)食管狭窄、食管扭曲、食管憩室者。

(11)已知或可疑食管穿孔的患者。

(12)不能配合和不能耐受者。

【操作流程】

1. 物品准备

(1)常规物品准备:内镜主机、负压吸引设施、二氧化碳供应系统、氧气供应系统、治疗碗、手套、纱布、牙垫、一次性检查垫、一次性注射器、无菌治疗巾等。

(2)附件准备:六环套扎器、单环套扎器(包括外套管、内套管、牵引线、橡皮圈、橡皮圈安装器)。

2. 患者准备 患者准备常规同食管静脉曲张硬化治疗患者准备。患者头下可适当增加垫巾,防止患者呕血污染床单位;给予患者心电监护、建立静脉通道保障安全。

3. 手术步骤及护理配合

(1)患者配合

①给予患者持续低流量吸氧,提高血氧饱和度,减少心肺意外的发生。

②密切观察患者神志、面色及生命体征等情况,嘱患者手术过程中如有不适,可用手示意,恶心剧烈者,嘱其深呼吸,并不断给予鼓励以分散注意力。

③术中密切注意患者有无咬紧牙垫,应固定好牙垫,以防患者松开牙垫咬坏胃镜。

④患者有呕吐时,将头偏向一侧,及时清除呕吐物,必要时用吸痰管吸尽口咽部分泌物或血液,防止误吸入气管导致窒息,尤其是神志不清者。

⑤使患者保持情绪平稳,体位不变,有静脉输液的患者,应保持静脉输液通畅。

⑥如操作过程中,患者突然出现腹痛剧烈、腹肌紧张,立即报告术者,停止操作,并做好抢救准备工作。

(2)医护配合

①先行胃镜检查,观察静脉曲张的位置及长度。

②插管时在内镜先端部涂上适量润滑剂,术者将安装好套扎器的胃镜缓慢、准确地插入食管。

③术者在做套扎时,护士应严密观察患者的反应及治疗的情况,并固定好胃镜。

④应用套扎器时,应先将胃镜外套管套在胃镜上,将其口侧端置于胃镜操纵部下方,术者常规将内镜送入胃内后,以镜身为引导,护士协助术者将内镜外套管送入食管内,因其每次击发只能套扎一处曲张静脉,因此,每次套扎后需拔出内镜,重新装上橡皮筋,再进行下一处的静

脉套扎。

⑤应用多环套扎器时,护士需协助术者将装好套扎器的胃镜送入食管齿状线附近,确定套扎部位,术者将套环对准曲张的食管静脉,按下吸气控制阀持续吸引,使食管黏膜、黏膜下曲张静脉吸入套扎管柱内,直至套扎管柱被曲张静脉充满,出现完全"红视"和内镜可见度消失,旋转安装在内镜钳道上方的操作手柄即牵拉引线,释放套圈,套圈脱落后将静脉扎牢成饱满的球状。重复上述操作,完成所有曲张静脉套扎治疗。

⑥应用尼龙圈套扎,护士将已安装好的尼龙圈套扎器递予术者,术者通过内镜活检孔道将尼龙圈送至内镜顶端的透明套环内,套环对准曲张静脉后予负压吸引,当曲张静脉充满套环后,护士一边拉紧尼龙圈套扎,扎紧后释放圈套即可完成一次套扎(图 3-32-1)。

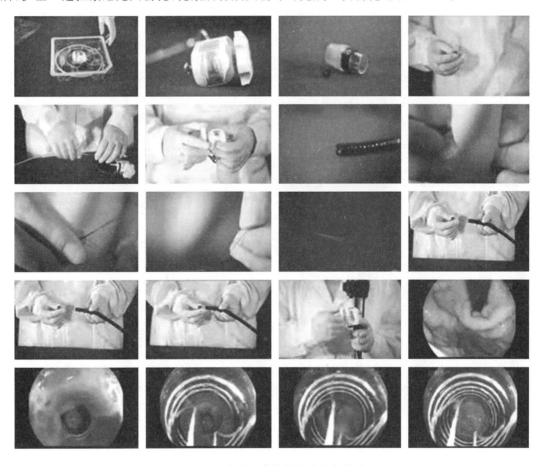

图 3-32-1　内镜下食管静脉曲张套扎过程

【注意事项】

1. 硬化剂治疗后患者残存细小静脉曲张者不宜首选套扎治疗。

2. 低蛋白血症或血糖持续居高不下者应择期治疗,否则术后近期出血率高。

3. 伴有重度胃底静脉曲张破裂出血者,不建议单纯进行食管静脉曲张套扎治疗法,应采用联合治疗。

4. 给予患者持续低流量吸氧,提高血氧饱和度,减少心肺意外的发生。

5. 密切观察患者神志、面色及生命体征等情况,嘱患者手术过程中如有不适,可用手示意,恶心剧烈者,嘱其深呼吸,并不断给予鼓励以分散注意力。

6. 术中密切注意患者有无咬紧牙垫,固定好牙垫,以防患者松开牙垫咬坏胃镜。

7. 患者有呕吐时,将头偏向一侧,及时清除呕吐物,必要时用吸痰管吸尽口咽部分泌物或血液,防止误吸入气管导致窒息,尤其是神志不清者。

8. 患者应保持情绪平稳,体位不变,有静脉输液的患者,保持静脉输液通畅。

9. 操作过程中,如患者突然出现腹痛剧烈、腹肌紧张,立即报告术者,停止操作,并做好抢救准备工作。

【术后护理】

1. 一般护理

(1)术后耐心向患者说明套扎已顺利完成,使患者进一步消除顾虑,树立信心,能更好地配合医疗和护理。

(2)嘱患者绝对卧床休息 1～2d,避免屈身、弯腰、下蹲等动作,2 周内避免剧烈活动,以防缺血、坏死的组织过早地脱落所致出血,一般坏死组织 1 周脱落。

(3)向患者解释可能在 12d 内有短暂的咽痛及咽后壁异物感,必要时可用温盐水漱口或应用草珊瑚含片,数天后症状可自行消失。

(4)术后饮食应严格遵医嘱,一般禁食 1 周,以后由全流食逐步过渡到半流食、软食。

(5)严密观察意识、尿量及生命体征的变化。

(6)患者取半卧位或将床头抬高 15～20cm,头高足低减轻腹压,减少胃酸、胆汁反流。应用抑酸药,避免胃酸刺激套扎创面引起再出血。

(7)观察呕血与黑粪的次数、量、性状及伴随的症状。3d 内观察大便颜色,如有黑粪、剧烈腹痛、呕血等立即与主管医师联系,以便采取必要的治疗措施。

(8)术后应用止血药、抑酸药、黏膜保护药及抗生素 3～5d。

(9)术后可能会有不同程度的低热,这是由术后吸收热组织反应引起的,体温通常在37.5～38℃,可常规静脉滴注庆大霉素、青霉素后 3～5d 体温恢复正常。

(10)观察有无胸痛等并发症。

(11)肝硬化患者肝功能减退、凝血功能下降,所以要定期检查肝功能、凝血功能。

2. 常见并发症护理 术后并发症包括一过性吞咽困难、胸骨后疼痛、食管狭窄、溃疡、发热、大出血、穿孔、门静脉高压性胃病等,上述并发症发生率在 2%～23%。也有关于食管静脉曲张套扎后少见并发症的报道(如脑脓肿、完全性梗阻)。术后数小时内发生出血的主要原因多为吸引不全或吸引后未套扎造成。此时应对出血静脉再次进行套扎,套扎术后 7～10d 静脉球自动脱落,食管黏膜浅溃疡形成并逐渐愈合。术后 7d 内再次出血的原因,考虑与患者饮食不当有关,偏硬的食物造成套扎圈过早地脱落,形成较大的破口,导致致死性的大出血。应采取以下护理措施。

(1)饮食:术后 24h 禁止饮食;48h 可食用冷流质食物,如米汤、豆浆等碱性食物,可协助中和胃酸,收敛黏膜,对于止血也较为有利;72h 后可进食无渣半流食,如蔬菜粥、菜汤等;1 周后逐渐过渡到半流食,之后进入软食,最后恢复正常饮食。进食时不要太快,食物温度不宜过高,避免食用粗糙、硬质及刺激性的食物。虽然食物状态需改变,但应保持各类营养元素的摄入,餐后建议将床头抬高 1～2h。

（2）用药：应遵医嘱使用抗生素 2～3d，并连续服用氢氧化铝凝胶 2～3d。

（3）活动与休息：应保持卧床休息 24h，其后可床上活动、缓慢翻身，72h 后可下床活动，1周内应限制活动量，1 个月后再进行轻体力劳动。尽量不做呕吐、呃逆、用力咳嗽、用力排便及提重物等会增高腹内压的活动，以防术后出血，若忍不住咳嗽时，可用舌尖抵住上腭轻咳。

【健康教育】

1. 告知患者要严格按饮食计划进食，静脉曲张套扎术后的患者应严格禁食 1 周，并应由全流食逐步过渡到半流食、软食。

2. 忌进食过快、太热，忌吃生硬、油炸、粗纤维饮食，禁饮酒，避免骨头、鱼刺、菜梗等较硬、带渣及刺激性食物，以防食管静脉破裂。

3. 进食时要细嚼慢咽，勿暴饮暴食，餐后安静休息 30～60 min。

4. 药片要磨成粉状后服用。

5. 强调术后绝对卧床休息，避免一切用力动作。

6. 指导患者防止受凉，咳嗽者及时镇咳，并积极治疗原发病。

7. 保持良好的心境，应教育患者树立起战胜疾病的信心，培养积极向上、乐观、豁达的生活态度，正确对待疾病。

8. 告诉患者套扎术仅是一种手段，不能从根本上改善肝功能及降低门脉压力，经套扎治疗后有些病例可能再次出现曲张静脉再出血。因此，在 EVL 术后的第 1 年，每 3～4 个月应复查内镜 1 次，一旦食管静脉曲张复发，应再次行 EVL 以避免出血发生。

参 考 文 献

[1] Albuquerque A. Rubber band ligation of hemorrhoids：A guide For complications[J]. World Journal of Gastrointestinal Surgery，2016，8(9)：614-620.

[2] Krige J，Jonas E，Kotze U，et al. Defining the advantages and exposing the limitations of endoscopic variceal ligation in controlling acute bleeding and achieving complete variceal eradication[J]. World J Gastrointest Endoscopy，2012(10)：365-377.

[3] Saffouri E，Morris AJ. Acute upper gastrointestinal haemorrhage[J]. Medicine，2019，47(4)：228-232.

[4] Parbhu SK，Adler DG. Endoscopic management of acute esophageal variceal bleeding[J]. Techniques in Gastrointestinal Endoscopy，2017，19(2)：74-78.

[5] 周江伟，林叶素，林细州，等. 内镜下套扎与硬化剂治疗食管静脉曲张破裂出血疗效的 Meta 分析[J]. 中国内镜杂志，2017，2(1)：39-46.

[6] 蒋俊艳，刘茂霞，郑紫丹，等. 内镜下套扎、硬化剂单用及联用治疗食管静脉曲张的对比分析[J]. 中国内镜杂志，2019，25(8)：63-68.

[7] Marui，Marinko，Klemeni，et al. Gastroesophageal varicea bleeding—An overview of current treatmentoptions[J]. Acta Gastro-Enterologica Belgica，2018，81(2)：305-317.

[8] 谢军，陈云，付曲波，等. 胃底静脉曲张破裂出血内镜套扎治疗分析[J]. 现代诊断与治疗，2014(13)：2992-2994.

[9] Seleem WM，Hanafy AS. Management of different types of gastric varices with band ligation：a3-yearexperience[J]. European Journal of Gastroenterology & Hepatology，2017，29(8)：968-972.

[10] 彭伯坚，张园，张拥军，等. 内镜下胃底静脉曲张套扎术与组织胶注射术临床疗效回顾性分析[J]. 中国医药科学，2019，9(7)：245-248.

[11] Kim KR,Jun CH,Cho KM,et al. Can proton pump inhibitors reduce rebleeding following Histoacryl sclerotherapy for gastric variceal hemorrhage[J]. The Korean Journal of Internal Medicine,2015,30(5):593-601.

[12] Luigiano C,Iabichino G,Judica A,et al. Role of endoscopy in manazement of gastrointestinal complications of portal hy pertension[J]. World Journal of Gastrointestinal Endoscopy,2015,7(1):1-12.

[13] Bazarbashi AN,Ryou M. Gastric variceal bleeding[J]. Curr Opin Gastroenterol,2019,35(6):524-534.

[14] Schleinstein HP,Averbach M,Averbach P,et al. Endoscopic band ligation for the treatment of hemorrhoidal disease[J]. Arg Gastroenterol,2019,56(1):22-27.

[15] 王军民,马欢,赵文娟,等. 内镜下套扎术治疗内痔 54 例前瞻性研究[J]. 中国内镜杂志,2020(4):50-54.

[16] Aram FO. Rubber band ligation for hemorrhoids:An office experience[J]. Indian Journal of Surgery,2016,78(4):271-274.

[17] Akihisa F,Toru K,Hiroaki A,et al. Retroflexed endoscopic multiple band ligation of symptomatic internal hemorrhoids[J]. Gastrointestinal Endoscopy,2004,59(3):380-384.

[18] 段志英,李超,马彩芬,等. 多环套扎黏膜切除术和内镜下透明帽法黏膜切除术对早期食管癌及癌前病变的治疗价值[J]. 广东医学,2018,39(2):244-250.

[19] 国家卫生健康委员会. 食管癌诊疗规范(2018 年版)[J]. 中华消化病与影像杂志(电子版),2019,9(4):158-192.

[20] 金树,詹翔,张道权,等. 内镜下多环黏膜套扎切除术治疗食管癌前病变和食管早癌的疗效及安全性分析[J]. 中国内镜杂志,2018(12):33-37.

[21] 令狐恩强,王字菲,王潇潇,等. 内镜下贲门缩窄术治疗胃食管反流病的报道一例[J]. 中华腔镜外科杂志(电子版),2013,6(6):468-469.

[22] 胡海清,张海静,靳春露,等. 经口内镜下贲门缩窄术治疗胃食管反流病的临床研究[J]. 中华消化内镜杂志,2019,36(8):563-567.

[23] 李治全,季锋,韩新巍,等. 经口内镜下贲门缩窄术治疗胃食管反流病食管外症状的效果观察[J]. 中华消化杂志,2019,39(6):405-406.

[24] 常越,陈希,田永,等. 应用内镜下贲门部套扎紧缩成形术治疗胃食管反流病的临床疗效[J]. 中国内镜杂志,2020(9)19-24.

[25] 何顺辉,李国华,杜国平,等. 内镜下圈套器法黏膜切除术治疗胃间质瘤的临床疗效探讨[J]. 现代消化及介入诊疗,2016(5):755-757.

[26] 刘耀刚,袁启东,杨敏,等. 内镜用套扎器与经内镜黏膜下隧道法切除食管黏膜下肿瘤的对比研究[J]. 中国内镜杂志,2020(8):1-5.

[27] Tsuruoka N,Takedomi H,Sakata Y,et al. Recent Trends in Treatment for Colonic Diverticular Bleeding in Japan[J]. Digestion,2020,101(1):12-17

[28] Barakat M,Hamed A,Shady A,et al. Endoscopic band ligation yersus endoscopic hemoclip placement for Dieulafoy's lesion:ameta-analysis[J]. European Journal of Gastroenterology & Hepatology,2018,30(9)995-996.

第三十三节　超声内镜引导聚桂醇消融护理配合技术

胰腺囊性肿瘤(PCNs)分类较复杂,主要包括浆液性囊腺瘤(SCNs)、黏液性囊腺瘤(MCNs)、导管内乳头状瘤(IPMNs)及实性假乳头瘤(SPNs)等。早期治疗对疾病预后尤其重要。聚桂醇被广泛应用于治疗食管静脉曲张破裂出血治疗,其通过改变内皮细胞表面张力而引起血管硬化。超声内镜引导聚桂醇消融用于胰腺囊性肿瘤是采用非外科手术治疗的一种有确切安全性和有效性的一种方案。

【适应证及禁忌证】

1. 适应证

(1)影像学疑似诊断考虑胰腺囊性肿瘤。

(2)病变与胰管不相通。

(3)年龄≥18 岁。

2. 禁忌证

(1)胰腺囊性肿瘤最大直径≥1.5cm。

(2)进一步检查提示 PPC/WON/IPMN/SPN。

(3)不能排除恶性肿瘤或发展为恶性肿瘤的可能性大。

(4)无法耐受静脉麻醉内镜手术。

(5)严重心血管系统或呼吸系统疾病、凝血功能障碍、妊娠等高手术风险因素。

【操作流程】

1. 物品准备

(1)常规物品准备:内镜主机、负压吸引设施、二氧化碳供应系统、氧气供应系统、治疗碗、无菌手套、纱布、牙垫、一次性检查垫、一次性注射器、无菌治疗巾等。

(2)麻醉设备:麻醉机、麻醉用药、心电监护仪、供氧与吸氧装置、麻醉用负压吸引装置。

(3)特殊准备:线阵式超声内镜(GF-UCT 260)、彩色多普勒超声主机 ProsoundF75(Alo-ka 公司,日本)、超声专用水囊、19G 或 22G 超声穿刺针、负压吸引空针等。

(4)药品准备:聚桂醇注射液、注射用六氟化硫微泡、0.9%氯化钠注射液、盐酸达克罗宁胶浆、二甲硅油散、灭菌注射用水等。

(5)安装专用水囊:将超声主机及相关线路连接至备用状态。在超声内镜主机系统录入患者基本信息。将聚桂醇注射液备于 10ml 注射器内。

2. 患者准备　同超声内镜引导细针穿刺活检术。患者取左侧卧位,头部略向前倾,可将枕头后边垫高,口角向下便于患者口水流出,下颌垫垫巾。左肩向后右肩向前,双腿屈曲,身体保持前倾状态。

【手术步骤及护理配合】

1. 穿刺前,护士铺无菌手术巾,备无菌手套。患者在静脉麻醉下行线阵超声内镜检查,记录病变大小、位置、囊壁厚度、有无分隔、有无结节、胰管有无扩张及囊内有无实性成分。

2. 经 EUS 穿刺孔道置入 19G 或 22G 穿刺针(Echotip Cook 公司,爱尔兰)。穿透十二指肠壁或胃壁到达囊腔,抽吸囊腔液体囊液并送实验室进行生化及细胞学分析,同时记录囊液颜色及黏稠度。若囊液过于黏稠,可用生理盐水稀释后抽吸,必要时可置入囊内活检钳行囊壁活检。

3. 消融术前,根据临床症状、术前检验、影像学检查及 EUS 进行综合诊断,排除恶性、假性囊肿及非囊性肿瘤可能。若无法明确良恶性,待囊液分析或囊壁活检结果回报后再决定是否行消融治疗。囊壁抽空后,注入 10 mg/ml 聚桂醇注射液,使其与囊壁充分接触后反复灌洗或者保留 3~5 min。最终抽出注射聚桂醇量的 2/3,保留约 1/3 于囊腔,拔针、吸气、退镜。

【术后护理】

1. 一般护理

(1)麻醉复苏期间,患者会有烦躁的情况,应安排专人守护,竖起床档,防止坠床。

(2)苏醒后,用轮椅或平车将患者送回病房,卧床休息,床边心电监护24h,密切观察患者体温、血压、呼吸、脉搏和血氧饱和度的变化。术后禁食24h,观察有无腹痛、出血等情况。

(3)术后24h,检查血常规和淀粉酶、脂肪酶情况,如淀粉酶、脂肪酶及各项炎症指标基本正常,无腹痛、发热、便血等症状,24h后即可进食米汤、藕粉等低脂流食,并逐步过渡到易消化、无刺激半流食、普食。

2. 并发症的观察和预防　聚桂醇消融术主要的并发症,包括腹痛、感染、囊内出血、胰腺炎、胰漏等。术后3d遵医嘱静脉给予抑酸、抑酶、止血、抗感染药物和大量补液。如无感染和腹痛不适,改用口服抑酸药3～7d。

参 考 文 献

[1] 令狐恩强,冯秀雪,李惠凯,等. 超声内镜引导下射频消融联合聚桂醇消融治疗胰腺囊性肿瘤1例[J].中华胃肠内镜电子杂志,2017,4(1):44-46.

[2] 金震东,刘枫. 超声内镜引导下穿刺诊断与治疗进展[J]. 现代消化及介入诊疗,2004(2):89-92.

[3] 杜晨,令狐恩强,柴宇莉,等. 超声内镜引导下聚桂醇消融术治疗胰腺囊性肿瘤安全性及有效期的前瞻性研究[J].中华胃肠内镜电子杂志,2017,4(1):89-92.

第三十四节　超声内镜引导胰腺假性囊肿引流护理配合技术

胰周积液(PFC)通常是急性胰腺炎(AP)的局部并发症,也可继发于慢性胰腺炎、胰腺肿瘤、胰腺损伤、外科手术后,是胰酶消化胰腺组织后形成的炎性液体集合。根据2012年新修订的亚特兰大分类标准,PFC包括急性胰周液体积聚(APFC)、胰腺假性囊肿(PP)、急性坏死性积聚(ANC)、包裹性坏死(WON),以及感染性坏死。而胰腺假性囊肿和包裹性坏死分别是急性胰周液体积聚、急性坏死性积聚持续存在>4周,并形成成熟囊壁后所造成的。大部分急性期PFC可以自行吸收并消失,而少部分PFC会持续存在超过4周形成成熟囊壁,有可能发生感染、出血,引起压迫症状如腹痛、腹胀、早饱、黄疸或其他不适表现,此时则应行引流治疗。超声引导下胰腺假性囊肿支架引流术是以达到使病变消失或缓解症状为目的的。

【适应证及禁忌证】

1. 适应证

(1)既往有胰腺炎病史,行腹部CT或MRI检查后考虑为胰腺假性囊肿或包裹性坏死,并且具备超声引导下胰腺假性囊肿支架引流术条件。

(2)囊肿直径≥6cm,并出现感染、出血,引起压迫症状,如腹痛、腹胀、早饱、黄疸或其他不适表现,或短期内囊肿增大明显需要引流的患者。

2. 禁忌证

(1)患者一般情况差,不能耐受内镜检查者,如患有严重心肺疾病、凝血机制障碍或有出血倾向,或存在内镜引流禁忌证,如消化道重建手术后、上消化道急性炎症、溃疡、上消化道狭窄及梗阻,内镜无法通过者。

(2)囊肿邻近大血管,尤其合并动脉瘤,囊内出血,囊肿破裂,贲门胃底静脉曲张,可疑癌变者。

(3)无理想穿刺点,PFC 囊壁与胃壁之间距离>1cm。

(4)对镍钛有过敏史的患者。

(5)妊娠及哺乳期妇女。

【操作流程】

1. 物品准备

(1)常规物品准备:内镜主机、负压吸引设施、二氧化碳供应系统、氧气供应系统、治疗碗、无菌手套、纱布、牙垫、一次性检查垫、一次性注射器、无菌治疗巾等。

(2)麻醉设备:麻醉机、麻醉用药、心电监护仪、供氧与吸氧装置、麻醉用负压吸引装置等。

(3)设备准备:线阵式超声内镜、治疗内镜(孔道 3.2mm)、彩色多普勒超声主机、19G 超声穿刺针、X 线主机、高频电发生器等。

(4)附件准备:囊肿切开刀、引流导管(一般选用囊肿金属支架、10F 双猪尾形塑料支架)、斑马导丝、负极板。

(5)药品准备:0.9%氯化钠注射液、盐酸达克罗宁胶浆、灭菌注射用水等。

2. 患者准备

(1)患者体位常规准备同超声内镜引导下穿刺术。

(2)胰腺假性囊肿患者囊肿较大时,护士各项操作应轻柔,避免碰触囊肿部位。

3. 手术步骤及护理配合

(1)患者取左侧卧位,双腿弯曲,摆好检查体位。术中密切观察患者生命体征,随时吸净口腔内分泌物,以保持呼吸道通畅,防止误吸。

(2)插入超声内镜,显示囊肿的位置及大小,测量囊肿与胃壁间距离,用彩色血流图显示邻近的血管结构。去除活检帽,护士协助术者将穿刺针插入内镜工作孔道,医师调整穿刺针进针深度,妥善固定。

(3)医师在超声引导下将穿刺针刺入囊肿腔内,穿刺成功后拔出穿刺针内芯,以负压吸引注射器抽吸少许囊液送检。

(4)沿穿刺针送入导丝,超声下观察导丝进入囊肿内盘绕 2～3 圈,退出穿刺针保留导丝。各项操作遵守无菌操作原则,穿刺针滑锁归零后拔出穿刺针。沿导丝置入囊肿切开刀,进一步扩展胃壁穿刺点,必要时可进行小范围切开穿刺点。撤出囊肿切开刀,沿导丝置入囊肿支架,在超声引导下缓慢释放支架并调整合适位置,拔出导丝及支架内支撑导管,释放囊肿支架后可见囊液流出。植入囊肿金属支架后可更换小儿胃镜进入囊肿金属支架内观察囊内情况。

(5)囊液较多时更换治疗胃镜吸引囊液,并记录引流囊液量。

(6)穿刺完毕观察穿刺点有无渗血,并及时给予处理。

【注意事项】

1. 术中密切观察生命体征的变化,对于囊肿较大的患者,在进行囊肿积液引流时需注意血压的变化。

2. 术后观察 30 min,注意血压的变化。离开内镜中心时须有医师陪同。

【术后护理】

1. 观察患者的神志、呼吸、心率及血氧饱和度的变化。除监护患者生命体征外,还要观察有无恶心、呕吐、窒息等并发症。

2. 患者绝对卧床并禁食水 24h 后,如无不适可以进少量清淡流质饮食,并逐渐增量,恢复低脂饮食。禁食期间给予静脉内营养以满足机体的需要。

3. 遵医嘱使用止血、抗生素类药物。保持输液通畅。

4. 注意患者有无剧烈腹痛、腹胀,观察引流液的性质、颜色、量,并准确记录。

【健康教育】

1. 常规术后 3 个月复查超声,出现发热等症状及时就诊。

2. 饮食指导,遵医嘱定时、定点、定量进食,宜食清淡、易消化、低脂无刺激食物,不可暴饮暴食及酗酒。

3. 生活指导,注意休息、保暖,活动不宜过多,避免导管滑脱。

4. 告知患者及时倾倒引流液,保持引流管通畅,不可扭曲、打折,不可自行拔管。

参 考 文 献

[1] 赵丹琪,柴宁莉,令狐恩强,等.超声内镜引导下金属支架引流与经皮肾镜清创治疗胰腺包裹性坏死的疗效比较[J].中华腔镜外科杂志(电子版),2021,14(5),298-303.

第三十五节　超声内镜下放射性粒子植入护理配合技术

超声内镜引导下通过穿刺腹腔神经节植入^{125}I放射性粒子,利用粒子释放的 γ 射线破坏腹腔神经节,从而缓解晚期肿瘤癌痛。

【适应证及禁忌证】

1. 适应证

(1)未经治疗的原发肿瘤,如胰腺癌、肝左叶癌、腹膜后肿瘤等。

(2)患者不愿意进行根治或无法手术的腹腔肿瘤。

(3)转移性肿瘤病灶或术后孤立性肿瘤转移灶。

(4)体外照射效果不佳或失败的腹腔肿瘤。

2. 禁忌证

(1)绝对禁忌证

①心肺疾病,如严重心律失常、心肌梗死急性期、心力衰竭、哮喘发作期、呼吸衰竭不能平卧等患者。

②疑有休克、消化道穿孔等危重患者。

③食管重度狭窄患者。

④口腔、咽喉急性炎症患者。

⑤食管、胃急性腐蚀性炎症患者。

⑥明显的主动脉瘤、脑梗死急性期、脑出血患者。

(2)相对禁忌证

①心肺功能不全者。

②消化道出血血压未平稳者。

③有出血倾向,血红蛋白<50g/L者。

④高度脊柱畸形,巨大食管或十二指肠憩室者。

【操作流程】

1. 物品准备

(1)常规物品:内镜主机、负压吸引设施、二氧化碳供应系统、氧气供应系统、治疗碗、无菌手套、纱布、牙垫、一次性检查垫、一次性注射器、无菌治疗巾等。

(2)麻醉准备:麻醉机、麻醉用药、心电监护仪、供氧与吸氧装置、麻醉用负压吸引装置等。

(3)附件准备:线阵式超声内镜、彩色多普勒超声主机、超声专用水囊、19G超声穿刺针等。

(4)药品准备:局麻药(盐酸达克罗宁胶浆)、袪泡药(西甲硅油乳剂或二甲硅油散)、灭菌注射用水、0.9%氯化钠注射液等。

(5)特殊准备:X线主机、^{125}I放射性粒子源、粒子释放装置、铅防护用品等。

①^{125}I放射性粒子源:常用放射性粒子的微观结构包括放射源、钛壳和封装尾端三部分,外观呈短棒状,因体积非常小,所以在移取过程中需要非常小心,多采用尖细镊子夹取粒子,在运送过程中需要置入一定厚度的铅质容器内,以保证安全(图3-35-1)。

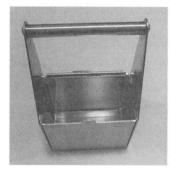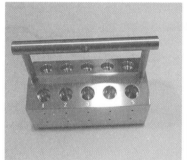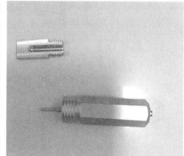

图 3-35-1　放射性粒子装置

②放射性粒子释放装置:多采用COOK-ECHO-19G内镜超声穿刺针进行穿刺,粒子经由穿刺针孔道被推入至种植部位。手工放入粒子较困难,多采用半自动的粒子释放器完成。事先将粒子依次放入释放器内的弹仓,通过控制外部的按钮逐个释放,经释放器的背面尖嘴进入穿刺针孔道。该方法简便、快速、计数准确,尤其是可以屏蔽粒子的射线,降低操作者的风险(图3-35-2)。

③操作者自我防护用品:由于粒子具有放射性,操作人员需准备铅衣、铅手套、铅围脖、防护眼镜、铅盒等以做好自我防护。

2. 患者准备

(1)患者体位同超声穿刺体位。

(2)右上肢建立静脉通道,方便麻醉医师

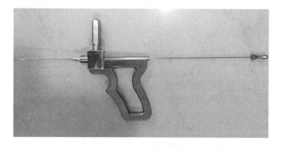

图 3-35-2　放射性粒子释放装置

给药。持续心电监护,持续吸氧。

(3)在穿刺送导管的过程中,严密观察患者,注意有无心悸、胸闷、气促等。

3. 手术步骤及护理配合

(1)术者进行超声内镜下评估,评估后超声内镜送达十二指肠降部或胃内。对病变再次超声全面扫描,确定理想穿刺部位,助手将穿刺针针头和穿刺针鞘处于归零状态。

(2)穿刺成功后,助手轻轻旋转塑料帽,将针芯从穿刺针中抽出,盘圈后放置在无菌操作台上。

(3)根据术者要求,从装有粒子盒内拿取相应的粒子数量,再通过粒子释放器将粒子放入穿刺针孔道内,用针芯将其推入病变内,将穿刺针植入针尖达瘤体远端距边缘 0.5cm 处植入第 1 枚[125]I 粒子,每退 1cm 再植入 1 枚粒子,直至瘤体近段边缘,更换针道后依前法继续植入。平均每个针道植入 3～4 枚粒子。

(4)按先深后浅、间隔合理的原则种植粒子。放置过程中要严格无菌操作。护士注意记录植入数量。

【注意事项】

1. 医护人员在手术过程中做好辐射防护。

2. 术后将患者推至恢复室,与其他患者间隔 1.5m 以上。给予持续心电监护,观察患者有无腹痛、腹胀。向患者及家属交代术后注意事项,如卧床休息,不能剧烈运动,不能托举重物等。

3. 放置过程中要注意无菌操作。

【术后护理】

1. 术后患者卧床休息,严密观察体温、脉搏、呼吸、血压变化,以及有无腹痛、腹胀现象,告知患者如有头晕、恶心、呕吐、腹痛、腹胀等不适及时通知医护人员。

2. 术后禁食禁水 12 h,同时静脉输入抑酸、止血等药物。如无异常,12 h 后可进清淡半流质饮食。

【健康教育】

1. 术后注意休息,保证充足睡眠,劳逸结合,避免剧烈运动及体力劳动,同时注意加强营养,进食高能量、高蛋白、高维生素、低脂、易消化饮食,提高机体免疫力。

2. 术后建议定期复查血常规、B 超或 CT,重点观察瘤体是否缩小,粒子是否移位,预防放射性引起的白细胞及血小板减少,并交代患者如有不适应及时就诊。

3. 指导家属继续做好防护工作,建议家属在患者术后 6 个月内尽量保持在 1 m 以上的距离陪护,6 个月后可不必防护。

参 考 文 献

[1] 郭旭,李闻,蔡逢春,等.放射性[125]I粒子治疗老年胰腺癌的临床研究[J].实用临床医药杂志,2013,17(5):133-135.

[2] 罗开发,苏璇,蔡逢春,等.胆汁内引流联合[125]I粒子治疗伴有梗阻性黄疸的胰腺癌[J].胃肠病学和肝病学杂志,2014,23(4):452-455.

[3] 王成锋,赵平,李晔熊,等.[125]I粒子植入治疗局部进展期胰腺癌[J].中华医学杂志,2010,90(2):92-95.

[4] 居峰,占强.内镜超声引导下消化道肿瘤介入治疗[J].医学综述,2010,16(5):758-760.

第三十六节　内镜逆行胰胆管造影检查护理配合技术

内镜逆行性胰胆管造影术(ERCP)是指将消化内镜送至十二指肠降部,经十二指肠乳头插入导管,注入造影剂后显示胰胆管的技术。

【适应证及禁忌证】

1. 适应证

(1)原因不明的梗阻性黄疸,尤其是顺行胆道造影检查不显影者。

(2)疑有胆道肿瘤或结石等而常规检查不能确诊者。

(3)经 X 线与内镜检查发现胃、十二指肠外有压迫者。

(4)肝、胆、胰腺的恶性肿瘤者。

(5)疑有慢性胰腺炎、胆源性胰腺炎、胰腺囊肿者。

(6)其他检查未经证实有胃及十二指肠、肝胆等病变,而上腹痛疑有胰胆管病变或可疑慢性胰腺炎恶性变者。

(7)有症状的十二指肠乳头旁憩室者。

(8)胆囊或胆道术后综合征者。

(9)胰腺癌已转移,怀疑原发于胰胆管系统者。

2. 禁忌证

(1)急性胰腺炎和慢性胰腺炎急性发作期。

(2)急性传染性肝炎,表面抗原阳性。

(3)急性胆道感染、化脓性胆管炎而又无条件行乳头肌切开引流术者。

(4)对造影剂过敏者。

(5)心肺功能不全或全身状态衰竭不能耐受检查,或有严重高血压、动脉硬化者。

(6)青光眼、前列腺肥大,且不能应用抗胆碱能药物者。

(7)行胆总管吻合术(Roux-Y)者。

(8)严重出、凝血功能异常者。

(9)怀疑有胃肠道穿孔者。

【操作流程】

1. 物品准备

(1)常规物品准备:内镜主机、负压吸引设施、二氧化碳供应系统、氧气供应系统、治疗碗、手套、无菌纱布、牙垫、一次性护理垫、一次性注射器等。

(2)特殊准备:专用 X 线机、高频电装置(图 3-36-1)、十二指肠镜、X 线防护设备(铅衣、铅围脖、铅帽、铅眼镜、铅挡板)等(图 3-36-2)。

(3)附件准备:导丝锁、乳头切开刀、造影导管、导丝等(图 3-36-3)。

(4)药品准备:造影剂、局部麻醉药、吲哚美辛栓、解痉药、止血药、0.9%氯化钠注射液、灭菌注射用水、75%乙醇等。

(5)治疗车准备:在专用治疗车上铺无菌中单,用夹子固定,治疗台上备附件夹 3～5 枚(图 3-36-4)。

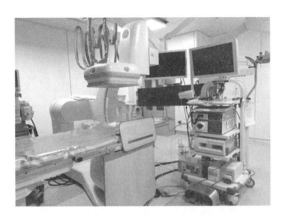

图 3-36-1　专用 X 线机、高频电装置

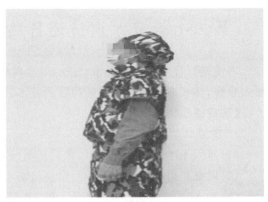

图 3-36-2　铅衣(全套)

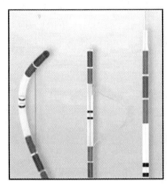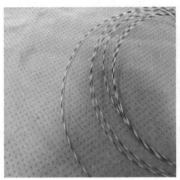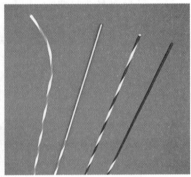

图 3-36-3　乳头切开刀、导丝

2. 患者准备

(1)术前禁食水 6h 以上(急诊 ERCP 如结石嵌顿、化脓性胆管炎等特殊病例可例外)。

(2)检查前核对患者病历,包括姓名、检查种类、申请单、化验单等,解释操作目的。

(3)检查患者知情同意书及自费协议签署情况。ERCP 是高技术含量、高风险的内镜操作,需要让患者及家属充分了解操作过程、手术受益,以及可能出现的并发症。

(4)询问患者是否戴有金属饰品及植入物,如活动假牙、眼镜等,是否穿着影响 X 线摄片的衣着织物等。并嘱患者察看 ERCP 标准体位摆图。

(5)推荐于下肢建立静脉通道,可选择左脚踝、右脚背,适用于侧俯卧位时观察液体情况。

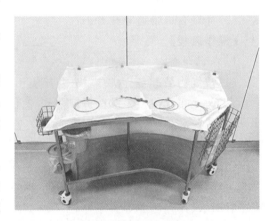

图 3-36-4　专用治疗车

(6)ERCP 检查前 15 min 含服咽部麻醉药。

(7)为患者摆放 ERCP 体位,协助患者移至检查床上,侧俯卧位,头偏向右侧,右胸及右下垫软枕,使身体倾斜 30°,右腿骑枕,左腿伸直,双手自然放于身体两侧(图 3-36-5)。

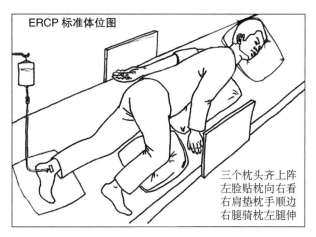

图 3-36-5　ERCP 标准体位图

(8)约束带约束右手腕部、右腿大腿膝盖上方 10 cm 处,防止坠床。

(9)在患者脚踝等骨隆突处垫防压疮垫,调整输液部位以便于观察预防液体外渗。

(10)戴牙垫,为患者连接心电、血氧、血压等监护,嘱患者用鼻吸气、口呼气。

(11)移动检查床,使肝胆胰腺区域处于摄片范围内,尽量避免中途位置调整,减少无效辐射。

(12)用铅围裙包绕患者下半身,减少不必要的辐射,将铅板移动至检查床附近。

(13)协助麻醉医师进行麻醉,同时严密监测生命体征。注意保持患者的呼吸道通畅,根据患者的病情变化对症处理。备第二套负压吸引,连接吸痰管备用。

3. 手术步骤及护理配合

(1)护士将铅板移动至检查床附近,用铅围裙包绕患者下半身,减少不必要的辐射。

(2)十二指肠乳头切开前为患者贴负极板。

(3)根据十二指肠乳头及开口情况选择合适的乳头切开刀,切开时配合医师将导丝固定,合理选择切开位置和方向,连接高频电导线,将弓刀的钢丝收紧,同时对切开刀钢丝的松紧度进行观察。

(4)超选成功后将导丝留置理想位置后固定导丝,弓刀退出乳头外注入造影剂,待排出管腔内空气后再次进入胆管,根据病变部位进行造影检查。

(5)检查中严密监测患者生命体征,注意保持患者呼吸道通畅。

(6)造影检查结束,撤去牙垫,嘱患者吐出口咽部中分泌物。将患者转运至恢复室进行复苏。

【注意事项】

1. 术中配合注意无菌操作,污染纱布、吸出的胆汁放入专用桶内防止污染台面。合理使用附件夹,防止附件散开。

2. 导丝超选时用力应轻柔,防止损伤胰胆管。

3. 造影结束后吸出胆管、胰管残留造影剂。

4. 为防止术后胰腺炎,可遵医嘱吲哚美辛栓纳肛。

【拓展知识】

ERCP 诊疗需要在 X 线下显示胰胆管、左右肝管，且不能重叠，一般采用左侧俯卧位。这种体位对护理的要求较高，宣教和摆放体位用时多。行 ERCP 的患者年纪整体偏大、病情较重、理解力差。患者初次进入一个陌生的环境，而且被大型设备围绕，难免会紧张、恐惧，从而影响体位摆放配合度，进而影响手术顺利进行。科室应采用图片、视频等多种形式进行宣教。国内也有结合体位制作专用体位垫的报道，此方法可以提高一次性摆放成功率，且利于术中保持倾斜度不变。

【术后护理】

1. 一般护理

(1)安全交接：患者术后需在恢复室观察 30 min，待清醒后用平车返回病房，与病房护士做好安全交接。

(2)病情观察

①密切监测生命体征，若体温>38℃应及时通知医师，监测患者血常规，做好物理降温及药物治疗。

②密切观察患者腹部有无压痛、反跳痛及肠鸣音等情况，术后 12h、24h 遵医嘱复查血常规及血淀粉酶。

(3)症状护理

①注意观察患者面部表情，认真听取患者主诉，观察有无腹胀腹痛、恶心、呕吐等，针对患者疼痛情况进行疼痛量表评估并记录，遵医嘱给予镇痛药物治疗。

②术后出现短暂咽喉部疼痛及异物感，告知患者勿用力咳嗽，可于数日内症状缓解，必要时遵医嘱给予口服含片或雾化吸入治疗。

(4)休息指导：患者安全返回病房后应卧床休息，护士给予健康宣教，协助采取侧卧位，防止恶心、呕吐时出现误吸。

(5)饮食护理：术后禁食 24h，遵医嘱补充水电解质。术后查看患者淀粉酶，如正常，无腹痛、发热、黄疸等情况遵医嘱调整饮食。饮食从禁食水－禁食－纯清汤流食－纯素半流食－低脂半流食或低脂普食过渡。避免粗纤维食物摄入，忌辛辣刺激及暴饮暴食。

2. 常见并发症护理

(1)急性胰腺炎：是实施 ERCP 后最常见并发症。术后胰腺炎的发生与胰腺实质受损有关，多数为轻症胰腺炎，其常见原因包括插管损伤 Oddi 括约肌；造影剂过快、过量注入；Oddi 括约肌功能紊乱；胆胰原有疾病致胰胆管高压等。在内镜逆行胰胆管造影术后 2～24h 血淀粉酶增高达正常 4～5 倍，即为术后高淀粉酶血症。术后预防性应用抗生素和抑制胰液分泌的药物、经禁食等一般处理后可完全恢复。血淀粉酶升高同时伴有持续剧烈腹痛、恶心，呕吐等症状时，则考虑并发急性胰腺炎，应积极按急性胰腺炎处理。

(2)出血：常发生于内镜下乳头肌切开术中或术后。与患者自身出凝血时间及服用阿司匹林、类固醇类药物密切相关。因此，术前有凝血功能障碍的患者必须待凝血障碍纠正后才能安排手术治疗；长期口服抗凝药者则应术前及术后停药 1 周；出血倾向明显者，可给予输注血浆和补充维生素 K。术中发生切口出血，应立即给予 1∶10 000 去甲肾上腺素盐水稀释液冲洗、电凝、止血夹等方法止血。术后遵医嘱输注止血药物，1～3d 观察鼻胆管引流有无血性液体、有无黑粪，必要时可查大便隐血和血红蛋白的变化，发现异常及时进行止血处理。

（3）穿孔:发生率低。与乳头狭窄、切口过大、毕Ⅱ式胃切除术后等相关。术后密切观察患者的腹部症状、体征,对怀疑有穿孔者应行X线或CT检查明确有无腹腔积气。穿孔是内镜逆行胰胆管造影术较严重的并发症,处理关键在于早发现、早诊断、早治疗。多数患者在给予禁食、禁饮、胃肠减压、静脉补液、抑制胰液分泌、鼻胆管引流、广谱抗生素等非手术治疗后可逐渐愈合,若患者症状加重应及时行手术治疗。

【健康教育】

1. 饮食指导　忌暴饮暴食,忌食肥肉、油煎、油炸等高脂食物,宜食用富含粗纤维素的蔬菜与水果,保持大便通畅,养成健康饮食习惯,戒烟酒。

2. 休息与活动　注意休息,勿做剧烈运动,保证充足睡眠,避免劳累,注意保暖,避免受凉。适当体育锻炼,增强体质,可做有氧运动,预防疾病复发。

3. 定期门诊复查　常规术后3个月复查超声,以观察肝胆系统情况。如出现发热、恶心、呕吐、消化不良、腹痛、腹胀及皮肤黄染等症状,应及时禁食并就诊。

参 考 文 献

[1]　郑浩杰,贾彦生.消化内科疾病观察与护理技能[M].北京:中国医药科技出版社,2019.
[2]　杨清峰,郑海伦,李大鹏.内镜下逆行胰胆管造影术后胰腺炎预防的研究进展[J].蚌埠医学院学报,2018,43(11):1531-1535.
[3]　曹占国,李宁,王震宇,等.内镜逆行胆胰管造影术在胆总管结石合并壶腹部憩室中的应用[J].中华消化内镜杂志,2018,35(7):4.
[4]　中华医学会消化内镜学分会ERCP学组,中国医师协会消化医师分会胆胰学组,国家消化系统疾病临床医学研究中心.中国ERCP指南(2018版)[J].中华消化内镜杂志,2018,35(11):777-813.
[5]　丁振,安东,王向明,等.无痛ERCP和普通ERCP治疗胆总管结石的临床应用比较[J].肝胆外科杂志,2020,28(2):101-103.

第三十七节　内镜逆行胰胆管取石护理配合技术

内镜逆行胰胆管取石术是指在内镜逆行胰胆管造影术(ERCP)的基础上,通过胰胆管内造影确定胰胆管结石的位置、大小、数量,再由特殊取石网篮取出结石,可以同时进行Oddi括约肌切开术、胆管结石碎石取石术、内镜下鼻胆汁引流术、内镜下碎石取石术等,是一种典型的、成功率极高的微创式术。目前该项治疗技术已较为成熟,是治疗胰胆管结石的首选方案,具有并发症少、高效、安全、恢复快等优势。

【适应证及禁忌证】

1. 适应证

(1)经十二指肠镜逆行胰胆管造影(ERCP)证实为原发性胆管结石者。

(2)胆囊切除术后,经十二指肠镜逆行胰胆管造影(ERCP)证实为继发性胆总管结石者为首选。

(3)原因不明的阻塞性黄疸疑有肝外胆道梗阻者。

(4)疑有各种胆道疾病,如结石、肿瘤、硬化性胆管炎等诊断不明者。

(5)疑有先天性胆道异常或胆囊术后再发者。

(6)有症状的十二指肠乳头旁憩室者。

(7)并发有胰腺疾病,如胰腺肿瘤、慢性胰腺炎、胰腺囊肿等者。

2. 禁忌证

(1)患者体质差,有严重心肺疾病、严重高血压、动脉硬化者及全身状态衰竭无法耐受内镜检查、治疗者。

(2)急性胆道感染、化脓性胆管炎而又无条件行乳头肌切开引流术者。

(3)有严重出、凝血功能异常,以及血小板减少或凝血酶原时间延长,经治疗无法纠正者。

(4)急性胰腺炎或慢性胰腺炎急性发作者。

(5)严重胆道感染,怀疑有胃肠道穿孔者。

(6)对碘造影剂过敏者。

(7)已安装心脏起搏器或置入金属瓣膜者(相对禁忌)。

(8)行胆总管吻合术(Roux-Y)者。

(9)患者及家属不合作者。

【操作流程】

1. 物品准备

(1)常规物品准备:内镜主机、负压吸引设施、二氧化碳供应系统、氧气供应系统、治疗碗、无菌手套、无菌纱布、牙垫、一次性护理垫、一次性注射器、抢救设备和抢救物品等。

(2)附件准备:导丝锁、乳头切开刀、造影导管、导丝、取石网篮、取石球囊、碎石网篮、取碎一体网篮紧急碎石器、负极板等(图3-37-1)。

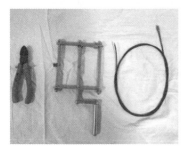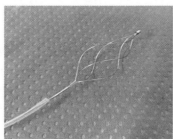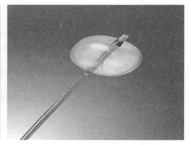

图 3-37-1 紧急碎石器械、取石网篮、取石球囊

(3)特殊准备:专用 X 线机、高频电装置、十二指肠镜、X 线防护设备(铅衣、铅围脖、铅帽、铅眼镜、铅挡板)等。

(4)药品准备:造影剂、局部麻醉药、解痉药、止血药、0.9%氯化钠注射液、灭菌注射用水、75%乙醇等。

(5)治疗车准备:专用治疗车,上铺无菌中单(一人一换),用夹子固定。

2. 患者准备

(1)检查患者是否戴有金属饰品及植入物:如活动义齿、眼镜等,是否穿着影响 X 线摄片的衣着织物等。

(2)检查前 30 min 指导患者口服链霉蛋白酶溶液,15 min 含服咽部麻醉药。

(3)协助患者摆放手术体位(侧俯卧位)。

(4)建立较粗静脉通道,尽量选择左脚踝、右脚背部血管。

(5)约束带约束患者右手腕部、右腿大腿膝盖上方 10 cm 处,以防坠床。

(6)在患者脚踝等骨隆突处垫防压疮垫,调整输液部位,以便于观察液体外渗等情况。

(7)使用有松紧带的牙垫,护士协助患者将牙垫咬好固定。为患者连接心电、血氧、血压等监护,嘱患者用鼻吸气、用口呼气。

3. 手术步骤及护理配合

(1)护士将铅板移至检查床附近,用铅围裙包绕患者下半身,减少不必要辐射。

(2)切开取石前为患者贴负极板。

(3)根据十二指肠乳头及开口情况选择合适的乳头切开刀,切开时配合医师将导丝固定,合理选择切开位置和方向,连接高频电导线,将弓刀的钢丝收紧,同时对切开刀钢丝的松紧度进行观察。

(4)根据胆管粗细选择大小合适的球囊,护士提前检查球囊充气是否良好。将取石球囊顺导丝置入胆管后,向球囊充气,医生拖拽球囊将结石取出(图 3-37-2)。

(5)胆管取石后用生理盐水冲洗胆管,同时网篮支撑于乳头开口处,配合医师持续吸引,将碎渣样结石吸出(图 3-37-3)。

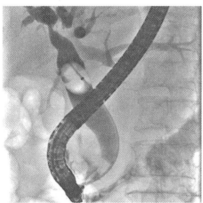
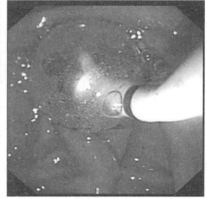

图 3-37-2　球囊取石

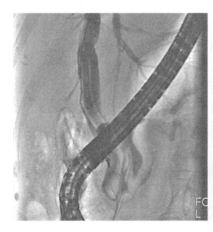
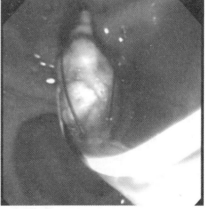

图 3-37-3　网篮取石

(6)术中严密监测患者生命体征,注意保持患者呼吸道通畅。

(7)取石结束后,撤去牙垫,嘱患者吐出口咽部中分泌物,将患者转运至恢复室进行复苏。

(8)胰管取石同胆管取石。

【注意事项】

1. 护士术前核对患者基本信息,确认诊疗项目及相关检查结果。注意完成碘过敏试验、抗生素过敏试验,防止患者进行碘造影过程出现过敏反应,并签署知情同意书。

2. 患者术前一日需要禁食水 6～8h,术日晨禁食水。已行钡剂检查者须待钡剂排空后 3～7d 再行检查,幽门梗阻患者应禁食 2～3d,必要时术前洗胃。

3. 对于长期服用抗凝药物、非甾体抗炎药(NSAID)、活血药物等患者,应停药 5～7d;服用其他抗血小板凝聚药物等,应停药 7～10d;术日晨停用降血糖药,但可正常服用降压药。

4. 术前指导患者体位摆放及呼吸训练(鼻吸口呼及术中吞咽等)方法。手术卧位为侧俯卧位,左臂放在背后头偏向右侧,右胸及右下垫软枕,使身体倾斜 30°,右腿骑枕,左腿伸直,双手自然放于身体两侧。

5. 术中注意无菌操作,污染纱布、吸出的胆汁放入专用桶内防止污染台面。导丝、乳头切开刀等使用后及时盘旋固定,防止附件散开。

6. 切开取石前为患者贴负极板,注意粘贴部位,于肌肉丰富处,避开瘢痕、毛发,观察高频发生器接触是否良好。

【拓展知识】

1. 配合医师进行导丝超选时,弓刀插入前仔细观察乳头形状和轴向方向,超选胆管方向时一般先将弓刀拉起,通过改变弓刀先端部角度,"先弓后松",以顺应胆管方向进行插入,导丝超选时应动作轻柔,遇到阻力时同一方向尽量不要反复试插,应轻微调整插管角度后重新尝试,以免造成乳头水肿增加插管难度。

2. 需要根据患者的具体情况确定注射造影剂的速度,确保检查的安全性和准确性,防止结石被推至胆胰管上段或深部。造影剂注射过快可能会造成胰腺炎或胆管炎等不良反应,所以应缓慢推入造影剂,不仅能让医师更好地观察胆管和胰管,而且能更好地观察造影剂的扩散情况。

3. 由于网篮收紧时所施加的压力,超过了结石的固有力。当网篮收得过紧时,就会使结石处于一种受挤压状态,所受的压力增大。当这种压力超过结石的承载力时,结石就会被挤出。因此,为了防止收得过紧而导致结石被挤出,医师需要在操作时根据患者的情况适度调整网篮的收缩力度和加入液体,如生理盐水或造影剂。

4. 为防止术后胰腺炎,遵医嘱可给予消炎镇痛药物纳肛。消炎镇痛药物纳肛可以缓解术后疼痛、发热和炎症反应,预防胰腺炎的发生。可通过肛门黏膜的局部给药,快速地进入血液循环系统,发挥作用。能够减少胰腺的分泌和活性,减少术后胆道引流管中的胆汁淤积和黏液产生,降低胆道括约肌的张力和胰液的反流,进一步减少胰腺的刺激和损伤,从而降低胰腺炎的风险。

【术后护理】

1. 一般护理

(1)安全交接:患者术后需在恢复室观察 30min,待清醒后平车返回病房,与病房护士做好安全交接。

（2）病情观察

①密切监测生命体征,若体温＞38℃应及时通知医师,监测患者血常规,做好物理降温及药物治疗。

②密切观察患者腹部有无压痛、反跳痛、肠鸣音等情况,术后 12h、24h 遵医嘱复查血常规及血淀粉酶。

（3）症状护理

①注意观察患者面部表情,认真听取患者主诉,观察有无腹胀、腹痛、恶心、呕吐等,针对患者疼痛情况进行疼痛量表评估并记录,遵医嘱给予镇痛药物治疗。

②术后出现短暂咽喉部疼痛及异物感,告知患者勿用力咳嗽,症状可于数日内缓解,必要时遵医嘱给予口服含片或雾化吸入治疗。

（4）休息指导:患者安全返回病房后应卧床休息,护士给予健康宣教,协助采取侧卧位,防止恶心、呕吐时出现误吸。

（5）饮食护理:术后禁食 24h,遵医嘱补充水电解质。术后检查患者淀粉酶,如正常和无腹痛、发热、黄疸等情况,遵医嘱调整饮食。饮食从禁食水－禁食－纯清汤流食－纯素半流食－低脂半流食或低脂普食过渡。避免粗纤维食物摄入、忌辛辣刺激及暴饮暴食。

2. 常见并发症护理

（1）急性胰腺炎:是术后常见并发症。主要表现为腹痛及血尿淀粉酶升高。术后护士应密切观察患者有无腹痛及腹膜刺激征,监测血尿淀粉酶、尿量及各项生化指标。指导患者卧床休息,禁食水,胃肠减压,遵医嘱给予补液、抗炎、抑酸、抑制胰酶分泌等支持对症治疗。定期复查血尿淀粉酶,观察用药效果及不良反应,发现异常及时给予对症处理。

（2）出血:常发生于十二指肠乳头切开（EST）术后。主要表现为不同程度的腹痛、头晕、心悸、乏力、呕血、便血或黑粪,有鼻胆管引流者可引流出血性液体。术后应密切观察患者生命体征、面色及意识变化,如有头晕、心慌、乏力、口干、黑粪等症状时,应立即行大便隐血试验、血常规、凝血功能等相关检查,观察大便的颜色、性质及量。指导患者绝对卧床休息,安慰患者及家属,减轻紧张、恐惧等不良情绪。

（3）穿孔:为最严重的并发症。主要表现为突然上腹部剧烈疼痛,持续加重,常伴反射性呕吐、一过性晕厥,伴皮下气肿,X 线腹部平片提示有膈下游离气体。术后应严密观察患者生命体征、有无腹痛及腹膜刺激征等。一旦发生,及时报告医师处理,大多数患者经禁食水、胃肠减压、补液、抗炎等非手术治疗而痊愈。

（4）急性胆管炎:是阻塞性黄疸患者行 ERCP 术后常见的严重并发症之一。主要表现为轻者畏寒、发热、黄疸加深并伴腹部胀痛,重者引起败血症、脓毒症休克甚至死亡。术后应密切观察患者生命体征、腹痛情况,特别是体温及血常规变化,注意皮肤、巩膜黄染的变化,以了解胆道是否通畅。

（5）低血糖:胆胰腺疾病合并糖尿病患者,ERCP 术后易出现低血糖,发生时间为术后10～20h。应加强巡视,密切观察病情变化,如饥饿感、心悸、头晕、出冷汗等低血糖症状,可立即口服或遵医嘱静脉推注葡萄糖溶液。

【健康教育】

1. 饮食指导 保持良好的饮食习惯,少量多餐,忌暴饮暴食,告知患者应低脂、低胆固醇、高维生素饮食,忌食肥肉、油煎、油炸等高脂食物,保持大便通畅,养成健康饮食习惯,戒除烟酒。多饮水,避免剧烈活动。

2. 休息与活动　指导患者出院后应注意休息,勿做剧烈运动,保证充足睡眠,避免劳累,注意保暖,避免受凉。适当体育锻炼,增强体质,可做有氧运动,预防疾病复发。

3. 定期复查　常规术后 3 个月复查 B 超,以观察肝胆系统情况。如有发热、呕吐、腹痛、腹胀及皮肤黄染等情况,应及时到医院就诊。

参 考 文 献

[1]　李海燕.ERCP 术的护理配合效果观察[J].世界最新医学信息文摘(连续型电子期刊),2015,15(41):183.

[2]　李燕.对高龄胆总管结石患者内镜下胰胆管造影取石术的疗效与围术期护理分析[J].当代临床医刊,2021,34(6):8-9.

[3]　陈艳.经内镜逆行胰胆管造影(ERCP)下取石术治疗中的护理配合分析[J].中西医结合心血管病杂志,2018,6(20):77-78.

[4]　陈艳华.经内镜逆行胰胆管造影(ERCP)下取石术治疗中的护理配合分析[J].中国继续医学教育,2017,9(3):213-214.

[5]　季荣娟,杨轶群.探讨舒适护理对 ERCP 胆总管取石术患者护理质量影响[J].世界华人消化杂志,2016,24(29):4070-4074.

[6]　马文聪,楼奇峰,蒋祯,等.治疗性 ERCP 术后迟发性出血的早期发现及内镜下治疗的护理配合[J].护士进修杂志,2015,30(9):815-817

[7]　杨甜,王友春,张瑜,等.ERCP 胆道塑料支架置入术与 ERCP 胆道取石术治疗老年多发胆总管结石的临床效果比较[J].临床医学研究与实践,2021,6(1):61-64

[8]　项晓燕,丁春妹.预见性护理在 ERCP 患者术后并发急性胰腺炎的研究[J].结直肠肛门外科,2021,27(1):117-118.

[9]　陆夏媛,汤君,李嘉欢.护士站前移护理模式在内镜下逆行胰胆管造影术患者中的应用[J].齐鲁护理杂志,2020,26(20):93-96.

第三十八节　内镜逆行胰胆管支架置入护理配合技术

内镜逆行胰胆管支架置入术是一种治疗胆道及胰腺疾病的介入性治疗方法。该方法通过内镜逆行胰胆管造影术(ERCP)将支架插入胰胆管内,以拓宽狭窄部位、保持管道通畅,从而缓解相应疾病的症状和预防并发症的发生。该方法适用于胆管结石、胆道狭窄、胆管肿瘤、胰腺假囊肿等疾病的治疗。具有手术时间短、恢复期短、效果可靠的特点,是目前常用的胆道及胰腺疾病介入治疗方法之一。

【适应证及禁忌证】

1. 适应证

(1)无法切除的原发性、复发性的癌性胆道狭窄者。

(2)无法耐受手术的晚期癌性胆道狭窄者。

(3)恶性组织浸润或压迫所致的胆道狭窄者。

(4)良性胆道狭窄者。

(5)恶性肿瘤所致的肝外胆管梗阻和减少黄疸及晚期患者的姑息性治疗。

(6)各种原因导致的胆总管或肝总管非横断胆瘘者。

(7)胆管结石,如巨大结石内镜取石碎石不成功者,尤其是高龄无法耐受长时间取石操作者。

(8)急性胆管炎不适合取石,行临时引流者。

2. 禁忌证

(1)有严重心、肺、肾、肝及神经系统等疾患及其他内镜检查禁忌者。

(2)有出血倾向,出、凝血时间延长,血小板减少或凝血酶原时间延长,经治疗无法纠正者。

(3)存在严重的胆囊炎或胰腺炎,或者胆道、胰腺或肠道穿孔者。

(4)明确有腹腔广泛转移、多发性狭窄或狭窄部位过长、估计1～2个支架无法缓解者。

(5)重度门静脉高压性食管胃静脉曲张或有严重出血倾向者。

(6)术后吻合口狭窄者(除外吻合口复发伴远处转移无法手术切除者)。

(7)肝门部胆管肿瘤及肝内多级分支胆管梗阻者。

(8)严重的感染或败血症,无法控制感染者。

(9)对置入支架存在过敏反应者。

(10)行心脏起搏器或其他电子设备植入者。

(11)患者及家属不合作者。

【操作流程】

1. 物品准备

(1)常规物品准备:内镜主机、负压吸引设施、二氧化碳供应系统、氧气供应系统、治疗碗、无菌手套、无菌纱布、牙垫、一次性护理垫、一次性注射器等。

(2)附件准备:导丝锁、乳头切开刀、造影导管、导丝、各型号胆管支架及支架推送器等。

(3)特殊准备:专用X线机、高频电装置、十二指肠镜、X线防护设备(铅衣、铅围脖、铅帽、铅眼镜、铅挡板等)。

(4)药品准备:造影剂、局部麻醉药、解痉药、止血药、0.9%氯化钠注射液、灭菌注射用水、75%乙醇等。

(5)治疗车准备:专用治疗车上铺无菌中单(一人一换),用夹子固定。

2. 患者准备

(1)检查患者是否戴有金属饰品及植入物:如活动义齿、眼镜等,是否穿着影响X线摄片的衣着织物等。

(2)检查前30 min指导患者口服链霉蛋白酶溶液,检查前15 min含服咽部麻醉药。

(3)协助患者摆放手术体位(侧俯卧位)。

(4)建立较粗静脉通道,尽量选择左脚踝、右脚背部血管。

(5)以约束带约束患者右手腕部、右腿大腿膝盖上方10 cm处,以防坠床。

(6)在患者脚踝等骨隆突处垫防压疮垫,调整输液部位以便于观察液体外渗等情况。

(7)使用有松紧带的牙垫,护士协助患者将牙垫咬好固定;为患者连接心电、血氧、血压等监护,嘱患者用鼻吸气、用口呼气。

【手术步骤及护理配合】

1. 护士将铅板移至检查床附近,用铅围裙包绕患者下半身,减少不必要的辐射。

2. 切开取石前为患者贴负极板。

3. 根据十二指肠乳头及开口情况选择合适的乳头切开刀,切开时配合医师将导丝固定,合理选择切开位置和方向,连接高频电导线,将弓刀的钢丝收紧,同时对切开刀钢丝的松紧度进行观察。

4. 选择合适的支架和支架推送器(图 3-38-1)(带内支撑支架、不带内支撑支架、塑料支架、金属支架)。

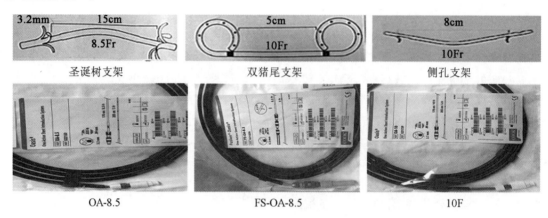

图 3-38-1　支架类型

5. 在 X 线透视下利用支架和支架推送器将支架推送至需引流部位(如狭窄部位或梗阻部位),释放支架后观察胆汁流出是否通畅,确认引流通畅后退镜。X 线摄片确认支架的位置。

(1)走快速交换通道:将后端导丝插入支架(不拔导丝,插入前用无菌水润滑)、插入推送器前端至快速交换孔道,将导丝递至术者、边送边盘后端导丝(当支架推送器至活检孔道口时一定保持右手持导丝固定不动,防止导丝被拉出)、支架放入位置时观察 X 线下 Mark 点,遵医嘱拔出导丝、拔出支架推送器。

(2)不走快速交换通道:将支架推送器内导丝拔出、注无菌水润滑通道、润滑支架、支架套入导丝(注意前后端)、将导丝穿入支架推送器前端至后端、放开导丝、拉出导丝盘起、支架送至活检孔道、协助术者送支架(注意观察镜下和 X 线下 Mark 点),遵医嘱拔出导丝及支架推送器(支架到达位置后)。

(3)8.5F、10F 支架推送器有内支撑器,无法走快速交换通道。遵医嘱选取支架及配套推送器、注无菌水润滑支架及推送器通道,将支架套入支架推送器内支撑(优先套入黑管,注意圣诞树支架大头在前端),将导丝穿入支架推送器前端至后端、放开导丝,持支架推送器前端同时盘拉导丝,将整个推送器抻直(支架送至活检孔道处,注意不要将导丝拉出),保证导丝不动的同时送推送器、逐步向前盘拉导丝(送至 X 线下看到内支撑的 3 个 Mark 点)、拧开内支撑(3 个 Mark 点长度共计 10cm,如果支架长应多放点内支撑),成功后遵医嘱依次拔出内支撑、导丝和支架推送器(镜下和 X 线下看支架送到的位置)。

【注意事项】

1. 护士术前核对患者基本信息,确认诊疗项目及相关检查结果。注意完成碘过敏试验、抗生素过敏试验,防止患者进行碘造影过程出现过敏反应,并签署知情同意书。

2. 患者术前一日需要禁食水 6～8h。术日晨禁食水。已行钡剂检查者须待钡剂排空后 3～7d 再行检查,幽门梗阻患者应禁食 2～3d,必要时术前洗胃。

3. 对于长期服用抗凝药物、非甾体抗炎药(NSAID)、活血药物等患者,应停药 5～7d;服用其他抗血小板凝聚药物等,应停药 7～10d;术日晨停用降血糖药,但可正常服用降压药。

4. 术前指导患者体位摆放及呼吸训练(鼻吸口呼及术中吞咽等)方法。手术卧位为侧俯卧位,左臂放在背后头偏向右侧,右胸及右下垫软枕,使身体倾斜 30°,右腿骑枕,左腿伸直,双手自然放于身体两侧。

5. 术中注意无菌操作,污染纱布、吸出的胆汁放入专用桶内,防止污染台面。导丝、乳头切开刀等使用后及时盘旋固定,防止附件散开。

6. 切开取石前为患者贴负极板。注意粘贴部位,于肌肉丰富处,避开瘢痕、毛发,观察高频发生器接触是否良好。

7. 放置支架前,支架要用生理盐水充分浸泡,以软化支架,使其便于插入;消毒支架表面,确保其在植入过程中不会对组织产生损伤或感染等。

【拓展知识】

1. 配合医师进行导丝超选时,弓刀插入前仔细观察乳头形状和轴向方向,超选胆管方向时一般先将弓刀拉起,通过改变弓刀先端部角度,"先弓后松",以顺应胆管方向进行插入,导丝超选时应动作轻柔,遇到阻力时同一方向尽量不要反复试插,应轻微调整插管角度后重新尝试,以免造成乳头水肿增加插管难度。

2. Mark 点有 3 个。①肝穿刺点:在胆囊下缘 1～2cm 位置,按照解剖学位置,在右腹壁切口处向内插入 22G 针头,刺入肝部位。②胆囊点:在左侧小腹正中线以上 4～5cm 处,其位置需要准确掌握。③十二指肠乳头点:在胆囊点向中线方向偏左侧 10～20cm 处。

【术后护理】

1. 一般护理

(1)安全护理:患者术后于恢复室观察 30 min,清醒后平车返回病房,与病房护士交接。

(2)病情观察:术后密切监测生命体征,若体温＞38℃应遵医嘱监测患者血常规、行物理降温及药物治疗。

(3)生活护理:术后遵医嘱禁食,12h、24h 急查血淀粉酶,遵医嘱延长禁食水时间、行饮食过渡,禁食期间做好患者口腔护理。

(4)症状护理:告知患者术后如有咽喉部疼痛、异物感等症状,勿用力咳嗽,必要时遵医嘱给予雾化吸入治疗。密切观察患者腹部有无压痛、反跳痛、肠鸣音等情况,对疼痛程度进行评估,遵医嘱给予镇痛药物治疗。

(5)休息指导:嘱其卧床休息 24h,1 周内避免剧烈运动。

2. 并发症的观察与处理

(1)出血:由于支架插入时刺破胆道黏膜或肝组织,可能导致出血。主要表现为不同程度的腹痛、头晕、心悸、乏力、呕血、便血或黑粪,有鼻胆管引流者可引流出血性液体。应密切观察患者出血症状、维持血压稳定、避免使用抗凝药物等,必要时行内镜下止血术。

(2)感染:由于支架插入后可能污染胆道,导致感染。主要表现为发热、疼痛、脓液渗出、恶心、呕吐、腹泻等胃肠道症状,应遵医嘱使用抗生素。

(3)胆道狭窄:由于支架插入的位置不当或在胆道内停留时间过长,可能导致胆道狭窄。

主要表现为黄疸、腹痛、恶心、呕吐、食欲缺乏和发热等。应在插入支架前进行严格评估,选择合适的支架型号和长度。

(4)胆石形成:由于支架存在于胆道内,可能促进胆石形成。主要表现为上腹部疼痛、恶心、呕吐、黄疸、发热、腹泻、腹胀,以及疲劳、贫血等全身症状。应定期进行支架清洗和更换,减轻胆道积石的风险。

(5)胰腺炎:由于支架插入后可能影响胰管引流,导致胰腺炎。主要表现为腹痛及血尿淀粉酶升高。应术前预防性使用非甾体抗炎药、定期监测患者血清淀粉酶水平,避免使用刺激性导管清洗剂。

(6)穿孔:由于内镜进镜时用力过度、十二指肠乳头括约肌切开过多导致穿孔。主要表现为突然上腹部剧烈疼痛,持续加重,常伴反射性呕吐、一过性晕厥、皮下气肿,X线腹部平片提示有膈下游离气体。一旦发生,应迅速行急诊手术治疗。

(7)支架堵塞:由于食物、粪块嵌顿及肉芽或肿瘤组织增生所致。主要表现为黄疸、腹痛、恶心、呕吐、发热,严重者导致支架脱出。前者应用探条或扩张管疏通即可,后者应放置第2个支架。

(8)支架移位:由于支架适配度、患者胆道情况、身体反应的变化致支架移位。主要表现为腹痛、肝功能异常、黄疸、尿色加深、食欲缺乏、胰腺炎、胆道堵塞等。前者应更换支架,后者应重新定位。

【健康教育】

1. 常规术后3个月复查超声,出现黄疸加深或伴发热及时就诊。

2. 告知患者塑料支架平均通畅期为3～4个月可更换1次,需根据病情的需要及时更换。

3. 饮食指导,遵医嘱定时、定点、定量进食,宜食清淡、易消化、低脂无刺激食物,不可暴饮暴食及酗酒。

4. 生活指导,注意休息、保暖,活动不宜过多,避免导管滑脱。

5. 告知患者及时倾倒引流液,保持引流通畅,引流管不能扭曲、打折,不可自行拔管。

参 考 文 献

[1] 中华医学会消化内镜学分会ERCP学组,中国医师协会消化医师分会胆胰学组.中国ERCP指南(2018版)[J].中国医刊,2018,53(11):1185-1215.

[2] Dumonceau J,Tringali A,Papanikolaou I,et al. Endoscopic biliary stenting:indications,choice of stents,and results:European Society of Gastrointestinal Endoscopy(ESGE) Clinical Guideline-Updated October 2017[J]. Endoscopy,2018,50(9):910-930.

[3] 张亚飞.ERCP在胆囊胆管疾病中的应用与研究进展[J].中国消化内镜杂志,2016,13(2):87-89.

[4] Gao W,Yu J,Zhang Y. A comparison of the efficacy and safety of two types of ERCP guidewires for biliary cannulation:a single-center retrospective study[J]. Surg Endosc,2021,35(1):502-509.

[5] 顾元,陆亚妮,庄小虎.胰胆管支架置入时Mark点的应用及效果观察[J].临床消化病杂志,2018,34(3):177-180.

[6] 王卫华,陈小平,肖光明.内镜逆行胰胆管支架置入术中导丝超选技巧的应用[J].中国实用内科杂志,2016,36(7):580-583.

第三十九节　经内镜下鼻胆管引流(ENBD)护理配合技术

内镜下鼻胆管引流术是在十二指肠镜直视下,建立在内镜下逆行胰胆管造影(ERCP)技术基础上开展的一种常用的胆道微创治疗技术,是一种无创评估和治疗胆汁淤积的方法。目的是解除胆道梗阻、减轻胆道压力、引流胆汁,从而有效预防 ERCP 术后感染,方便复查残余结石,快速对胆汁行细菌培养等。具有不出血、腔隙分离到位、不损伤周围组织的优点,以达到充分引流胆汁,或冲洗胆管并反复进行胆管造影的目的,并且具有安全、有效、便利等优势。

【适应证及禁忌证】

1. 适应证

(1)急性化脓性梗阻性胆管炎。

(2)ERCP 后或碎石后预防结石嵌顿及胆管感染。

(3)原发或转移性良、恶性肿瘤所致的胆管梗阻。

(4)肝胆管结石所致的胆管梗阻。

(5)急性胆源性胰腺炎。

(6)创伤性或医源性胆管狭窄或胆瘘。

(7)临床须重复胆管造影或采集胆汁进行生化和细菌学检查。

(8)胆管结石须灌注药物溶石治疗。

2. 禁忌证

(1)有严重心、肺、肾、肝及神经系统等疾患及其他内镜检查禁忌者。

(2)有出血倾向,出、凝血时间延长,血小板减少或凝血酶原时间延长,经治疗无法纠正者。

(3)重症急性胰腺炎。

(4)严重胆道感染及胆管梗阻无法引流者。

(5)上消化管改道术后,难以到达十二指肠者。

(6)中、重度食管胃底静脉曲张并有出血倾向者。

(7)患者及家属不合作者。

【操作流程】

1. 物品准备

(1)常规物品准备:同逆行胰胆管造影检查准备;打开 X 线机录入患者基本信息;铺设专用治疗车,注意无菌操作;备齐相关药品及 X 线防护设备。

(2)附件准备:乳头切开刀、导丝、鼻胆引流管(图 3-39-1)、一次性引流袋、鼻胶贴等。

2. 患者准备　常规同内镜逆行胰胆管造影检查。为患者摆放 ERCP 标准体位,做好防护,防止坠床。为患者心电监护,持续低流量吸氧保障安全。

3. 手术步骤及护理配合

(1)常规行 ERCP 术,经胆管造影后确定梗阻部位,确定 ENBD 的必要性及引流部位。

(2)在 X 线透视监视下,沿导丝插入鼻胆引流管,并送达理想的引流部位。

(3)保持鼻胆管位置不变,逐步退出导丝,若不理想,可重新置入导丝进行调整。确定位置不变后一边退镜一边进鼻胆引流管(保持动态平衡),最后交换出内镜(图 3-39-2)。

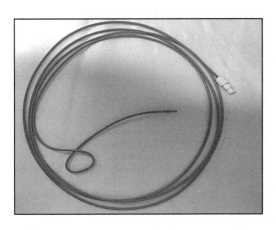

图 3-39-1　鼻胆引流管

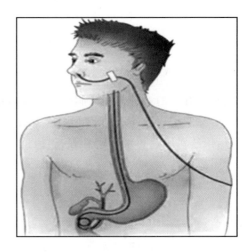

图 3-39-2　鼻胆引流管插入示意图

（4）借助口鼻置换管将鼻胆管从口中取出并固定于鼻翼及耳郭，连接一次性引流袋。

（5）术中严密监测观察患者生命体征，如有异常及时报告医师。

【注意事项】

1. 护士术前核对患者基本信息，确认诊疗项目及相关检查结果。注意完成碘过敏试验、抗生素过敏试验，防止患者进行碘造影过程中出现过敏反应，并签署知情同意书。

2. 患者术前一日需要禁食水 6～8h。术日晨禁食水。已行钡剂检查者须待钡剂排空后 3～7d 再行检查。幽门梗阻患者应禁食 2～3d，必要时术前洗胃。

3. 对于长期服用抗凝药物、非甾体抗炎药（NSAID）、活血药物等患者，应停药 5～7d；服用其他抗血小板凝聚药物等，应停药 7～10d；术日晨停用降血糖药，但可正常服用降压药。

4. 术前指导患者体位摆放及呼吸训练（鼻吸口呼及术中吞咽等）方法。手术卧位为侧俯卧位，左臂放在背后头偏向右侧，右胸及右下垫软枕，使身体倾斜 30°，右腿骑枕，左腿伸直，双手自然放于身体两侧。

5. 尽可能选择胆管增粗最显著、引流量最大的部位进行引流，以获得最佳的引流效果。

6. 造影导管应插至梗阻以上，切忌向胆道内注入过多的造影剂，以免增加胆道内压力。

7. 冲洗鼻胆管或经鼻胆管注入药物时，注射量不要过大、速度不要过快，以防胆管炎和脓毒血症的发生。

8. 鼻胆管在上消化道内走行路线，原则上沿着胃小弯，不要在胃内或十二指肠内攀缘过长。

9. 当鼻胆管引流量减少或无胆汁引出时，应考虑鼻胆管脱出，应予以证实并重新置入。

【拓展知识】

1. 鼻胆引流管术中使用扩张探条或扩张气囊沿导丝扩张狭窄部位，主要是通过机械或压力作用扩张狭窄的部位，以便将引流管顺利插入到胆道中。扩张探条通过直接扩张管道，扩张气囊则通过充气使气囊膨胀，压力作用于管道。这些方法可以使导管尽可能地贴近管道的内壁，最大限度地扩大管径，确保顺畅地引流排泄。这是一种介入性治疗手段，可以有效地减轻狭窄部位的症状和排出体内堆积的液体。扩张探条或扩张气囊的使用还可以减少后续重新狭窄的风险,提高手术成功率和治疗效果。

2.在手术放置了鼻胆引流管后,如果在移除内镜时不采用动态平衡的方法,就会出现鼻胆引流管位置改变。引流管位置改变,就可能引起引流不畅,引流管脱落,甚至刺激黏膜造成疼痛等问题。因此,通过一边退镜一边进鼻胆引流管来保持动态平衡,以确保鼻胆引流管位置不变,避免上述问题的发生。最后交换出内镜,完成手术过程。

3.鼻胆引流管前端分弯头和直头,术中根据患者实际情况放置。弯头鼻胆引流管可以起到支撑作用,防止引流管掉落。

【术后护理】

1.一般护理

(1)安全交接:患者术后需在恢复室观察30 min,待清醒后平车返回病房,与病房护士做好安全交接。

(2)病情观察

①密切监测生命体征,观察患者有无寒战高热、血压下降等情况,若体温>38℃应及时通知医师,监测血常规,做好物理降温及药物治疗。

②密切观察患者腹部有无压痛、反跳痛、肠鸣音等情况,术后12h、24h遵医嘱复查血常规及血淀粉酶。

③术后需要关注鼻腔内的管道,保持清洁、稳定、畅通,避免引起感染等不良症状。

(3)症状护理

①注意观察患者面部表情,认真听取患者主诉,密切观察患者有无腹痛、腹胀、呕吐、呕血及黑粪、黄疸加重等症状,针对患者疼痛情况进行疼痛量表评估并记录,遵医嘱给予镇痛等药物治疗。注意观察胆汁排出量,必要时对胆汁进行常规、细菌学检查或病理学检查。

②术后出现短暂咽喉部疼痛及异物感,告知患者勿用力咳嗽,症状可于数日内缓解,必要时遵医嘱给予口服含片或雾化吸入治疗。

(4)休息指导:患者安全返回病房后应卧床休息,护士给予健康宣教,协助患者采取侧卧位,防止恶心、呕吐时出现误吸。

(5)饮食指导:术后当天禁饮食,禁食时间视病情、血淀粉酶情况而定,病情恢复可逐渐恢复饮食,先进少量温开水—无脂流食—无脂半流食—普通低脂饮食,避免粗糙、坚硬、刺激性食物。

(6)用药护理:遵医嘱准确应用抗生素、抑酸、胰酶抑制药、补液药物,注意观察有无不良反应。

(7)管道护理

①妥善固定鼻胆管(图3-39-3),标记鼻胆管体外长度,采用固定技术"三步曲"法(第一步鼻翼固定,第二步耳垂固定,第三步引流袋固定),告知患者及家属相关预防导管滑脱的注意事项。导管末端接无菌引流袋,引流袋固定位置应低于床面,减少逆行感染的机会。

②保持引流管通畅,避免引流管打折、扭曲、阻塞,及时倾倒引流液,定期更换引流袋,注意防止医源性感染。做好床旁交接班,记录24h引流液量,并观察引流液颜色、性状、量,异常时送检。

③拔管指征,根据患者病情决定拔管时间。若引流两周后,患者体温正常,血淀粉酶等各项指标恢复正常,腹胀、腹痛、黄疸缓解2~3d后,可遵医嘱给予拔管。有胆管残余结石者须待胆道环境改善取石后拔管。

(8)心理护理:对患者进行细心的照顾,帮助患者缓解术后焦虑情绪。

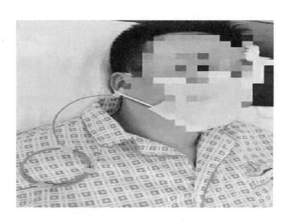

图 3-39-3　鼻胆管固定

2. 常见并发症护理

(1)恶心、咽痛:术后应保持口鼻腔、咽部清洁、湿润,防止黏膜干燥及引流管的刺激引起恶心、咽痛、口腔感染及鼻腔不适。每日用湿棉签清洁鼻腔后涂少许液状石蜡润滑,病情较重者每日行口腔护理,必要时遵医嘱给予雾化吸入治疗。

(2)鼻胆管阻塞:术后鼻胆管易被胆泥、血凝块、癌栓及脱落的坏死组织阻塞或因折叠、扭曲引起引流不畅。应妥善固定鼻胆管,防止扭曲、折叠、受压。引流量减少或黏稠、絮状物较多时,3d 内可用少量生理盐水或含抗生素的溶液低压缓慢滴入冲洗,每日 1~2 次。严格无菌操作,控制好冲洗滴入速度(每分钟 10 滴)及疏通力度,切忌用力过猛、速度过快或压力过大。

(3)鼻胆管拔除或脱出:应妥善固定鼻胆管,定期更换胶布。如发现鼻胆管滑脱,立即协助患者保持合适体位,安慰患者。告知医师,根据病情采取相应的应对措施。

(4)急性胆管炎:主要发生在引流效果不佳的患者。术后应密切观察患者生命体征、腹痛情况,特别是体温及血常规的变化,注意皮肤、巩膜黄染的变化,以了解胆道是否通畅。准确应用抗生素,对高热者行物理降温或药物降温。同时做好基础护理,保持口腔清洁、皮肤干燥。

【健康教育】

1. 饮食指导　宜进食清淡、易消化、低脂无刺激食物。三餐要规律,定时、定点、定量,不可暴饮暴食及酗酒。

2. 休息与活动　注意休息,勿做剧烈运动,保证充足睡眠,避免劳累,注意保暖,避免受凉。适当体育锻炼,增强体质,可做有氧运动,预防疾病复发。

3. 健康教育　做好胆胰疾病知识的健康教育,帮助患者了解此类疾病的诱发因素,增强健康保健知识。

4. 定期复查　发现异常及时就诊。

参 考 文 献

[1]　曾慧玲,罗永琴,袁舒烜,等.ERCP 术后鼻胆管引流的综合护理[J].世界最新医学信息文摘,2019,19
(36):25-28.

[2]　廖想,周文策.经内镜鼻胆管引流术在 ERCP 中的应用价值[J].兰州大学学报(医学版),2022,48(2):

87-91.

[3]　邹维华,张志华.ERCP 术后鼻胆管引流护理体会[J].北方药学,2013,10(6):187.

[4]　梁运球,何子平.三镜联合经腹置入鼻胆管引流术在肝外胆管结石中的应用效果[J].临床普外科电子杂志,2023,11(1):37-40.

[5]　钱琳,方佩颖,刘晓岚,等.经内镜留置鼻胆管患者置管期间舒适体验的质性研究[C].上海市护理学会第五届上海国际护理大会论文摘要汇编,2022:270-271.

[6]　徐英.内镜逆行胰胆管造影术后留置鼻胆管胆汁引流异常的护理要点[J].腹腔镜外科杂志,2021,26(4):313-314.

[7]　廖想.经内镜留置鼻胆引流管患者真实体验的质性研究[D].兰州:兰州大学,2021.

[8]　叶琴.个性化护理干预对 ERCP 胆道取石术后放置鼻胆管引流患者的影响[J].实用临床护理学电子杂志,2020,5(11):84+92.

[9]　范淑娟.ERCP 术后鼻胆管引流临床观察与护理分析[J].临床医药文献电子杂志,2018,5(A4):88.

[10]　徐霞.分析 ERCP 术后鼻胆管引流的护理效果与影响[J].世界最新医学信息文摘,2018,18(A3):262.

[11]　贺照霞,刘玮,余海洋.内镜下鼻胆管引流的术中配合与护理[J].中国现代药物应用,2016,10(5):208-209.

第四十节　消化内镜空肠营养管置入护理配合技术

消化内镜空肠营养管置入术是通过内镜将空肠营养管经鼻放入空肠进行短期治疗以便减压、喂食和抽吸的一种置管方法。空肠营养管分单腔和三腔营养管(图 3-40-1)。根据管型的大小,可以进行引流或灌洗。

【适应证及禁忌证】

1.适应证

(1)急性胰腺炎。

(2)胃食管切除术后。

(3)吻合口狭窄。

(4)食管气管瘘。

2.禁忌证

(1)食管、胃、十二指肠急性穿孔者。

(2)严重心、肺、肾、脑功能不全及多脏器功能障碍综合征者。

(3)精神病及意识明显障碍不能合作者。

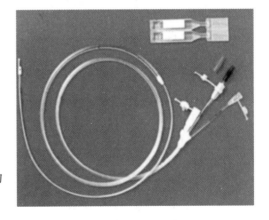

图 3-40-1　三腔营养管

【操作流程】

1.物品准备

(1)常规物品准备:内镜主机、电子胃镜、治疗碗、手套、纱布、牙垫、一次性检查垫、一次性注射器、活检钳、标本瓶等。

(2)附件准备:异物钳、润滑剂、胶贴等。

(3)特殊准备:单腔空肠营养管。

(4)药品准备:盐酸达克罗宁胶浆、链霉蛋白酶颗粒、西甲硅油或二甲硅油、灭菌注射用水。

(5)治疗车准备:专用治疗车,车上铺无菌中单(一人一换),用夹子固定。

2. 患者准备

(1)检查前抽血查血常规、生化、血清四项、凝血四项等,如服用抗凝药或活血药应停药7～10d。向患者及家属讲解空肠营养管置入的必要性和风险性,签署知情同意书。

(2)术前一日禁食6～8h。术日晨禁食水。

(3)已做钡剂检查者须待钡剂排空后(3～7d)再做胃镜检查。幽门梗阻患者应禁食2～3d,必要时术前洗胃。尽量排空大小便。胃肠蠕动差的患者延长禁食时间。

(4)高血压患者晨服降压药。

(5)年老体弱患者须有家属陪同,摘掉金属物品、活动义齿和眼镜等,贵重物品交予家属保管。

(6)检查前30 min口服链霉蛋白酶溶液。检查前15 min含服麻醉祛泡药。

(7)检查患者双侧鼻腔通气情况,是否有堵塞、出血、畸形等。

3. 手术步骤及护理配合

(1)术者先行常规内镜检查,确定病变部位,评估患者,确定适应证,退镜。

(2)护士持空肠营养管润滑前端20cm,从鼻孔插入至食管腔或胃内,插管方法同胃管。

(3)术者再次进镜,观察营养管的位置,待术者调整好内镜位置及角度后护士将异物钳递于术者,从内镜活检孔道送入。护士在内镜直视下张开异物钳,用异物钳夹住营养管头端,连同内镜头端一起送入十二指肠降段。

(4)护士于鼻腔处固定营养管,异物钳钳夹营养管保持原位。术者一边缓慢退出内镜一边通过异物钳往十二指肠送入营养管,形成一个相对静止的状态,使营养管保持在十二指肠内不随内镜脱出。

(5)当内镜退至胃腔后,助手松开异物钳,缓慢后退异物钳至胃腔。并于胃腔内再次张开异物钳钳夹营养管管身,第二次连同内镜头端一起送入十二指肠降段。如此重复3～4次可将空肠营养管推送至Treitz韧带以下的20～40cm处。

(6)护士固定营养管,待术者退出内镜后,抽出营养管内导丝,可在X线监视下从空肠营养管内注入造影剂,明确营养管头端位置情况,如营养管头端位置不理想或脱出移位,可以再次进镜调节营养管位置。

(7)术中观察患者的面色、神情等情况,及时给予鼓励。若患者举手示意,可嘱患者调整呼吸,口水顺口角流出,防止误吸、呛咳。

【注意事项】

1. 护士操作前核对患者基本信息,确定诊疗项目及相关检查结果。

2. 患者术前一日需要禁食水6～8h。术日晨禁食水。已行钡剂检查者须待钡剂排空后3～7d再行检查,幽门梗阻患者应禁食2～3d,必要时术前洗胃。

3. 对于长期服用抗凝药物、非甾体抗炎药(NSAID)、活血药物等患者,应停药5～7d;服用其他抗血小板凝聚药物等,应停药7～10d;术日晨停用降血糖药,但可正常服用降压药。

4. 退镜时术者与助手的退进一定要同步,以防止营养管与镜身摩擦而退入胃内,造成置管失败。

5. 术中观察患者的面色、神情等情况,防止误吸、呛咳。

6. 推进的导引钢丝撤出内镜时尽量不让导丝在胃腔内盘绕或将导丝远端退出十二指肠降部,而影响置管。

7. 异物钳钳夹营养管时内镜与营养管应垂直,以便于异物钳钳夹营养管。

8. 抽出营养管导丝前将营养管充分拉直,防止营养管结襻,导致导丝不易抽出。

9. 置管成功后要外固定好鼻肠营养管,防止脱落。放置好鼻空肠营养管后,注入生理盐水检查是否通畅。注入营养液也要循序渐进。

【拓展知识】

1. 空肠营养管堵管时应该用碱性药物冲洗管道,原因是碱性药物可以中和管道内的酸性物质,从而使其变得更容易被清除。此外,碱性药物不仅能够刺激肠道蠕动,有利于管道内的积液和物质顺利排出,还可以软化或溶解管路中的沉积物,促进肠道分泌,增加肠道内的润滑液,从而更容易将堵塞物清除。总之,使用碱性药物冲洗空肠营养管堵管可以促进管道内液体和物质的流动,帮助通畅管路。

2. 在胆总管末端的胆管内,毕Ⅱ式术后的患者输出襻会变得更加重要。输出管和输入管是连接肝和肠道的两个管道,输出管主要用于排出胆汁,而输入管主要用于将胆汁送往小肠,帮助消化和吸收营养。在毕式术后,输出管和输入管可能会遭受不同程度的破坏或切除,导致胆汁排泄和胆汁吸收障碍。因此,术后的患者一定要找到输出襻,以确保体内胆汁的正常排泄。输出襻较为清洁,不会有太多的胆汁存留,而输入襻可能会有较多胆汁留存,需要经常清洗。

【术后护理】

1. 一般护理

(1)安全护理:患者术后返回病房,与病房护士交接,查看空肠营养管固定情况。接胃肠减压装置或导管末端反折,用无菌纱布包裹后固定于患者衣领上。

(2)病情观察:术后密切监测生命体征,若体温＞38℃应遵医嘱监测患者血常规、做好物理降温及药物治疗。

(3)生活护理:每日行口腔护理2~3次,保持口腔黏膜湿润,防止出血、感染、溃疡等;注意鼻腔护理,给予温水棉签擦拭或鱼肝油滴鼻,避免鼻腔黏膜干燥、出血。

(4)管路护理

①使用黏度高、透气性好的胃管贴,贴在鼻翼处,留取合适长度后将管路固定到耳垂,避免压迫管道。

②每4小时检查营养管的位置1次,测量外露部分的长度,做好记录,做到班班交接。

③固定管道的胶布如出现潮湿、污染、脱落等及时更换。

④保持管道通畅,每次灌注营养液前后用温开水冲洗导管。

(5)症状护理:告知患者术后如有咽喉部疼痛、异物感等症状,勿用力咳嗽,必要时遵医嘱给予雾化吸入治疗。密切观察患者有无腹泻、恶心、呕吐等症状。

(6)体位指导:注食后注意患者体位,取半卧位或右侧卧位,以减少反流。

(7)营养液输注原则:由低浓度到高浓度,容量由少到多,速度由慢到快,营养液恒温(37~39℃)。

2. 预防堵管护理

(1)插管后应立即注入生理盐水50 ml,以冲洗插管时分泌的胃液及胆汁等黏液。

(2)第1次泵注营养液前,应缓慢泵入5％葡萄糖生理盐水500 ml,以检查管道是否通畅,并使肠道有个适应过程。先以60 ml/h速度输入,如果耐受良好,可以逐渐增加速度,直至120 ml/h为止。

(3)开始输注时速度较慢,更易发生堵管,应加强观察,在情况允许时,尽量使用输液泵输入,发现问题及时处理。

(4)输注完毕后应使用 20～30 ml 温开水或生理盐水冲洗管道。

(5)一旦发生灌注不畅,考虑堵管的可能,可使用 20 ml 注射器反复冲洗、抽吸,或将胰酶溶于温水后注入。

(6)连续输注营养液应每 4～6 小时用无菌生理盐水或温水冲洗导管 1 次。

(7)应用细的喂养管,禁止经该导管输注颗粒或粉末性药物,以防止堵管。

(8)不要将带渣的菜汤、米汤等注入营养管。

3. 常见并发症的护理

(1)腹胀、腹泻、恶心、呕吐

①减慢灌注速度,应由慢到快。

②营养液经过加温后使用。

③配制后的营养液输注不能超过 24h。

(2)便秘:鼓励患者适当下床活动。

(3)导管堵塞

①用注射器试行向外负压抽取内容物。

②尽量不使用导丝进行疏通,避免将营养管撑破。

③可用 5％碳酸氢钠或者可乐、胰酶溶液封管,反复回抽、注入、冲洗,直至复通。

④利用营养管遇热扩张及热水对营养素的溶解作用,用 50℃左右的生理盐水加压冲洗营养管。

【健康教育】

1. 管路勿受压、打折,避免局部剧烈活动。

2. 保持固定部位干燥、清洁,防止管路的脱出,固定胶布松动时,及时给予更换。定期检查空肠营养管的刻度。

3. 患者自己不能随便向管道内灌注其他物质。

4. 嘱患者如有腹胀、腹泻、恶心、呕吐等症状及时通知医护人员。

5. 做好口腔清洁,避免出现口腔感染。

6. 准确记录出入量,定时监测血糖、肝肾功能,以防电解质紊乱。

【三腔空肠营养管护理】

1. 目的

(1)提供营养支持。

(2)持续胃肠减压。

2. 用物准备

物品名称	数量	物品名称	数量
1. 一次性垫巾	1个	5. 输液泵	1台
2. 无菌方纱	1包	6. 药杯(放置接头)	1个
3. 水杯	1个	7. 宽胶布	8cm
4. 20ml注射器	2个	8. 记号笔	1支

3. 操作步骤

(1)向患者解释操作目的及注意事项,在内镜下行三腔空肠营养管置入。

(2)患者返回病房后,护士标明三腔空肠营养管的置管时间、插入刻度,并分别用胶布注明吸引腔、喂养腔,妥善固定三腔空肠营养管。

(3)静滴肠内营养液前,确认营养管的通畅度、长度等。方法:洗手,取一次性垫巾置于三腔空肠管接头端下方。倒一杯温水,用注射器抽取 20ml 温水。取出接头连于一次性注射器上,连接喂养腔,推注温水通畅且无不适。

(4)查对姓名,将肠内营养液连接于喂养腔接口处给予持续输入。

(5)输入完毕后,取 20ml 温水冲洗喂养腔。取一块无菌方纱包裹三腔空肠营养管头端,取别针固定在衣服上。向患者交代注意事项,冲洗接头放置在另一块无菌方纱中备用。

(6)洗手,操作完毕。

4. 注意事项

(1)床旁交接三腔空肠营养管,记录刻度,及时发现是否脱出。

(2)及时更换鼻翼处胶布。如患者油性皮肤不易粘贴,可用绳子交叉固定后挂在两耳郭处。

(3)如需胃肠减压,可遵医嘱予以吸引腔处接负压引流瓶。

(4)营养液温度适宜,营养液温度过高,损伤肠黏膜;温度过低,患者易腹泻。

(5)输入营养液速度不宜太快,应匀速输入。

(6)每 8 小时以 20ml 温水冲管 1 次,防止营养液微粒沉积堵管。

(7)如发现营养液输入不畅、可疑堵管时,给予抽吸并用温水冲管。

5. 三腔空肠营养管操作质量评分标准

三腔空肠营养管操作质量评分　　　　年　月　日

操作步骤	操作者姓名					
着装、仪表、举止符合要求(3分)						
术前洗手(2分)						
物品准备齐全(5分)						
查对医嘱(5分)						
携用物至床旁,查对(3分)						
解释目的(5分)						
评估患者三腔空肠营养管长度(4分)						
妥善固定(5分)						
垫巾置于喂养管下(5分)						
连接营养液(5分)						
检查是否通畅(5分)						

（续　表）

操作步骤	操作者姓名				
输入营养液后冲洗（10分）					
固定喂养管（5分）					
术后洗手（2分）					
交代注意事项（5分）					
接头用后冲洗（5分）					
操作程序熟练（6分）					
使用文明用语（5分）					
完成时间（5分）					
提问（10分）					
总分					

参 考 文 献

[1]　邢竹君,段亚丽,朱晓英.盲插鼻空肠营养管在危重症患者中的应用体会[J].兵团医学,2022,20(4)：11-12.

[2]　任利利,李敏.钛夹牙线牵引辅助技术在内镜下鼻空肠营养管置入术的护理配合[J].中华消化病与影像杂志,2021,11(6)：303-304.

[3]　肖霞,李中福,郭轶,等.经鼻-空肠肠内营养对胃癌根治术后患者营养状况、炎症反应及并发症的影响[J].贵州医科大学学报,2021,46(10)：1226-1230.

[4]　丛明华.空肠营养管使用的关键注意事项[J].肿瘤代谢与营养电子杂志,2021,8(1)：16.

[5]　李志成.经鼻空肠营养管行肠内营养治疗急性重症胰腺炎的疗效观察[J].中国民康医学,2019,31(24)：42-44.

[6]　吴轲,曹英豪,李航,等.一种新的空肠营养管置入方法[J].腹部外科,2019,32(4)：291-294.

[7]　秦晓渤.重症胰腺炎应用鼻空肠营养管的护理[J].中国冶金工业医学杂志,2018,35(6)：660.

[8]　王佳.1例鼻空肠营养管异物堵管的护理[J].全科护理,2017,15(17)：2172-2174.

[9]　夏文中,齐立娜,杨淑娴.无痛苦结肠镜下置入鼻空肠营养管的护理配合[J].世界最新医学信息文摘,2017,17(89)：205.

[10]　杨盼瑞,陈翠.不同时间段应用胰酶碳酸氢钠溶液预防鼻空肠营养管堵管效果分析[C].上海市护理学会,第五届上海国际护理大会论文摘要汇编,2022：98-99.

第四十一节　内镜下粪微生态制品移植护理配合技术

粪微生态移植术（FMT）亦称为粪便移植（FB），是一种将健康供体的粪便以特殊方式,移植到患者胃肠道内,直接改变受体肠道微生物群以使其正常化,从而获得治疗效益的方法。目的是使患者的肠道微生态恢复系统多样化,更接近健康个体的状态。

【适应证及禁忌证】

1. 适应证

(1)胃肠道疾病适应证:难辨梭状芽孢杆菌感染肠炎(假膜性肠炎,CDI)、炎症性肠病(IBD)、抗生素相关性腹泻、肠易激综合征(IBS)、坏死性小肠结肠炎、顽固性便秘、食物肠道过敏、自身免疫相关性肠病等。

(2)非胃肠道疾病适应证:帕金森病、慢性疲劳综合征、肌阵挛-肌张力障碍综合征、重度抑郁症、严重失眠、银屑病、多动症、孤独症、强直性脊柱炎等。

2. 禁忌证

(1)病变仅局限于直肠。

(2)肠梗阻、肠穿孔、肠出血。

(3)伴随其他肠道感染性疾病。

(4)凝血功能异常、不能配合或不能接受肠镜操作者。

(5)妊娠、哺乳期妇女。

(6)伴随其他系统重度、进行性或未控制的疾病。

(7)严重免疫缺陷。

(8)多器官功能衰竭。

【操作流程】

1. 物品准备

(1)常规物品准备:内镜主机、负压吸引设施、二氧化碳供应系统、氧气供应系统、治疗碗、无菌手套、纱布、牙垫、一次性检查垫、一次性注射器等。

(2)特殊准备:一次性活检钳、病理标本瓶、打火机、注射器针头等。

(3)附件准备:保温箱、菌液标本瓶、菌液喷洒管(图3-41-1)、黄斑马导丝等。

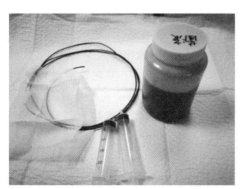 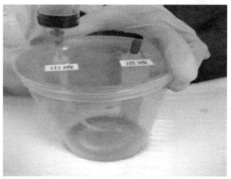

图3-41-1　菌液标本瓶、菌液喷洒管

2. 患者准备　患者应在不同的时间段严格完成相应的准备工作。

(1)术前3d口服肠道敏感抗生素,保持肠道"清洁"状态。

(2)术前一日晚给予口服磷酸钠盐或聚乙二醇电解质散,进行第一次肠道准备。手术当日晨进行第二次肠道准备,准备成功的标准为术前最后一次大便为黄色无渣水样便。如患者腹泻次数增多或病情加重可根据具体情况遵医嘱清洁灌肠或禁食水即可。

（3）根据不同的植入途径选择口服相应药物。如经胃镜植入时应在术前口服 PPI 1 次；经结肠镜植入时应在手术当日肠道准备结束后，口服轻度止泻药（洛哌丁胺）1 次。

（4）行 FMT 术的患者，入院后均应保持清淡少渣饮食至出院。

（5）术前完善心电图、血常规、凝血功能、输血前检查等，高血压患者应口服降压药。

（6）术前签署知情同意书，行无痛治疗的患者须签署麻醉知情同意书。

（7）做好患者心理护理，耐心讲解内镜下治疗的优点，消除顾虑，取得配合。

（8）为患者进行心电监护。

（9）协助患者采取左侧卧位并保持下半身抬高 30°，保护患者隐私，注意保暖。

3. **手术步骤及护理配合**　操作者经下消化道途径进镜使结肠镜到达回盲部，条件允许下，镜前端可至回肠末端，选择边退镜边注射菌液的方法。护士掌握注射器，当见注射软管的头端暴露在显示屏视野中时，即可开始缓慢注射粪菌液，每次退镜停留时遵医嘱注射 10～20ml，使菌液充分覆盖整个大肠黏膜，于病变较严重部位可以增加注射液量，待结肠镜送出肛门后停止注射。在整个注射过程中，如果见肠道蠕动过快时，可遵医嘱给予解痉药，减少肠蠕动使粪菌液充分作用。治疗结束后，常规行消毒处理。

【注意事项】

1. 术中注意保护患者隐私、注意保暖。

2. 患者术后恢复室观察 1h，减少胃肠蠕动，尽量让菌液多保留，无特殊不适，在医师及家属陪同下返回病房。

3. 嘱患者多卧床休息，避免洗澡、受凉，适当垫高臀部，便于菌液保留。

4. 先取活检，再喷洒菌液（胃 80～100ml，肠 300～350ml）。

5. 术中配合缓慢喷洒菌液，由内到外，最后冲管。

6. 移植后可能出现腹泻、腹部痉挛、腹胀、发热等一过性不良反应，经上消化道途径还可出现嗳气、恶心、呕吐等，1～3d 后均可自行缓解。

【拓展知识】

临床上，各种肠道微生态失衡相关疾病广泛，且部分呈难治性、易复发性，治疗手段有限。FMT 的临床应用为各种肠道疾病和肠道外疾病的微生态干预治疗带来了希望，而且显示出较好疗效。近 10 年来，FMT 在治疗肠道内和肠道外疾病方面取得了突破性的进展。国内外临床指南共识推荐 FMT 的绝对适应证为复发性或难治性难辨梭菌感染（CDI）。除此之外，FMT 在消化系疾病、神经精神系统疾病、代谢性疾病、风湿免疫相关疾病、过敏性疾病、肿瘤免疫性疾病等均显示出一定的临床疗效。

【术后护理】

1. **一般护理**

（1）治疗后体位：治疗结束患者苏醒后，指导患者保持下半身抬高 30°体位 30～60 min，并尽量避免在 1h 内进行排便，同时告知患者至少卧床休息 2h。

（2）症状观察：观察患者有无恶心、呕吐、腹痛、腹泻等不适，如有可给予对症处理。注意观察大便的次数、颜色、性状及量。

（3）饮食指导：术后 2h 内禁食水，根据患者的一般情况，从清流食到少渣半流食过渡，最后过渡到普食。应遵循少食多餐的原则，每日进餐次数为 6～8 次，以减轻肠道负担。告知患者避免服用酸奶、益生菌、抗生素等。

(4)标本留取和病情观察:在手术开始前和术后 1d、3d、7d 均分别留取受体粪便标本并送检。若结果异常,需行粪便培养检查,早期发现致病菌并及时处理。记录患者每日腹泻次数、量及颜色、性质变化;根据患者进食量适当给予补液和肠外营养支持,保持内环境稳定。

2. 常见并发症护理

(1)胃肠道症状不良反应:消化系统不良反应常见有恶心、食欲缺乏、呕吐、腹部不适、腹部疼痛、便秘、腹泻、肠胃气胀、便血等。术后注意观察患者胃肠道的症状,如患者轻微的恶心、呕吐、腹部不适等,应监测生命体征,注意观察不适症状有无加重的情况,如有加重及时给予对症治疗。如患者术后出现腹部的压痛、反跳痛、肌紧张等情况,注意观察是否为肠穿孔,及时给予相应外科治疗。

(2)胃肠道外不良反应:肠道外不良反应为发热多为常见。术后注意观察患者生命体征的变化,加强体温监测,如患者出现低热,不伴有其他不适,遵医嘱给予物理降温;如患者体温>38℃,应遵医嘱给予相应的退热药物治疗。告知患者注意保持心情舒畅,避免焦虑情绪。

【健康教育】

1. 避免久坐、久站,劳逸结合,避免受凉。

2. 保持良好的生活作息时间,合理饮食,每餐八分饱,坚持早餐,尽量睡前不进食,戒烟、戒酒,避免食辛辣刺激、油炸、腌制食物;禁饮咖啡、浓茶、碳酸饮料。

3. 不能擅自减药或停药,提高患者依从性。

4. 鼓励患者树立信心,积极配合治疗,注重家庭支持,缓解心理压力。

5. 定期复查,如有不适及时就诊。

参 考 文 献

[1]　朱新宇,付莉婷,赵慧华,等.粪菌移植治疗腹泻型肠易激综合征患者的临床及护理实践[J].中国临床医学,2018,25(4):613-616.

[2]　李芹,朱霞明,陆茵,等.10 例粪菌移植治疗重度肠道急性移植物抗宿主病患者的护理[J].中华护理杂志,2019,54(8):1229-1231.

[3]　何文霞,刘敏,李强,等.粪菌移植在肠道微生态相关疾病中的应用[J].胃肠病学和肝病学杂志,2019,28(3):272-275.

[4]　陈嘉楠,吴思丽,邱欣帆,等.粪菌移植在炎症性肠病中的应用进展[J].分子影像学杂志,2019,42(3):353-357.

[5]　刘晓冰,李惠惠.溃疡性结肠炎首次拟行粪微生态移植术患者的健康需求[J].解放军护理杂志,2016,33(24):28-31.

[6]　徐春琴,黄炎东,唐一宁,等.粪菌移植菌液注入速度与不良反应研究进展[J].当代护士(下旬刊),2022(7):12-15.

[7]　任荣荣,孙刚,杨云生,等.粪微生态移植治疗溃疡性结肠炎的初步研究[J].中华内科杂志,2015(5):411-415.

第四十二节　内痔内镜硬化治疗护理配合技术

痔是一种很常见的疾病,对其进行仔细的临床评估也非常必要,以确保没有漏诊更严重的肠道疾病。治疗方案的选择主要取决于痔的类型、严重程度、患者选择,以及医师的专业知识。

大多数痔可以通过非手术手段进行治疗,但对于症状严重的,如有急性血栓形成或绞窄性内痔则需紧急痔切除术切除坏死组织,传统的痔切除术是最佳选择,并通过尽量保留黏膜和肛周以防止术后肛门狭窄。非手术治疗包括硬化疗法胶圈套扎、冷冻疗法、激光疗法,以及其他疗法(如红外线凝固治疗)。其中硬化疗法作为最古老的非手术治疗方式之一,在1869年被提出,通过注射硬化剂,使血管血栓形成,结缔组织硬化及覆盖黏膜收缩和固定达到治疗的目的。注射硬化剂疗法也是治疗药物难治性低度痔出血的首选治疗方法。同样对于免疫功能低下而需要治疗的患者而言,相对于胶圈套扎和手术切除,注射硬化疗法似乎是治疗痔出血的一种更好、更安全的选择。其基本原理是将硬化剂注射到痔核黏膜下或痔核组织中,通过渗透作用,硬化剂与痔核组织中的微小血管密切接触,导致痔血管闭塞、痔核组织纤维化或萎缩,从而达到止血和改善痔脱出等效果。目前,在中国内镜下对于内痔的微创治疗主要是硬化治疗和套扎治疗。由于软式内镜较硬式内镜具有操作灵活、角度广、视野佳的优点,近年来广泛应用于内痔的治疗,尤其是硬化注射治疗,具有创伤小、不良反应少、痛苦小、恢复快、住院时间短、费用少等优势,随着治疗技术的成熟,逐步在各级医院普及。

治疗前肠道准备对治疗效果及预后有重要影响,建议治疗前按照结肠镜检查口服常规剂量的泻药进行肠道准备,如为治疗后复查患者,可口服缓泻药,检查前清洁灌肠,增加患者依从性,提高复诊率。另外,还需完善血常规、凝血功能、心电图检查。

【适应证及禁忌证】

1. 适应证

(1)Ⅰ~Ⅲ度内痔伴有内痔相关症状(便血或脱垂)。

(2)Ⅰ~Ⅲ度内痔经饮食及药物治疗无效。

(3)内痔术后复发,肛门反复手术后不能再次手术。

(4)高龄、高血压、糖尿病和严重的系统性疾病,不能耐受外科手术。

(5)不愿接受外科手术。

2. 禁忌证

(1)Ⅳ度内痔、混合痔、外痔。

(2)Ⅰ~Ⅲ度内痔伴有嵌顿、血栓、溃烂、感染等并发症。

(3)严重心、脑、肺、肝、肾功能衰竭不能耐受内镜治疗。

(4)伴有肛周感染性疾病、肛瘘、放疗史及炎症性肠病活动期。

(5)凝血功能障碍或正在使用抗凝或抗血小板药物。

(6)妊娠期妇女。

【操作流程】

1. 物品准备

(1)常规物品准备:内镜主机、负压吸引设施、二氧化碳供应系统、氧气供应系统、治疗碗、无菌手套、纱布、牙垫、一次性检查垫、一次性注射器、无菌治疗巾等。

(2)特殊准备:结肠镜。

(3)附件准备:一次性注射针、透明帽。

(4)药品准备:聚桂醇注射液。

2. 患者准备

(1)向患者及家属交代手术的必要性和风险,签署知情同意书及自费协议书。

（2）治疗时携带完整病历,包括所有化验单及内镜相关资料。

（3）术前禁食 6～8h,遵医嘱进行肠道准备。

（4）建立静脉通路。

3. **手术步骤及护理配合**

（1）正确安装结肠镜,连接各种管道,使结肠镜处于正常工作状态。患者清醒状态下取左侧卧位,结肠镜前端置透明帽,完成肠镜检查后,退镜至肛门,医师评估内痔情况,判断硬化剂用量。

（2）抽取聚桂醇注射液原液备用,护士协助医师固定内镜,显露视野,确定痔核基底部或顶部注射点,选用注射针,聚桂醇预充,遵医嘱自活检孔插入,注射针斜面与黏膜呈 30°～45°,注射点位于齿状线及以上,直视下斜面进针,做痔黏膜下层注射(图 3-42-1),继而经注射针注入聚桂醇药液,至痔核黏膜充分膨胀,微细血管显露,颜色变为苍白,聚桂醇药液每点注射 0.5～2ml。注射时随时报告注射量、注射阻力感觉。把握好内镜注射针出针、收针速度,出针要快,收针要慢,推注力度适中,避免压力过大导致注射针末端与注射器连接处爆开、药液渗漏,关注药液推注是否顺畅,同时观察药液是否从针尖斜面漏出。

（3）对痔核较大且伴有活动性出血的内痔,可适当增加聚桂醇用量。注射后缓慢将针回收,用透明帽对针孔压迫 10～20s 止血(图 3-42-2),创面无出血后,可进行下一痔核的硬化注射至所有注射点处理完毕。聚桂醇总量不宜超过 20ml。

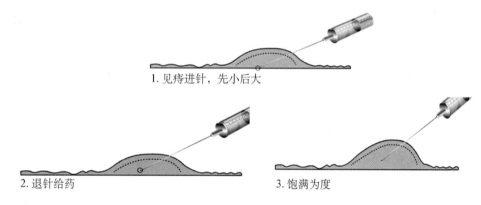

1. 见痔进针,先小后大

2. 退针给药

3. 饱满为度

图 3-42-1　内痔硬化注射治疗示意图

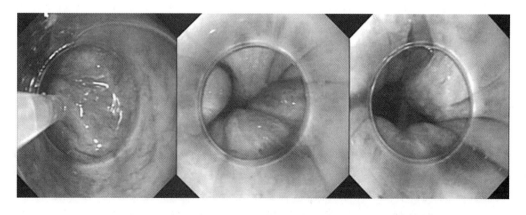

图 3-42-2　硬化注射治疗图

【注意事项】

1. 退针时有时会因压力过高有喷血或渗血,可以用注射针外鞘(收回针头)压迫止血。

2. 硬化注射时,观察注射部位的同时控制注射速度及注射量,准确告知注射量,注射时告诉术者注射阻力强度。

3. 助手边推药边退针,以利于硬化剂在痔核内形成硬化桩,而不是硬化球,推注聚桂醇至黏膜下颜色显蓝,黏膜充分膨胀,可缓慢收针。

4. 助手应双手扶镜,保持内镜稳定,无感交接。

【拓展知识】

透明帽辅助内镜下痔硬化术,能满足直视下准确把控注射角度、方向和深度的需求,最大限度避免异位注射所致的医源性损伤。

【术后护理】

1. 一般护理

(1)内痔内镜下微创治疗后患者会出现肛门坠胀或疼痛,一般会持续数小时,部分患者可能持续到术后2~3d才能逐步缓解,属于正常现象。

(2)术后嘱患者卧床休息,腹胀明显患者可进行肛管排气,禁饮食24h,24h后口服短肽营养粉,3d后过渡到少渣饮食,避免辛辣刺激饮食,禁饮酒,保持良好生活习惯,多休息。

(3)保持大便通畅,3d后可适量口服缓泻药协助排便。肛门口要温水擦洗,保持清洁。肛门坠胀、疼痛等不适症状可外用痔疮膏,必要时给予镇痛药治疗,非甾体抗炎药是常用的镇痛药。

(4)健康人群无须预防性应用抗生素,年老体弱、免疫力低下及肛周有慢性炎症的患者,术后酌情应用抗生素。

(5)使用抗凝或抗血小板药物的患者,建议至少在术后5d恢复服用。

(6)有高血压、糖尿病等慢性疾病的患者,术后肛门出血概率增加,治疗创面愈合时间延长,应监测血压、血糖等并控制在正常范围,减少术后并发症的发生。

2. 常见并发症护理

(1)出血:少量出血者,局部应用消炎止血软膏;如肛门发生严重大出血,立即急诊就诊行急诊内镜下治疗。

(2)尿潴留:少部分患者术后因麻醉影响、手术刺激、伤口疼痛等原因引起术后排尿困难,可用局部热敷、按摩、改变体位等方法刺激膀胱,增强尿意以促使排尿,必要时给予导尿处理。

(3)外痔血栓形成:局部应用消炎镇痛膏和坐浴,疼痛严重者可于痔局部涂抹含有麻醉镇痛成分的药物,如丁卡因及利多卡因等;伴血栓嵌顿且经非手术治疗无效者需要外科手术。

(4)肛管溃疡:较轻的患者可口服抗生素,保持大便细软;较重者可静脉滴注抗生素加康复新液局部保留灌肠。

【健康教育】

痔是一种很容易复发的疾病,部分患者可能因为复发需要多次反复治疗。健康的生活方式、良好的饮食习惯、保持大便通畅等是减少痔复发的关键。术后随访很重要,可以成立内痔患者随访群,便于与患者随时沟通交流,术后复诊是及时发现疾病复发和避免并发症的重要途径,同时便于总结经验及做临床研究。患者应该在规定时间内到医院复诊,复诊时间建议术后3个月、6个月、1年、3年。如不能来医院复诊,请接听医师的随访电话并听从诊疗建议,对患者今后疾病的持续康复有重要的指导意义。

参 考 文 献

［1］ 陈苏阳,蒋燕,焦胜,等.内镜下套扎联合泡沫硬化剂注射治疗Ⅱ～Ⅲ度内痔的疗效及安全性分析[J].实用临床医药杂志,2021,25(22):121-125.

［2］ 李程,皇甫深强,刘利,等.内镜下套扎手术与泡沫硬化剂对Ⅱ～Ⅲ度内痔患者手术情况、总有效率及恢复的影响[J].医药论坛杂志,2022,43(4):6-9.

［3］ 沈峰,张飞宇,瞿春莹,等.内镜下泡沫硬化剂注射联合橡皮圈套扎治疗Ⅱ～Ⅲ度内痔的前瞻性临床研究(含视频)[J].中华消化内镜杂志,2021,38(9):696-701.

［4］ 叶营,梁艳芳,孙相钊,等.内镜下套扎术、透明帽辅助注射聚桂醇泡沫或原液硬化剂治疗内痔的对比研究[J].现代消化及介入诊疗,2022,27(2):185-189.

［5］ 王文平,刘兵团,李腾飞.探究透明帽辅助内镜下注射聚桂醇泡沫硬化剂治疗出血性内痔的临床效果及对患者满意程度的影响[J].世界复合医学,2022,8(8):98-101.

［6］ 林海,李海正,李强.透明帽辅助内镜下硬化剂注射术治疗痔疮的疗效和对患者生活质量的影响研究[J].临床医学工程,2021,28(4):419-420.

［7］ 徐俊,张利燕.透明帽辅助U型倒镜下注射改良聚桂醇泡沫硬化剂联合套扎术治疗内痔的临床疗效观察[J].药店周刊,2021,30(33):153-154.

［8］ 林海,李海正,李强,等.结肠镜下内痔聚桂醇硬化剂注射治疗对内痔患者临床效果、细胞免疫状态及不良反应的影响[J].中外医学研究,2021,19(13):23-26.

第4章

内镜安装、清洗相关护理技术

第一节　内镜安装护理操作技术

消化内镜诊疗前护士需准备各项基础物品,根据诊疗需求安装各类型内镜,此项工作是护士诊疗配合的一项基础操作。

【操作目的】

用于内镜检查前安装内镜及做好各项准备,保证检查顺利进行,防止内镜损伤。

【用物准备】

内镜安装物品见图 4-1-1,所用物品见下表。

物品名称	数量	物品名称	数量
1. 内镜	1 条	7. 吸引器	1 套
2. 治疗碗	1 个	8. 内镜筐	1 个
3. 注射器	1 个	9. 无菌治疗巾	1 包
4. 纱布	1 包	10. 扫描枪	1 把
5. 灭菌注射用水	1 瓶	11. 西甲硅油乳剂	1 瓶
6. 气水瓶	1 套		

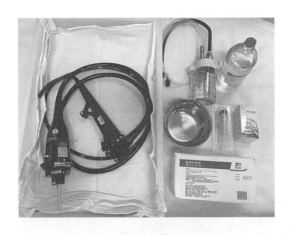

图 4-1-1　内镜安装物品

【操作步骤】

1. 护士操作前洗手,戴口罩、戴手套。

2. 正确的方式悬挂内镜,一手持内镜操作部,一手持内镜先端部与插入部,操作部悬挂稳固后轻轻放开先端部,防止碰撞;再次检查悬挂是否妥当。

3. 将内镜与主机相连(260 内镜连接内镜电缆),连接气水瓶(瓶内液体适量,在水位线内),连接吸引管,打开光源。

4. 检查内镜是否可以正常使用,试气试水,检查内镜喷水嘴是否能正常喷水(水柱与镜身呈 90°,连续喷出),试吸引。

5. 操作前扫码或手工录入镜号。

6. 检查内镜采图是否正常。

7. 脱手套,整理用物,洗手。

【注意事项】

1. 保护内镜,防止碰撞。

2. 正确悬挂内镜,各部件连接准确。

3. 内镜安装成功后需检查内镜功能是否完好。

4. 如内镜出现故障,及时上报维修。

【评分标准】

内镜安装考核评分表

单位_____　日期_____　监考人_____

操作步骤	操作者姓名					
着装①,仪表①,举止符合要求①						
操作前洗手①,戴口罩①,物品准备齐全⑤,持物正确②						
正确的方式悬挂内镜(一手持内镜操作部⑤,一手持内镜先端部与插入部⑤,操作部悬挂稳固后轻轻放开先端部,防止碰撞⑤) 再次检查内镜悬挂是否妥当②						
将内镜与主机相连(260 内镜连接内镜电缆)⑤						
正确的方式连接气水瓶(先竖再横)⑩						
连接吸引管⑩,打开光源⑩						
检查内镜是否正常使用②,试气水⑩,试吸引⑤						
检查内镜喷水嘴是否能正常喷水④						
检查内镜采图是否正常⑤						
操作前扫码或手工录入镜号⑤						

（续 表）

操作步骤	操作者姓名					
脱手套②,整理用物②,洗手①						
完成时间 5 min ③						
提问						
总分						
监考人/日期						

注:1. 分值 100 分,90 分达标。

2. 从洗手、戴口罩起至整理完用物止,完成时间为 5 min。

第二节 治疗内镜安装护理操作技术

【操作目的】

用于内镜治疗术前物品准备,使其符合治疗需求,区别于常规检查内镜。

【用物准备】

治疗内镜安装用物见图 4-2-1,所用物品见下表。

物品名称	数量	物品名称	数量
1. 治疗内镜(J 镜)	1 条	4. 气水瓶连接管	1 套
2. 二氧化碳气水瓶	1 个	5. 附送水管	1 条
3. 灭菌注射用水	1 瓶	6. CO_2 气泵	1 台

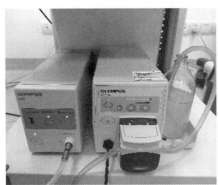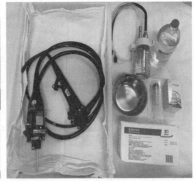

图 4-2-1 治疗内镜安装用物

【操作步骤】

1. 准备用物,操作前洗手,戴口罩、戴手套,物品准备齐全,持物正确。

2. 正确的方式悬挂内镜,检查内镜悬挂是否妥当。

3. 将内镜与主机相连。

4. 正确连接 CO_2 气泵、气水瓶及水瓶连接管。

5. 打开灭菌注射用水,正确连接水泵、泵管及附送水管。

6. 依次内镜主机、光源、CO_2 气泵及水泵电源,打开负压吸引系统。

7. 检查内镜图像、气水、吸引功能是否正常使用。

8. 关闭内镜空气气泵开关,打开 CO_2 气泵开关,检查气体是否正常。

9. 检查附送水系统功能(CO_2气泵脚踏、出水量)是否正常。

10. 暂时关闭 CO_2 气泵开关,处于备用状态。

【注意事项】

1. 注意内镜型号是否适用于患者病情。

2. 注意 CO_2 气泵连接管与气水瓶是否连接紧密。

3. 注意检查附送水系统功能是否正常。

【评分标准】

治疗内镜安装考核评分表

单位＿＿＿＿＿＿＿　日期＿＿＿＿＿＿＿　监考人＿＿＿＿＿＿

操作步骤	操作者姓名				
着装①,仪表①,举止符合要求①					
操作前洗手①,戴口罩①,物品准备齐全①,持物正确①					
正确的方式悬挂内镜④,检查内镜悬挂是否妥当②					
将内镜与主机相连⑤					
正确连接 CO_2 气泵⑤,泵管⑤,气水瓶⑤					
打开灭注③,正确连接水泵⑤,泵管⑤,附送水管⑤					
依次打开主机②,光源②,气泵②,水泵电源开关②,吸引②					
检查内镜图像②,气水②,吸引②,角度钮功能②					
关闭空气气泵⑤,打开 CO_2 气泵⑤,检查功能⑤					
检查附送水功能⑤					
关闭 CO_2 气泵⑤					
脱手套②,整理用物②,洗手②					

（续　表）

操作步骤	操作者姓名					
完成时间 5 min						
提问						
总分						
监考人/日期						

注:1. 分值 100 分,90 分达标。

　　2. 从洗手、戴口罩起至整理完用物止,完成时间为 5 min。

第三节　内镜清洗消毒护理操作技术

【操作目的】

用于污染内镜的清洁处理,包含内镜清洗及高水平消毒或灭菌,防止内镜交叉感染,延长内镜使用寿命。

【用物准备】

内镜清洗消毒物品见图 4-3-1,所用物品见下表。

物品名称	数量	物品名称	数量
1. 污染内镜	1 条	6. 内镜清洗短刷	1 个
2. 纱布	1 包	7. 清洗槽(含灌流器)	1 个
3. 清洗用水	若干	8. 内镜清洗消毒机	1 台
4. 清洗剂	若干	9. 注射器	1 个
5. 内镜清洗长刷	1 个		

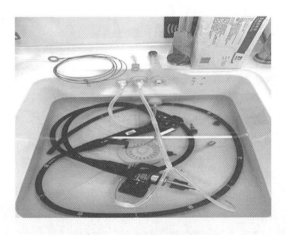

图 4-3-1　内镜清洗消毒物品

【操作步骤】

1. 准备

(1)操作者仪表整洁,用物齐全。

(2)操作者着装规范,着口罩、手术帽、工作服、防水隔离衣、护目镜或面罩、专用鞋。

(3)操作者正确持镜,扫描工作人员编码和内镜编码。

2. 清洗流程

(1)在清洗槽内配制清洗液(浓度1∶250),将内镜、按钮和阀门完全浸没于清洗液中。

(2)用擦拭布反复擦洗镜身,应重点擦洗插入部和操作部,并顺着喷嘴方向擦拭镜头,同时观察镜头有无缺损。擦拭布应一用一更换。

(3)刷洗软式内镜的所有管道,清洗短刷经活检孔道进入刷洗、清洗长刷经吸引孔道90°角进入刷洗、45°角进入刷洗;长刷刷洗时应两头见刷头,并洗净刷头上的污物;反复刷洗至没有可见污染物。

(4)连接全管道灌流器,使用动力泵或注射器将各管道内充满清洗液,浸泡时间应遵循产品说明书。生物膜清洗剂浸泡时间为30s。

(5)刷洗按钮和阀门,刷洗吸引帽时须刷净吸引帽内小孔。

(6)每清洗一条内镜后清洗液应更换。

(7)将清洗刷清洗干净,高水平消毒后备用或连同内镜一起放入清洗消毒机。

3. 漂洗流程

(1)将清洗后的内镜连同全管道灌流器、按钮、阀门移入漂洗槽内(将清洗液排掉后放入清水,使内镜完全浸没)。

(2)使用动力泵或压力水枪充分冲洗内镜各管道至无清洗液残留。

(3)用流动水冲洗内镜的外表面、按钮和阀门。

(4)使用动力泵或压力气枪向各管道充气至少30s,去除管道内的水分。

(5)用擦拭布擦干内镜外表面、按钮和阀门,擦拭布应一用一更换。

4. 消毒流程

(1)将内镜放入清洗消毒机,正确连接连接块。

(2)扫描工作人员编码和内镜编码。

(3)全自动内镜清洗消毒机进行内镜清洗消毒全流程操作,十二指肠镜放入专用清洗灭菌机内。

【注意事项】

1. 清洗内镜时内镜需完全浸没于清洗液中。

2. 压力水枪需冲洗内镜各管道。

3. 压力气枪或注射器向管道充气至少30s。

4. 全自动内镜清洗消毒机在洗消过程中如遇到报警问题,及时处理或联系工程师。

【评分标准】

内镜清洗消毒考核评分表

单位_____ 日期_____ 监考人_____

操作步骤	操作者姓名					
防护着装④,仪表①,举止符合要求①						
操作前洗手①,物品准备齐全⑤						
持镜正确⑩,内镜完全浸没于清洗液中⑩						
擦拭布擦拭操作部和插入部⑤						
擦拭布一用一更换⑤,刷洗所有管道,两头见刷头⑩,短刷刷洗活检孔道⑤						
用注射器将各管道内充满清洗液浸泡 30s⑤,正确刷洗按钮和阀门⑤,清洗液一用一更换⑤						
清洗刷清洗干净,高水平消毒备用②						
放入清水浸没内镜进行漂洗⑤						
压力水枪冲洗内镜各管道⑤,流动水冲洗内镜外表面、按钮⑤						
用压力气枪或注射器向管道充气至少 30s②,擦拭布擦干内镜外表面、按钮②						
将内镜放入清洗消毒机,正确连接连接块⑤						
扫描工作人员码和内镜编码②						
完成时间 15 min						
提问						
总分						
监考人/日期						

注:1. 分值 100 分,90 分达标。

　　2. 从洗手、戴口罩起至整理完用物止,完成时间为 15 min。

第四节　内镜干燥护理技术

【操作目的】

用于清洗消毒后的清洁内镜的干燥,便于内镜安全存储,防止微生物滋生。

【用物准备】

所用物品见下表。

物品名称	数量	物品名称	数量
1. 消毒后内镜	1 条	4. 高压气枪	1 把
2. 干燥台	1 台	5. ENDODRY 储镜柜	1 个
3. 干燥巾	1 块	6. 普通镜柜	1 个

【操作步骤】

1. 准备

(1)操作者仪表整洁,用物齐全。

(2)操作者着装规范,着口罩、手术帽、工作服、防水隔离衣、护目镜或面罩、专用鞋。

2. ENDODRY 储镜柜干燥流程

(1)洗消结束后,扫描工作人员编码和内镜编码。

(2)从洗消机内直接将内镜筐连同内镜一起取出,注意衣物不能接触内镜。

(3)扫描工作人员编码,开门,将内镜筐放入镜柜抽屉内。

(4)扫描内镜编码,扫描抽屉编码,关门。2 h 内完成内镜干燥。

3. 人工干燥流程

(1)洗消结束后,扫描工作人员编码,取出内镜。

(2)将内镜平放在干燥台上。干燥巾每 4 小时更换 1 次,潮湿严重时及时更换。

(3)将内镜取直、无弯曲,内镜先端部和导光插头部用干燥巾盖上,防止管道内残余水分喷溅。

(4)左手持干燥巾包裹操作部,依次吹干内镜吸引孔道、气水孔道、活检孔道。

(5)用干燥巾擦拭镜身。

(6)重点干燥导光插头部,先用干燥巾擦拭,再用高压气枪吹干,不能残留水滴。

(7)带附送水内镜、十二指肠内镜抬钳器孔道等需连接专用连接管干燥。

(8)吹干吸引按钮、气水钮、活检帽。

(9)将附件安装在内镜上,正确悬挂内镜备用。

【注意事项】

1. 干燥内镜需防护着装整齐规范。

2. 干燥巾每 4 小时更换 1 次,潮湿严重时需及时更换。

3. 干燥内镜时防止水喷溅到身上。

【评分标准】

内镜干燥考核评分表

单位_____ 日期_____ 监考人_____

操作步骤	操作者姓名				
防护着装⑤,仪表①,举止符合要求①					
操作前洗手②,物品准备齐全⑤					
洗消机清洗消毒结束后,扫描工作人员码和内镜编码⑤					

(续　表)

操作步骤	操作者姓名					
ENDODRY 储镜柜干燥:从洗消机内直接将内镜筐连同内镜一起取出,衣物不能接触内镜⑤						
扫描工作人员编码,开镜柜门,将内镜筐放入镜柜抽屉内⑤						
扫描内镜编码,扫描抽屉编码,关镜柜门⑩						
人工干燥流程:洗消结束后,扫描工作人员编码,取出内镜,平放在干燥台上⑩						
内镜取直、无弯曲⑤						
内镜前端和导光插头部用干燥巾盖上⑤						
左手持干燥巾包裹操作部,依次吹干内镜吸引孔道、气水孔道、活检孔道⑩						
干燥巾擦拭镜身②						
干燥导光插头部,先用干燥巾擦拭,再用高压气枪吹干,无残留水分⑩						
带附送水内镜、十二指肠内镜抬钳器孔道等需连接专用连接管干燥⑤						
吹干吸引按钮、气水钮、活检帽⑤						
将附件安装在内镜上④,正确悬挂内镜备用⑤						
完成时间 15 min						
提问						
总分						
监考人/日期						

注:1. 分值 100 分,90 分达标。

2. 从洗手、戴口罩起至整理完用物止,完成时间为 15 min。